普通高等学校 "十四五"规划医学实验教学示范中心新形态教材

丛书总主编◎董为人　安威

断层解剖学实验教程

主　审：刘树伟　黄文华

主　编：李严兵　孟海伟

副主编：戴景兴　文　戈　刘朝晖　肖钊明

编　委：（按姓氏笔画排序）

王　悦（苏州大学）　　　　　　　肖钊明（南方医科大学）

王小洪（扬州大学）　　　　　　　吴凤霞（山东大学）

王巧玲（沈阳医学院）　　　　　　张吉凤（暨南大学）

文　戈（南方医科大学南方医院）　郑　凯（苏州大学附属第四医院）

左一智（南京医科大学）　　　　　孟海伟（山东大学）

冯　蕾（山东大学）　　　　　　　胡培铅（南方医科大学珠江医院）

刘朝晖（西北大学）　　　　　　　钱　蕾（南方医科大学）

许广威（南方医科大学）　　　　　梁海彬（南方医科大学）

李　林（南京医科大学）　　　　　戴景兴（南方医科大学）

李严兵（南方医科大学）

秘　书：肖钊明

华中科技大学出版社
http://press.hust.edu.cn
中国·武汉

内 容 简 介

本书为普通高等学校"十四五"规划医学实验教学示范中心新形态教材。

本书共八章,内容主要包括头部、颈部、胸部、腹部、盆部和会阴、脊柱区、上肢、下肢的断层解剖。本书将基础知识与案例讨论相结合,每个实验设有学习目标和思考题,同时配有大量图片,内容层次分明,有利于学生形成科学的思维方式和建立正确的学习方法,注重激发学生的学习兴趣。

本书除可用作医学影像学和临床医学专业本科生及研究生的配套实验指导书外,还适合高等医药院校教师及广大医学工作者作为参考书使用。

图书在版编目(CIP)数据

断层解剖学实验教程 / 李严兵,孟海伟主编. -- 武汉 : 华中科技大学出版社,2025. 1. --(普通高等学校"十四五"规划医学实验教学示范中心新形态教材). -- ISBN 978-7-5772-1585-3

Ⅰ. R322-33

中国国家版本馆 CIP 数据核字第 2025A5C531 号

断层解剖学实验教程   李严兵 孟海伟 主编
Duanceng Jiepouxue Shiyan Jiaocheng

策划编辑:蔡秀芳
责任编辑:张 寒
封面设计:廖亚萍
责任校对:朱 霞
责任监印:周治超

出版发行:华中科技大学出版社(中国·武汉)   电话:(027)81321913
     武汉市东湖新技术开发区华工科技园 邮编:430223

录 排:华中科技大学惠友文印中心
印 刷:武汉市洪林印务有限公司
开 本:889mm×1194mm 1/16
印 张:12.5
字 数:348千字
版 次:2025 年 1 月第 1 版第 1 次印刷
定 价:68.00 元

普通高等学校"十四五"规划医学实验教学示范中心新形态教材

编审委员会

网络增值服务

使用说明

欢迎使用华中科技大学出版社教学资源服务网 bookcenter.hustp.com/index.html

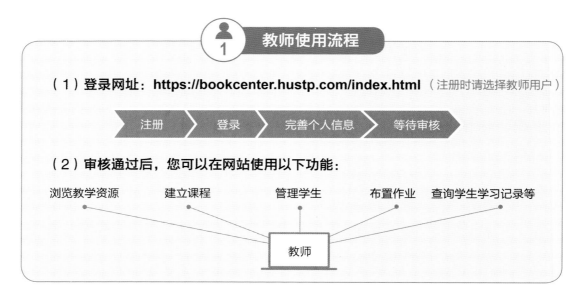

1 教师使用流程

（1）登录网址：https://bookcenter.hustp.com/index.html （注册时请选择教师用户）

注册 > 登录 > 完善个人信息 > 等待审核

（2）审核通过后，您可以在网站使用以下功能：

浏览教学资源　　建立课程　　管理学生　　布置作业　查询学生学习记录等

教师

2 学生使用流程

（建议学生在PC端完成注册、登录、完善个人信息的操作）

（1）PC 端操作步骤

① 登录网址：https://bookcenter. hustp. com/index. html　（注册时请选择普通用户）

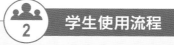

注册 > 完善个人信息 > 登录

② 查看课程资源：（如有学习码，请在个人中心‑学习码验证中先验证，再进行操作）

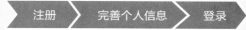

选择
课程

首页课程 > 课程详情页 > 查看课程资源

（2）手机端扫码操作步骤

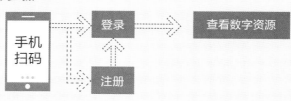

手机
扫码　→　登录　→　查看数字资源
　　　　　　↑
　　　　　注册

序言

基础实验中融合临床-科研思维
助力高质量医学人才培养

当今世界正经历百年未有之大变局,融合创新成为新时代的主旋律,中国高等教育理应成为融合创新的领航者,而现实是大学发展仍落后于社会的发展。医学本科教育亦是如此,尤其是基础医学教育。基础医学教育直接关系着基础研究、基础医学拔尖人才的培养以及新医科的成败。

创新性人才的培养不是一蹴而就的,要让学生养成融合创新思维的习惯,而养成该习惯的最佳途径便是将习惯培养贯穿到每一个日常的实验项目中,即在实验过程中将知识、思维和素养无缝融入,这本身也是课程思政的重要内涵。

本系列教材由高等学校国家级实验教学示范中心联席会基础医学组组织全国基础医学教学领域优秀的资深一线教师编写而成。

本系列教材最显著的特点是引导学生在传统实验项目的基础上,基于融合思维(基础与临床和科研相结合),发现影响实验的因素(变量);或者与其他学科(尤其是临床医学类)密切关联,进行设计和实验,从而培养学生的科研素养,使学生能够学以致用。本系列教材设有部分综合性、设计性和创新性实验,在潜移默化中培养学生的科研素养,为其之后的学习、工作奠定基础。

本系列教材适合各类各层次的高校教学使用,各学校可根据本校人才培养定位和学情自行确定教学方案。

本系列教材为普通高等学校"十四五"规划医学实验教学示范中心新形态教材。教材的编写有幸得到兄弟院校各位专家和教授的鼎力支持。本系列教材的付梓凝结着各位编者辛勤的汗水,同时也特别感谢山东数字人科技股份有限公司、郑州国希望教学用品有限公司、成都泰盟软件有限公司的大力支持。

由于时间紧,编者来自全国各高校,书中不妥之处在所难免,恳请使用本系列教材的师生不吝赐教,提出宝贵意见和建议,以便再版时改进,携手打造一套基础实验融合临床-科研思维、符合教学实际的精品教材,为推进我国高质量医学人才培养贡献一份力量。

普通高等学校"十四五"规划医学实验教学
示范中心新形态教材编审委员会

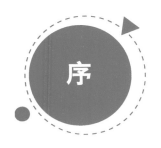

序

　　断层解剖学的教学目标何在？在于培养学生形成"整体—断层—整体"的断层解剖思维，让学生掌握主要结构在连续断层中的形态变化规律，并学会正确阅读US、CT 和 MRI 图像。实验课程既要独立于理论教学，又要与理论教学紧密衔接、相辅相成。就断层解剖学实验教学而言，一要打牢实物标本基础，这是形态学教学必须坚持的基本原则；二要将标本与影像相结合，引导学生建立两者之间的联系，对照学习；三要将正常结构与病理变化相联系，通过病例分析，锻炼学生将基础理论应用于临床实践的能力；四要在实验条件允许的情况下，鼓励学生亲手切制某些重要器官的连续断层标本，以锻炼其动手能力和创新能力。断层解剖学实验教学如能结合数字人体技术或 AI 软件进行随时随地的自主学习，则教学效果会更佳。

　　在上述教学理念的指导下，我认真阅读了由李严兵老师和孟海伟老师主编的《断层解剖学实验教程》，认为该教程具有以下特点。

　　1. 坚持标本优先　教程中使用了大量由山东大学和山东数字人科技股份有限公司联合制作的高清断层标本图像，并对重要结构进行了标注，概述了断层解剖特点，这十分有利于学生打下坚实的医学影像学和解剖学基础。

　　2. 坚持实物标本与现代影像相结合　影像从实物而来，但又不同于实物。这种结合有助于学生深刻理解影像学所表达的实物组织，对顺利完成从实物到影像的认知过渡具有重要意义。

　　3. 坚持理论联系实际　该教程引入了临床病例讨论，这对于激发学生的学习兴趣并培养其实际工作能力十分重要。我衷心希望在教学中能认真贯彻落实这一概念。

　　4. 坚持学生自主学习　教程中每个实验均设有思考题，并指导学生应用数字化教学软件，这对于学生检验学习效果，实现知识的拓展，从而达到举一反三的目的具有重要意义。

　　万事开头难。断层解剖学理论教材已有好几本，但实验教程鲜有。与系统解剖学和局部解剖学相比，开设断层解剖学实验课仍是一件新生事，特别是与现代影像学相结合，故有一定难度。断层解剖学教学的难点是建立"整体—断层—整体"的断层解剖思维。一旦这种思维模式建立，学生就会有豁然开朗之感。

　　"江山代有才人出，各领风骚数百年"。令人欣喜的是在以李严兵老师和孟海伟老师为代表的新一代解剖学者努力下，《断层解剖学实验教程》终于成书了。我相信它定能满足我国断层解剖学教学的迫切需求。"苟日新，日日新，又日新"，期待该教程在全体同仁的共同努力下，不断创新，百尺竿头，更进一步。是为序。

刘树伟

国家特支计划教学名师
中国解剖学会断层影像解剖学分会主任委员

前言

断层解剖学是利用断层的方法,通过断层解剖标本以及 CT、MRI、超声等影像技术研究人体器官、结构的形态及相互位置关系的学科,具有很强的实践性。断层解剖学的实验教学是这门课程的重要组成部分,但许多学校由于条件限制未能开展。要出版一本什么样的断层解剖学实验教程,以满足不同层次的本科教学需求,是我们在给《断层解剖学实验教程》进行整体规划时主要思考及讨论的问题。

经过多方探索与交流,并在高等教育出版社出版的《断层解剖学》(第 3 版)的理论框架下,我们确定了本实验教程的编写重点,即断层实物标本及影像学图像的观察方法,重要器官、结构的辨认。本实验教程各章节增加了病例讨论或临床拓展,以及图片结构识别、重点难点习题等内容,使本实验教程既可作为实验学习指导书,也可作为断层标本及影像学图谱。这有助于学生进一步理解和掌握理论知识,为后面的医学影像学和内、外科学习奠定扎实的基础。同时,也有利于适应各高等医药院校的课程设置,以及不同学历和专业背景的学生及医学工作者学习的需要。本实验教程除可用作医学影像学和临床医学专业本科生及研究生的配套实验指导书外,还适合高等医药院校教师及广大医学工作者作为参考书使用。

《断层解剖学实验教程》编委会由来自全国多所医学院校的 19 位长期从事断层解剖学相关教学与科研工作的专家组成。为确保各章节的准确性、规范性和实用性,我们进行了多轮审稿修订。

全书插图共 400 余幅,其中断层解剖标本图 200 余幅,是由山东数字人科技股份有限公司提供的最新的高清铣切图片;影像图 200 余幅,由南方医科大学南方医院和各参编院校提供;线条图由华中科技大学出版社和各参编院校提供。在此特别感谢山东数字人科技股份有限公司、南方医科大学南方医院、华中科技大学出版社和各参编院校为本实验教程编写提供的有力支持。真诚感谢刘树伟教授欣然应约为本实验教程作序,还要感谢刘健男、郭滢、李竹加、罗靖雯和焦志云等对本实验教程编写的无私帮助。尽管全体编写人员尽心尽力,但由于编写时间紧迫,疏漏之处在所难免,敬请广大师生拨冗斧正,为今后的再版修订提供宝贵意见。

李严兵　孟海伟

目录

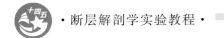

第一章　头　　部

实验一　颅脑连续横断层解剖

【学习目标】

(1)知识目标:在颅脑连续横断层实物标本及影像学图像上,掌握上矢状窦、中央沟、顶内沟、顶枕沟、外侧裂、扣带沟、基底核、内囊、半卵圆中心、胼胝体、垂体、松果体、视交叉、海马、齿状核、基底动脉、颈内动脉、侧脑室、第三脑室、第四脑室等颅脑主要结构。

(2)能力目标:培养自主学习能力、敏锐的观察能力和规范描述(采用语言和手绘线条图)正常结构的能力。学会根据结构在典型层面的形态特点、位置及毗邻关系上、下连续追踪观察颅脑主要结构。

(3)素质目标:培养创新科研思维,注意标本图像与活体影像学图像不同个体的差异,学会举一反三,树立严谨求实的科学精神,树立健康服务意识。

【实验准备】

(1)颅脑的连续横断层解剖标本。
(2)颅脑的连续计算机断层扫描(CT)图像。
(3)数字人虚拟教学软件。
(4)结合理论课内容,对照颅脑的连续横断层解剖标本和CT图像,分组进行颅脑的连续横断层解剖标本的观察。

【实验内容】

一、颅脑的整体观

脑可分为脑干、小脑、间脑与端脑。

(一)脑干

脑干连接脊髓和间脑,脑干包括中脑、脑桥和延髓。延髓和脑桥经小脑脚与后方的小脑相连,它们之间形成第四脑室,第四脑室向上经中脑水管与第三脑室相续,向下与延髓和脊髓中央管相通。延髓形似倒置的圆锥体,组成脑干下部,下端于枕骨大孔处与脊髓相续,后上方为小脑,上端

Note

以横行的延髓脑桥沟-髓纹为界与脑桥相连。脑桥上端为中脑的大脑脚。中脑以视束为界与间脑相区分,其内有中脑水管连接第三脑室及第四脑室。

(二)小脑

小脑位于颅后窝,其上方为小脑幕,与端脑相隔,其前方为第四脑室,第四脑室经正中孔和外侧孔与蛛网膜下隙相通。小脑双侧膨大部分为小脑半球,中间狭小部分为小脑蚓,小脑蚓两侧的较膨出部分称为小脑扁桃体。

(三)间脑

间脑位于中脑和端脑之间,体积较小,仅占中枢神经系统的 2%,可分为背侧丘脑、上丘脑、下丘脑、后丘脑和底丘脑 5 个部分。间脑底界为视交叉、灰结节、漏斗和乳头体,前界为终板,后份内侧有第三脑室,双侧为背侧丘脑和下丘脑。

(四)端脑

端脑又称大脑,由左、右两侧大脑半球组成,两侧大脑半球以大脑纵裂分割。大脑纵裂底部有连接两侧大脑半球的神经纤维束,即胼胝体。两侧大脑半球表面为灰质,又称大脑皮质;深部为白质,又称大脑髓质。两侧大脑半球内部各有一侧脑室,侧脑室与室间孔相通并与第三脑室相续。

每侧大脑半球表面有 3 条恒定的脑沟:①外侧沟位于脑外侧,是最深的脑沟,起自大脑半球下面,经外侧面行向后上方;②中央沟起自大脑半球上缘中点稍后部,向前下方走行,下端与外侧沟间隔一脑回结构;③顶枕沟位于大脑半球内侧面后份,由前下方向后上方走行,并转至外侧面。

这 3 条脑沟可以将大脑半球分为 5 叶:①额叶:中央沟以前、外侧沟以上的部分;②顶叶:中央沟以后、顶枕沟以前的部分;③颞叶:外侧沟以下的部分;④枕叶:顶枕沟以后较小的部分,内侧面前界为顶枕沟,外侧面前界为顶枕沟到枕前切迹(位于枕极前方约 4 cm 处)的连线;⑤岛叶:位于外侧沟深面,被额、顶、颞叶覆盖。

此外,大脑半球表面还有其他较有标志性的沟回:①外侧面:在中央沟前方及后方各有一条与之平行的脑沟,分别为中央前沟和中央后沟,其间的脑回分别为中央前回和中央后回。中央前沟前方有两条与大脑半球上缘大致平行的沟,分别为额上沟和额下沟;两沟将上外侧面额叶其余部分分为额上回、额中回和额下回。中央后沟后方有一条与大脑半球上缘平行的沟称为顶内沟,此沟将顶叶其余部分分为顶上小叶和顶下小叶,顶下小叶包绕外侧沟后端的部分称为缘上回。围绕颞上沟末端的脑回称为角回。在颞叶,有两条大致与外侧沟平行的颞上沟和颞下沟,这两条脑沟将颞叶分为颞上回、颞中回和颞下回,其中颞上回转入外侧沟底,可见 2~3 条自外上斜向内下的脑回,称为颞横回。②内侧面:中央前、后回由背外侧面延至内侧面的部分为中央旁小叶。内侧面中部有呈前后方向弓形的巨大纤维束,称为胼胝体,在其背面可见胼胝体沟,其上方有与之平行的扣带沟,胼胝体沟与扣带沟之间的脑回称为扣带回。胼胝体沟绕过胼胝体后方,向前移行为海马沟。胼胝体后下方有呈弓形的距状沟,其向后走行至枕叶后端,距状沟中部与顶枕沟相续,距状沟与顶枕沟之间为楔叶,距状沟下方为舌回。③底面:额叶靠内侧有纵行的嗅束,其前端膨大为与嗅神经相连的嗅球,后端扩大为嗅三角,嗅三角与视束之间的区域称为前穿质,有许多小血管经此处穿入脑实质内。颞叶下面有与大脑半球下缘平行的枕颞沟,此沟内侧的与之平行的浅沟为侧副沟。侧副沟内侧为海马旁回,海马旁回前端弯曲形成钩。海马旁回的内侧为海马沟,海马沟上方呈锯齿状的窄条皮质称为齿状回。在齿状回外侧,侧脑室下角的底壁上有一呈弓形的隆起称为海马。海马和齿状回构成海马结构。④边缘叶:在大脑半球内侧面,胼胝体周围和侧脑室下角底壁可见一圈弧形结构,包括隔区(胼胝体下区和终板旁回)、扣带回、海马旁回、海马和齿状回等,在进化上属于古、旧皮质,合称为边缘叶。

二、颅脑的连续横断层解剖

1. 矢状缝层面(断层一)　　关键结构:顶骨,矢状缝。

断层上,颅骨矢状缝明显,两侧为顶骨。头皮由皮肤、浅筋膜和帽状腱膜紧密连接而成,围绕于顶骨周围。浅筋膜内有数条浅静脉(图 1-1-1)。

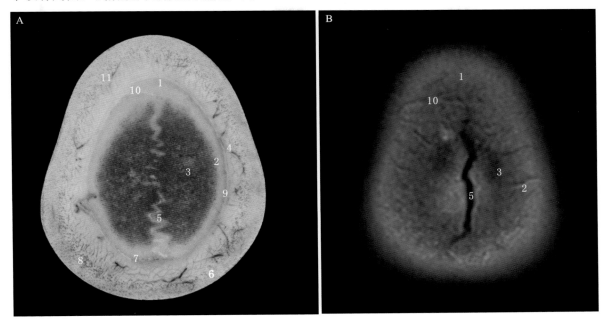

1—额骨;2—顶骨;3—板障;4—浅静脉;5—矢状缝;6—表皮;7—疏松结缔组织;8—真皮;
9—帽状腱膜;10—冠状缝;11—皮下致密结缔组织

图 1-1-1 矢状缝层面(断层一)
A. 标本图像;B. MRI T_1WI 图像

2. 上矢状窦和大脑上静脉层面(断层二) 关键结构:上矢状窦,大脑上静脉。

上矢状窦位于中线,前细后粗,其两侧出现大脑实质和数条大脑上静脉的断面。中央沟被切及,其前方为中央前回、中央前沟和额上回;后方为中央后回、中央后沟和顶上小叶。大脑上静脉收集大脑半球上外侧面和内侧面上部(胼胝体以上)的静脉血,7~10 条,位于硬膜下隙的部分称为桥段,与硬脑膜相贴的部分称为贴段,在神经外科手术时极易受损出血,故有危险带之称(图 1-1-2)。

3. 中央旁小叶层面(断层三) 关键结构:额内侧回,中央旁小叶,楔前叶。

颅腔内可见左、右大脑半球,其外侧面由前向后为额上回、中央前沟、中央前回、中央沟、中央后回和顶上小叶。内侧面由前向后可见额内侧回、中央旁沟、中央旁小叶、扣带沟缘支和楔前叶。两侧大脑半球间为大脑纵裂,内有大脑镰。在大脑镰前、后两端,可见三角形的上矢状窦。上矢状窦血栓形成时,行造影剂增强检查,结果显示此三角区的中心出现不强化区,称为空三角征(图 1-1-3)。

4. 中央沟上份层面(断层四) 关键结构:中央沟,额叶,顶叶。

此层面主要为顶骨和大脑半球上部层面,枕叶位置较低,故未出现,额叶与顶叶之间的界线为中央沟,故在断层上辨别中央沟对确认脑叶、脑沟和脑回具有重要意义。在横断层上根据以下 6 点可准确辨别中央沟:①中央沟大部分为不被中断的沟;②中央沟较深,均自脑断面外缘约中份处向后内延伸,弯曲走行;③在中央沟前方和后方可见中央前沟、中央后沟与之伴行;④一般中央前回厚于中央后回,中央前回处皮质厚度为 4.5 mm 左右;⑤先通过位于大脑半球内侧面的扣带沟缘支辨认出中央旁小叶,再进一步辨认中央沟;⑥中央沟在大脑半球外侧面走行 8~10 cm(图 1-1-4)。

5. 中央旁小叶下部层面(断层五) 关键结构:中央前回,中央后回,中央旁小叶。

此层面通过扣带沟上方的中央旁小叶,大脑半球内侧面靠近中份的是扣带沟缘支,靠近前份

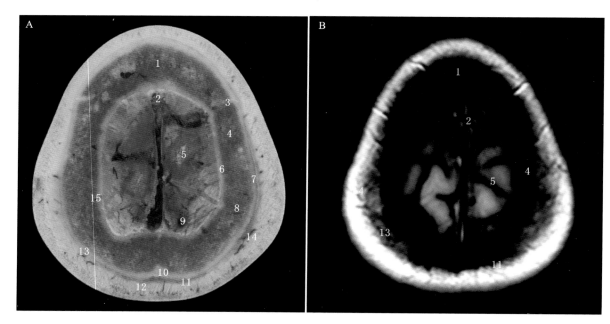

1—额骨；2—上矢状窦；3—冠状缝；4—顶骨；5—额叶；6—内板；7—外板；8—板障；9—大脑大静脉；10—矢状缝；
11—疏松结缔组织；12—致密结缔组织；13—帽状腱膜；14—浅静脉；15—板障血管

图 1-1-2　上矢状窦和大脑上静脉层面（断层二）

A. 标本图像；B. MRI T$_1$WI 图像

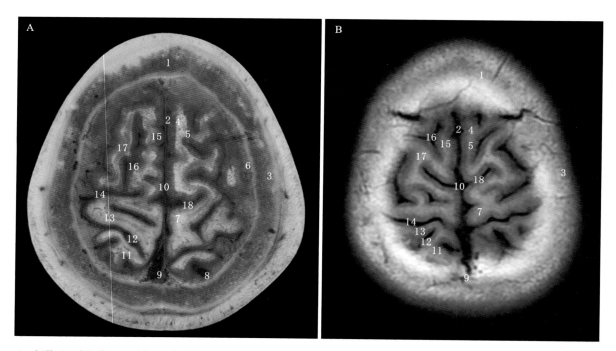

1—额骨；2—大脑镰；3—顶骨；4—额内侧叶；5—额叶；6—硬脑膜；7—中央旁小叶；8—大脑上静脉；9—上矢状窦；10—大脑纵裂；
11—中央后回；12—中央沟；13—中央前回；14—中央前沟；15—额上回；16—额上沟；17—额中回；18—中央旁沟

图 1-1-3　中央旁小叶层面（断层三）

A. 标本图像；B. MRI T$_1$WI 图像

的是中央旁沟，二者之间是中央旁小叶，其前后分别是额内侧回与楔前叶、楔叶。中央沟从脑断面外缘中段伸向后内，中央前、后沟较短，与之伴行。根据大脑白质的髓突形状，中央沟的前方由前向后依次可见额上回、额中回和中央前回；中央沟的后方由前向后依次有中央后回、顶下小叶和顶

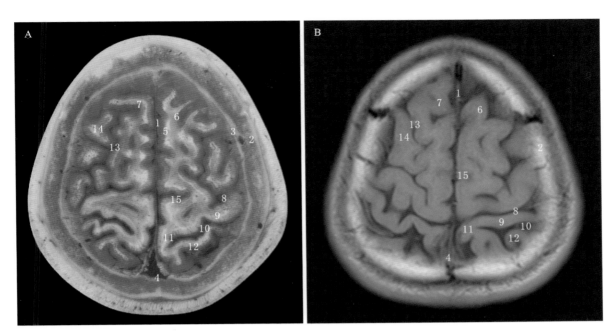

1—大脑镰；2—顶骨；3—硬脑膜；4—上矢状窦；5—额内侧回；6—额叶；7—额上回；8—中央前沟；9—中央前回；
10—中央沟；11—中央旁小叶；12—中央后回；13—额上沟；14—额中回；15—中央旁沟

图 1-1-4　中央沟上份层面（断层四）
A. 标本图像；B. MRI T₁WI 图像

上小叶。大脑镰位置居中，位于左、右大脑半球之间，其前、后方可见上矢状窦的断面（图 1-1-5）。

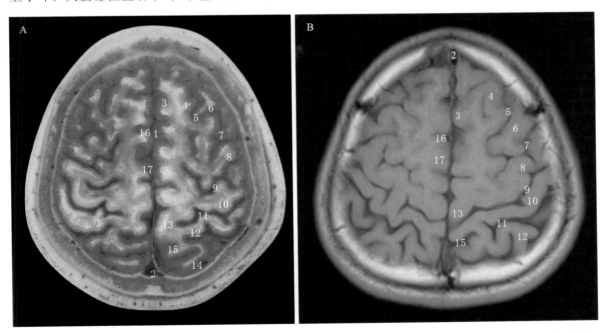

1—大脑镰；2—上矢状窦；3—额内侧回；4—额上回；5—额上沟；6—额中回；7—额下沟；8—额下回；9—中央前沟；10—中央前回；
11—中央沟；12—中央后回；13—中央旁小叶；14—顶上小叶；15—扣带沟缘支；16—扣带沟；17—扣带回

图 1-1-5　中央旁小叶下部层面（断层五）
A. 标本图像；B. MRI T₁WI 图像

6. 扣带沟上部层面（断层六）　关键结构：扣带回，额叶，顶叶，枕叶。

大脑半球内侧面的中部是扣带回，其前方为额内侧回，后方为楔前叶和楔叶。依据大脑白质的髓突形状,此断层上大脑半球外侧面由前至后依次为额上回、额中回、额下回、宽厚的中央前回、略窄细的中央后回、顶下小叶和顶上小叶。枕叶出现,其与顶叶的分界为顶枕沟。大脑镰位置居中,位于左、右大脑半球之间,呈矢状位,其前、后方可见上矢状窦的断面(图 1-1-6)。

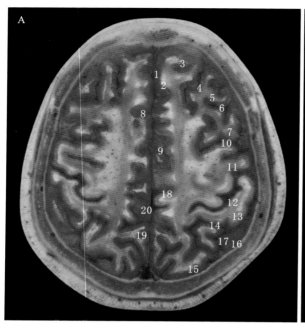
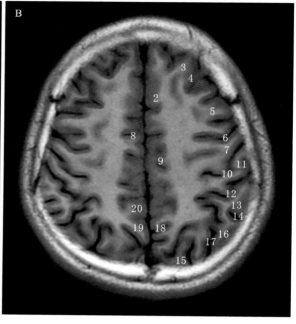

1—大脑镰;2—额内侧回;3—额上回;4—额上沟;5—额中回;6—额下沟;7—额下回;8—扣带沟;9—扣带回;10—中央前沟;
11—中央前回;12—中央沟;13—中央后回;14—中央后沟;15—顶上小叶;16—顶下小叶;17—顶内沟;
18—中央旁沟;19—楔前叶;20—中央旁小叶

图 1-1-6　扣带沟上部层面(断层六)
A. 标本图像;B. MRI T₁WI 图像

7. 半卵圆中心层面(断层七)　关键结构:半卵圆中心,大脑镰。

此层面经胼胝体上方,大脑镰呈线状贯穿中线,位居左、右大脑半球之间,大脑镰的前、后方可见上矢状窦的断面。中线两侧是一个非常广泛的髓质区,为左、右大脑半球髓质形成的半卵圆中心(图 1-1-7)所占据,大脑半球皮质和髓质分界明显。此处大脑半球的髓质有 3 种纤维:①投射纤维,连接大脑皮质和皮质下诸结构,呈扇形放射,称辐射冠;②联络纤维,连接一侧大脑半球各皮质区,人脑的联络纤维极为发达,与投射纤维和连合纤维相比,其数量最多;③连合纤维,连接左、右大脑半球的相应皮质区。

大脑半球外侧面由前向后依次为额上回、额中回、额下回、中央前回、中央后回、缘上回、角回和枕叶。

8. 胼胝体干层面(断层八)　关键结构:胼胝体干,侧脑室,尾状核。

侧脑室位于断层中部,中线的两侧呈"八"字形,分为前角、中央部和后角,可见其内侧的胼胝体和外侧的尾状核。尾状核紧贴侧脑室外侧壁,呈前大后小两个断面。胼胝体位居中线,在侧脑室之间,呈"工"字形,"工"字形的两横伸入大脑半球髓质内形成额钳和枕钳,侧脑室前角之间的部分为胼胝体膝,后角之间的部分为胼胝体压部。大脑半球内侧面被胼胝体分成前、后两部,前部由前至后为额内侧回和扣带回,后部由前至后为扣带回、楔叶和舌回。大脑半球外侧面的脑回由前至后依次为额上回、额中回、额下回、中央前回、中央后回、缘上回、角回和枕外侧回(图 1-1-8)。

9. 胼胝体压部层面(断层九)　关键结构:基底核,内囊,侧脑室,第三脑室。

侧脑室前角前部呈倒"八"字形的缝隙向前外伸展,后部宽大,位于透明隔的两侧,并经室间孔与第三脑室相通,透明隔的后方与穹窿柱相连。第三脑室呈纵向走行的裂隙状,后方为胼胝体压

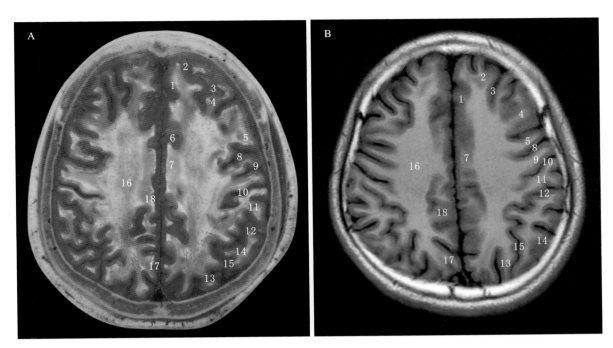

1—额内侧回;2—额上回;3—额上沟;4—额中回;5—额下回;6—扣带沟;7—扣带回;8—中央前沟;9—中央前回;10—中央沟;
11—中央后回;12—中央后沟;13—顶上小叶;14—顶下小叶;15—顶内沟;16—半卵圆中心;17—楔前叶;18—扣带

图 1-1-7 半卵圆中心层面(断层七)

A. 标本图像;B. MRI T_1WI 图像

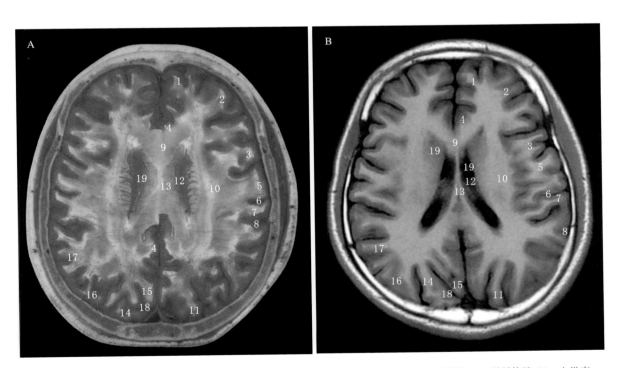

1—额上回;2—额中回;3—额下回;4—扣带回;5—中央前回;6—中央沟;7—中央后回;8—外侧沟;9—胼胝体膝;10—上纵束;
11—枕外侧回;12—侧脑室中央部;13—胼胝体干;14—枕叶;15—楔前叶;16—角回;17—缘上回;18—顶枕沟;19—尾状核

图 1-1-8 胼胝体干层面(断层八)

A. 标本图像;B. MRI T_1WI 图像

部。侧脑室前角的外侧壁为尾状核头,两侧前角之间为胼胝体膝。背侧丘脑呈团块状,位于第三脑室的两侧,前端为丘脑前结节,后端为丘脑枕。尾状核和背侧丘脑的外侧是"＞＜"形的内囊,在CT图像上基底核和内囊清晰可辨。内囊外侧为豆状核壳的断面,壳的外侧为屏状核和岛叶,岛叶外侧的深沟为外侧沟,其内有大脑中动脉走行。后部的小脑幕呈"V"形,小脑幕与后方的大脑镰连接呈"高脚杯"状,杯内结构是小脑蚓。大脑半球内侧面前部可见额内侧回和扣带回,大脑半球内侧面后部可见扣带回和舌回。大脑半球外侧面的脑回由前至后依次为额上回、额中回、额下回、中央前回、中央后回、缘上回、角回和枕外侧回。距状沟和视辐射(图1-1-9)的出现是此断层的重要特点。

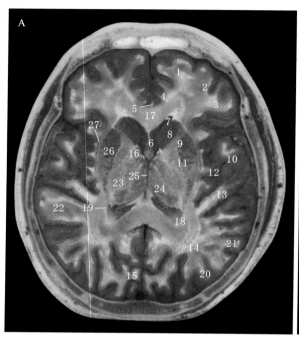
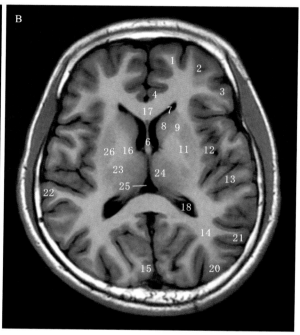

1—额上回;2—额中回;3—额下回;4—扣带回;5—大脑前动脉;6—透明隔;7—侧脑室前角;8—尾状核头;9—内囊前肢;
10—外侧沟;11—苍白球;12—岛叶;13—听辐射;14—视辐射;15—楔叶;16—内囊膝;17—胼胝体膝;18—侧脑室后角;
19—尾状核尾;20—角回;21—缘上回;22—颞上回;23—内囊后肢;24—背侧丘脑;25—第三脑室;26—壳;27—屏状核

图 1-1-9 胼胝体压部层面(断层九)
A. 标本图像;B. MRI T₁WI 图像

10. 松果体层面(断层十) 关键结构:基底核,内囊,松果体。

尾状核头位于侧脑室前角的外侧,近似倒"八"字形,背侧丘脑为较大的灰质核团,居第三脑室两侧,其外侧有豆状核,呈三角形,两个白质板分隔其间,外侧大部称为壳,内侧两部合称苍白球,壳的外侧可见条纹状前后走行的屏状核,二者之间隔以外囊,屏状核的外侧是岛叶,二者之间隔以最外囊。尾状核、背侧丘脑与豆状核之间为内囊,可见内囊前肢,位于尾状核头与豆状核之间,内囊膝位于豆状核内侧角的尖端,内囊后肢位于背侧丘脑和豆状核之间。第三脑室居两侧背侧丘脑之间,其后方为缰三角、缰连合、松果体(图1-1-10)和大脑大静脉池。脑叶、脑沟与脑回大致与上一断层相同,在颞叶,可见皱叠的海马皮质被海马旁回所掩盖。

11. 前连合层面(断层十一) 关键结构:前连合,中脑,小脑。

大脑断面前移,外侧沟分隔前方额叶及后方的颞叶,前方的额叶位于大脑纵裂的两边,颞叶位于断层左、右两侧,小脑断面在其后方出现。中脑位居断层中央,其后部左右稍隆起者为上丘,中脑水管形似针孔位于顶盖的前方,黑质颜色较深位于前外侧,红核位于其后内侧。前连合位于大脑纵裂和第三脑室之间,前连合左右对称,中部纤维聚集成束,两端分别向前、后放散,整体上呈"H"形。在磁共振成像(MRI)图像上,前连合是重要的标志性结构。侧脑室前角外侧可见尾状核,

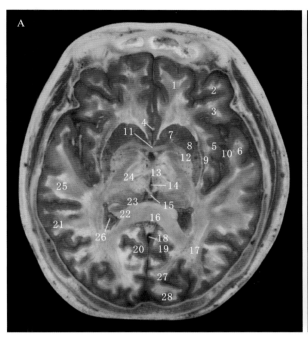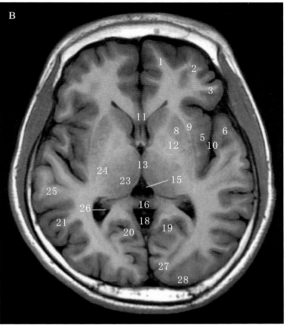

1—额上回;2—额中回;3—额下回;4—大脑前动脉;5—岛叶;6—颞上回;7—尾状核头;8—壳;9—屏状核;10—外侧沟;
11—前连合;12—苍白球;13—丘脑间黏合;14—第三脑室;15—松果体;16—胼胝体压部;17—视辐射;18—直窦;19—扣带回峡;
20—距状沟;21—颞下回;22—海马伞;23—背侧丘脑;24—内囊后肢;25—颞中回;26—侧脑室后角及脉络丛;27—楔叶;28—舌回

图 1-1-10　松果体层面(断层十)
A.标本图像;B. MRI T$_1$WI 图像

尾状核和壳部分相连,其外侧可见屏状核和岛叶。侧脑室下角位于颞叶内,略成弧形裂隙,前壁可见尾状核尾,后壁为海马(图 1-1-11)。小脑断面增大形似扇形,中间为小脑蚓,两侧为小脑半球,小脑幕呈"八"字形位于颞叶和小脑之间,前方邻近海马旁回、枕颞内侧回和枕颞外侧回。

12. 乳头体层面(断层十二)　关键结构:乳头体,中脑,小脑。

鞍上池位于断层中部,因切制基线的不同可呈四角星、五角星或六角星形,其前角连于外侧窝池,两个前外侧角连于外侧窝池,两个后外侧角延续为环池,其后角位于后缘中央,为脚间池。鞍上池内有时可见基底动脉,颈内动脉,大脑前、中、后动脉的断面。大脑前动脉位于鞍上池前缘,由此向纵裂池延伸;鞍上池前外侧角内有时可见颈内动脉的圆形断面,双侧大脑中动脉的水平段呈条纹状横行走入外侧窝池内;鞍上池后缘可见基底动脉的圆形断面,由此向两侧发出左、右大脑后动脉沿鞍上池后缘伸入环池;在此基础上加上前、后交通动脉围成"大脑动脉环",此环镶嵌在鞍上池的周边。乳头体为一对近似圆形的结构(图 1-1-12),位于中脑前方,靠近脚间窝。鞍上池前方为左、右大脑半球额叶的断面,两侧为颞叶的断面,二者之间隔以外侧沟;鞍上池后方为中脑。小脑幕分隔颞叶和小脑,在其后外侧与横窦相连。

13. 视交叉层面(断层十三)　关键结构:视交叉,漏斗,第四脑室。

此层面中部可见鞍上池呈五角星状,由大脑纵裂池、外侧窝池、交叉池和桥池组成。池内可见视交叉、漏斗、大脑中动脉、基底动脉、后交通动脉和动眼神经,紧贴视交叉的两侧为颈内动脉的圆形断面。视交叉前方额叶的断面进一步缩小,可见内侧的直回和外侧的眶回;鞍上池两侧可见颞叶的断面,与额叶之间共同隔以蝶骨小翼和外侧沟;鞍上池的后方为脑桥,脑桥后方为小脑,二者之间连以粗大的神经纤维束,即小脑中脚,脑桥后部发出左、右小脑中脚伸入扇形的小脑内,其间可见第四脑室断面,小脑与颞叶之间隔以三角形的颞骨岩部和前方的小脑幕。杏仁体在钩的深面,居侧脑室下角的前方,三者之间的恒定关系可作为识别杏仁体(图 1-1-13)的标志。

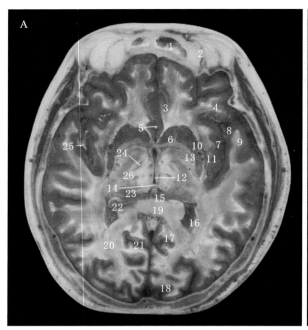
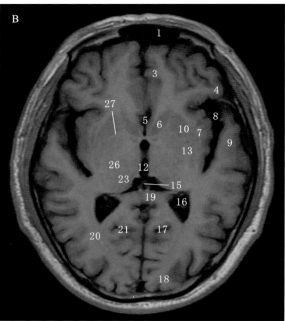

1—额窦;2—眶脂体;3—额内侧回;4—额下回;5—大脑前动脉;6—尾状核头;7—岛叶;8—外侧沟;9—颞上回;10—壳;
11—屏状核;12—第三脑室;13—苍白球;14—后连合;15—松果体;16—侧脑室后角及脉络丛;17—扣带回峡;18—舌回;
19—胼胝体压部;20—视辐射;21—距状沟;22—海马;23—背侧丘脑;24—黑质;25—大脑中动脉;26—内囊后肢;27—前连合

图 1-1-11　前连合层面(断层十一)

A. 标本图像;B. MRI T₁WI 图像

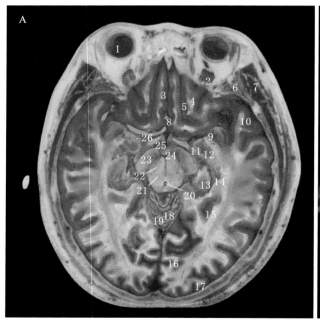
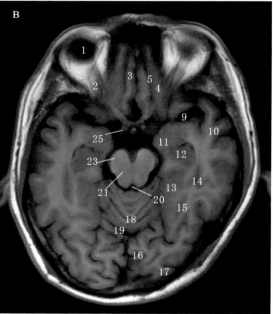

1—眼球;2—上直肌;3—直回;4—眶回;5—嗅束沟;6—蝶骨;7—颞肌;8—大脑前动脉;9—外侧沟;10—颞上回;11—钩;
12—杏仁体;13—海马;14—侧脑室下角;15—侧副沟;16—舌回;17—枕颞外侧回;18—小脑蚓;19—小脑幕;
20—中脑水管;21—红核;22—黑质;23—大脑脚;24—乳头体;25—视束;26—大脑中动脉

图 1-1-12　乳头体层面(断层十二)

A. 标本图像;B. MRI T₁WI 图像

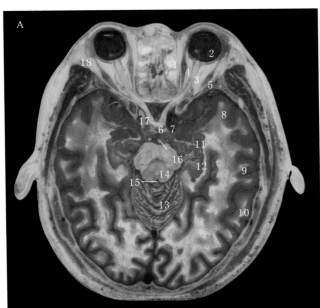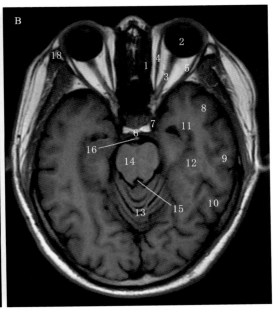

1—筛窦；2—眼球；3—视神经；4—内直肌；5—外直肌；6—视交叉；7—海绵窦；8—颞上回；9—颞中回；10—颞下回；
11—杏仁体；12—海马；13—小脑蚓；14—中脑；15—中脑水管；16—基底动脉；17—颈内动脉；18—泪腺

图 1-1-13　视交叉层面（断层十三）
A. 标本图像；B. MRI T₁WI 图像

14. 垂体层面（断层十四）　关键结构：垂体，海绵窦，脑桥，小脑。

垂体位于断层前份中央，其前方有蝶窦，蝶窦断面分左、右两部分，形态不规则。再往前可见额叶的小断面，额叶前方可见横行的骨性腔隙即额窦，中间有骨板分隔。二者外侧为尖朝向后内的锥形眼眶，眶尖处连视神经管，可见视神经的断面。垂体两侧为海绵窦，海绵窦的外侧为颞叶，二者之间隔以海绵窦外侧壁，颈内动脉和眼神经于海绵窦外侧壁穿行。垂体后方为垂体柄和鞍背，脑桥位于鞍背后方，基底部宽阔隆起，基底动脉行于基底沟内，其两侧为颞骨岩部，呈锥体形，内部细小的骨性腔隙为乳突小房。小脑（图 1-1-14）位于脑桥背侧近似哑铃形，中线两侧的结构为小脑扁桃体。小脑与颞骨岩部之间可见乙状窦。

15. 颈动脉管层面（断层十五）　关键结构：颈动脉管，蝶窦，额窦，筛窦。

蝶骨体占据断层中心部位，内部可见蝶窦断面，中间有矢状位骨板分隔。前部正中为前后走行的鼻中隔，鼻中隔两侧为大小不等、形态各异呈蜂窝状的筛窦，筛窦前方为额窦。鼻旁窦的两侧可见左右对称的圆形眼球断面位于锥形眼眶内，眼球后部正中的条索状断面为视神经，向眶尖走行，眶内侧壁与筛窦之间隔以菲薄的骨板，眶外侧壁由额骨眶突和蝶骨大翼构成，眶尖处为视神经管，紧贴眶的内、外侧壁可见呈"V"形内、外直肌断面，眶腔内可见眶脂体。蝶窦两侧依次可见颞叶、颞骨鳞部和颞肌的断面。蝶窦后壁为枕骨基底部，两侧与颞骨岩部相连，颞骨岩部内可见由后外至前内的颈动脉管和颈内动脉，颞骨岩部外侧的乳突部骨内可见乳突小房。颅后窝呈葫芦形，有近似圆形的延髓和后方的小脑断面，两侧小脑外侧可见乙状窦的断面，其前端与颈静脉窝相连（图 1-1-15）。

16. 下颌头层面（断层十六）　关键结构：下颌头，延髓，筛窦。

此层面前部正中可见条纹状的鼻中隔，两侧为大小不等、形态各异的筛窦。筛窦两侧为眶的断面，前方为圆形的眼球，眼球两侧可见内、外直肌的断面。筛窦后方可见蝶窦和蝶骨大翼的断面，蝶骨大翼上可见卵圆孔和棘孔，分别有下颌神经和脑膜中动脉通过，外侧可见咀嚼肌断面。蝶窦后方为枕骨基底部和枕骨大孔，孔内可见圆形的延髓和后方的小脑扁桃体。枕骨基底部两侧可见颞下颌关节的断面（图 1-1-16）。

Note

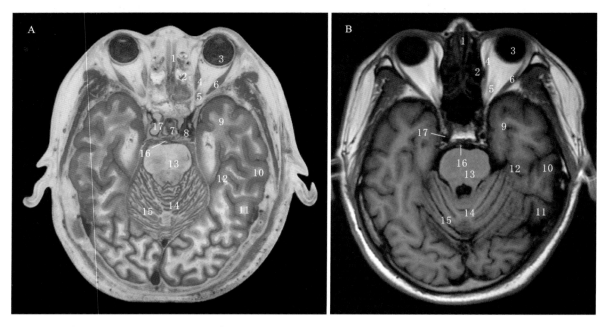

1—鼻中隔;2—筛窦;3—眼球;4—内直肌;5—下直肌;6—外直肌;7—垂体;8—海绵窦;9—颞上回;10—颞中回;
11—颞下回;12—侧副沟;13—脑桥;14—小脑蚓;15—小脑半球;16—基底动脉;17—颈内动脉

图 1-1-14　垂体层面(断层十四)

A.标本图像;B.MRI T$_1$WI 图像

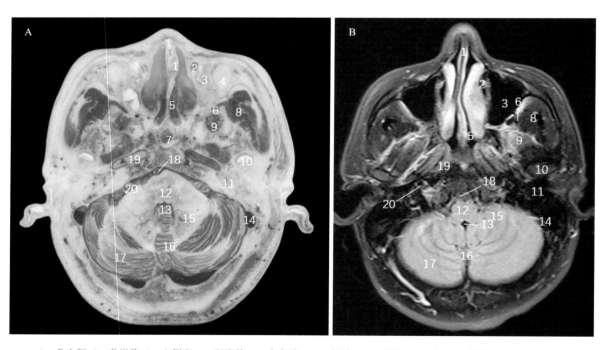

1—鼻中隔;2—鼻泪管;3—上颌窦;4—眶脂体;5—中鼻道;6—上颌神经;7—蝶窦;8—颞肌;9—翼外肌;10—关节盘;
11—耳蜗;12—脑桥;13—第四脑室;14—乙状窦;15—齿状核;16—小脑蚓;17—小脑半球;
18—基底动脉;19—颈内动脉;20—面神经与前庭蜗神经

图 1-1-15　颈动脉管层面(断层十五)

A.标本图像;B.MRI T$_1$WI 图像

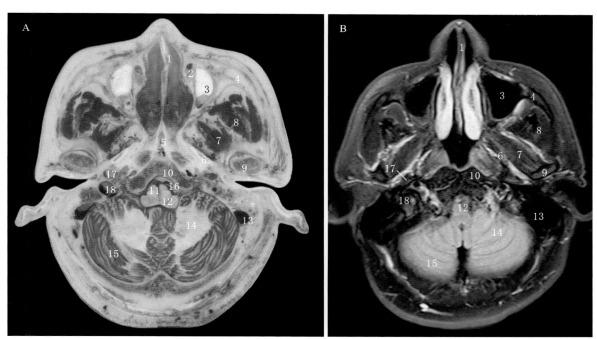

1—鼻中隔;2—鼻泪管;3—上颌窦;4—颧骨;5—犁骨;6—咽鼓管软骨;7—翼外肌;8—颞肌;9—下颌头;10—枕骨基底部;
11—锥体;12—延髓;13—乙状窦;14—小脑中脚;15—小脑半球;16—椎动脉;17—颈内动脉;18—颈内静脉

图 1-1-16 下颌头层面(断层十六)
A. 标本图像;B. MRI T_1WI 图像

三、病例讨论

患者,女性,57 岁,既往有心律失常病史,心动过缓,心房扑动。2022 年 11 月 3 日 21 时左右,患者无明显诱因突发言语不能,伴有轻度头痛,无肢体乏力、视物模糊、头晕、恶心、呕吐、胸闷、胸痛等症状。随后,患者仍有言语不能,但较前稍改善,并伴有右上肢乏力、胸闷、头晕。次日早晨,患者出现肌力变差,右上肢近端肌力为 4 级,远端肌力为 3 级。患者 CT 和 MRI 图像如图 1-1-17。

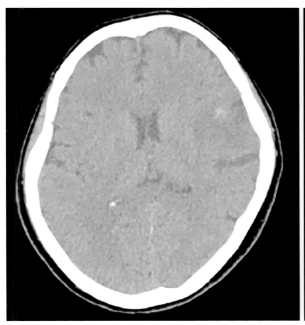
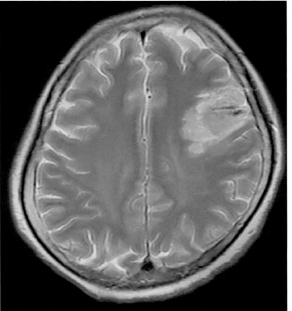

图 1-1-17 患者 CT 和 MRI 图像

该患者可能的损伤区域是哪里?该患者的诊断是什么?

病例讨论
答案

【思考题】

一、名词解释

(1) 半卵圆中心：

(2) 角回：

(3) 内囊：

二、简答题

(1) 简述如何在横断层上辨别中央沟。

(2) 简述如何在横断层上辨别外侧沟。

三、填图题

写出图中所标记的结构名称。

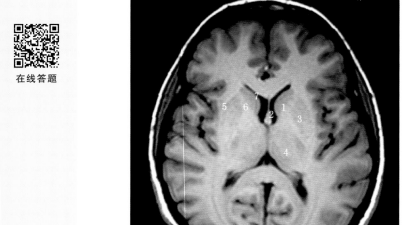

1. _____   2. _____

3. _____   4. _____

5. _____   6. _____

7. _____

1. _____   2. _____

3. _____   4. _____

5. _____

（戴景兴）

实验二 颅脑连续矢状断层解剖

【学习目标】

（1）知识目标：掌握中央沟、外侧沟、扣带沟、顶枕沟、中央前回、中央后回、扣带回、侧脑室各部、海马、胼胝体、脑桥、延髓、小脑等重要结构在矢状位图像上的形态、位置及毗邻关系；掌握经正中、海绵窦、海马的矢状面所呈现的关键结构；熟悉各静脉窦、尾状核、背侧丘脑、屏状核、豆状核、视交叉等结构在矢状位图像上的形态、位置及毗邻关系；熟悉经颈静脉孔的矢状面所呈现的关键结构；了解各重要标志和结构的临床意义。

（2）能力目标：培养正确识别和区分颅脑重要标志和结构的能力，以及规范描述重要标志和结构的能力。

（3）素质目标：培养求实创新、举一反三的能力，树立为人民群众的健康事业奋斗的奉献精神。

【实验准备】

（1）颅脑标本。

（2）颅脑连续矢状断层标本。

（3）颅脑 CT、MRI 图像。

（4）数字人虚拟教学软件。

（5）结合理论课内容，对照颅脑标本、CT 及 MRI 图像，分组对颅脑连续矢状断层标本进行观察。

【实验内容】

一、颅脑连续矢状断层解剖观察

颅脑的左右结构大致对称，故本实验仅选取颅脑左半侧至正中矢状断层层面进行观察。

1. 经颞下颌关节层面 关键结构：中央前回，中央沟，中央后回，乙状窦。

该层面正中可见外侧沟，将大脑半球分为上、下两部分。上部靠前部分为额叶，以中央沟为界与后方的顶叶相隔，中央沟前方为中央前回；上部靠后部分与外侧沟后上方组成顶叶，顶叶可见中央后回和顶下小叶（包括缘上回和角回）。外侧沟下方为颞叶，自上而下依次可见颞上回、颞中回、颞下回。位于外侧沟后端的脑回为缘上回。角回环绕颞上沟末端。横窦居于小脑幕的后端上方，并延续为乙状窦，横窦及乙状窦之间可见几近消失的小脑半球结构（图 1-2-1）。

2. 经鼓室层面 关键结构：中央前回，中央沟，中央后回，乙状窦，外侧沟。

该层面同样以外侧沟为界，将大脑半球分为上、下两部分，大脑中动脉及其分支位于外侧沟内。上部的前份为额中回，后份从前而后依次为中央前回、中央沟、中央后回和顶下小叶。下部前份为颞极，后份接枕叶。小脑半球上方可见小脑幕与大脑半球分隔，小脑幕连于枕骨横窦沟和颞骨岩部上缘，其后端可见横窦。乙状窦位于小脑半球下方（图 1-2-2）。

3. 经颈静脉孔层面 关键结构：中央前回，中央沟，中央后回，颈内静脉，岛叶，屏状核，侧脑室

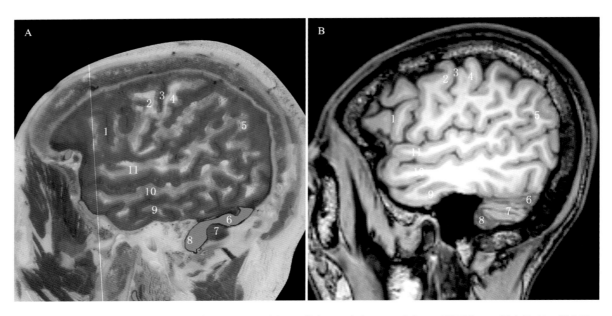

1—额叶;2—中央前回;3—中央沟;4—中央后回;5—顶叶;6—横窦;7—小脑;8—乙状窦;9—颞下回;10—颞中回;11—颞上回

图 1-2-1　经颞下颌关节层面

A. 标本图像;B. MRI T$_1$WI 图像

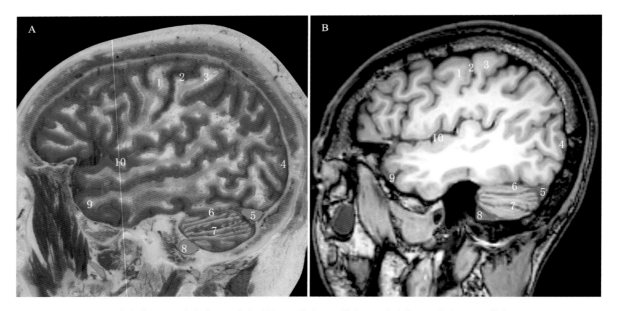

1—中央前回;2—中央沟;3—中央后回;4—枕叶;5—横窦;6—小脑幕;7—小脑;8—乙状窦;

9—颞极;10—外侧沟及其内大脑中动脉

图 1-2-2　经鼓室层面

A. 标本图像;B. MRI T$_1$WI 图像

下角。

　　大脑半球顶缘中点处可见中央沟,将大脑半球分为额叶与顶叶,中央沟前后可见中央前回和中央后回,前者较后者粗大。外侧沟下方靠前部分为颞叶,其内可见呈前后走行的长条状裂隙样的侧脑室下角,颞叶向后与枕叶相续。外侧沟的底为岛叶,在颞叶上方和岛叶前份可见同心圆状的灰白质相间区域,外环灰质为屏状核,中央的环形灰质为豆状核壳;该区域后方可见三角形皮质区,为岛叶后份。与上一层面相似,小脑幕连于枕骨横窦沟和颞骨岩部上缘,将小脑半球和大脑半球分隔,小脑幕下可见小脑半球及其上方的横窦和下方的乙状窦(图 1-2-3)。

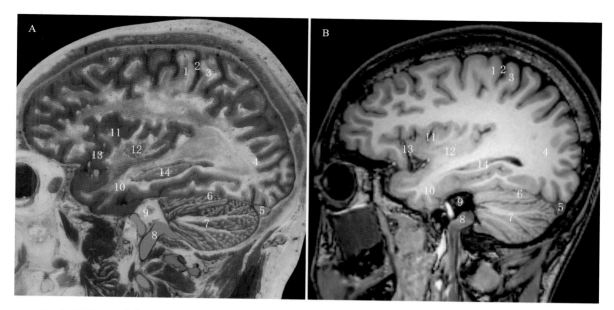

1—中央前回；2—中央沟；3—中央后回；4—枕叶；5—横窦；6—小脑幕；7—小脑；8—颈内静脉及乙状窦；9—颞骨岩部；
10—颞叶；11—岛叶；12—屏状核；13—外侧沟；14—侧脑室下角

图 1-2-3　经颈静脉孔层面

A. 标本图像；B. MRI T$_1$WI 图像

4. 经海马层面　关键结构：中央前回，中央沟，中央后回，小脑，海马旁回，海马，尾状核头，苍白球，内囊后肢，侧脑室三角区，背侧丘脑。

该层面前下份可见短小的外侧沟，其前上方为额叶，后上方为顶叶。中央前回、中央沟、中央后回和顶上小叶自前向后依次排列。外侧沟上方有较大的白质区，内可见尾状核头，其位置靠前且颜色较深，其稍后方颜色较浅区域为苍白球。侧脑室三角区前方的灰质团块为背侧丘脑，背侧丘脑与豆状核之间的白质纤维构成内囊后肢。再往后可见侧脑室中央部，其向颞叶延伸形成侧脑室下角，海马位于其底外壁。海马的前方为海马旁回及其前端弯曲的钩。颞叶向后与枕叶相续。小脑幕同样连接横窦及颞骨岩部上缘，其下方可见位于小脑半球周边的小脑皮质及位于中央的小脑髓质（图 1-2-4）。

5. 经海绵窦层面　关键结构：胼胝体各部，顶枕沟，小脑齿状核，小脑扁桃体，小脑中脚，脑桥，海绵窦，视束，背侧丘脑，大脑脚。

该层面大脑半球的前半部为额叶，其前端称为额极，后缘为中央沟，后半部为顶叶和枕叶，自前而后依次可见额上回、中央前回、中央后回和顶上小叶。顶叶后方有顶枕沟，以此分隔上方的顶叶和下方的枕叶，枕叶下方为小脑幕，后端称为枕极。大脑髓质深部可见胼胝体，为宽厚的横行纤维束，自前而后分为嘴、膝、干及压部，背侧丘脑位于压部前方，尾状核头、体位于胼胝体干与胼胝体膝下方。在尾状核头与豆状核壳连接处的后下方可见圆形结构，为前连合。胼胝体与背侧丘脑之间的腔隙样结构为侧脑室；背侧丘脑、尾状核与豆状核之间的白质构成内囊膝，向前突入尾状核头、壳之间的白质为内囊前肢，背侧丘脑下方的白质为内囊后肢。内囊纤维向下移行细缩至中脑形成大脑脚，其前上方可见纤维束，称为视束，其下方可见海马旁回、钩。小脑幕后方仍连于横窦，前方连于大脑脚两侧形成小脑幕切迹。小脑半球深部髓质中见齿状核，呈囊袋样；其前方连接小脑和脑桥，形成粗大的纤维束，即小脑中脚。小脑扁桃体位于小脑半球底部双侧，突向枕骨大孔，其下方有自椎管上行的副神经脊髓根。脑桥位于断层中心，向前突出的部分为脑桥基底部，向上移行至大脑脚与背侧丘脑相连。桥池位于脑桥基底部与枕骨斜坡之间，前方为海绵窦（图 1-2-5）。

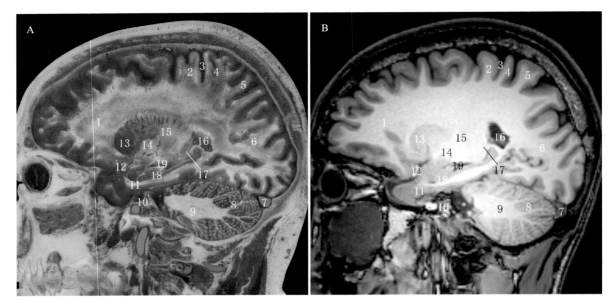

1—额叶；2—中央前回；3—中央沟；4—中央后回；5—顶上小叶；6—枕叶；7—横窦；8—小脑皮质；9—小脑髓质；

10—颞骨岩部；11—海马旁回；12—外侧沟；13—尾状核头；14—苍白球；15—内囊后肢；16—侧脑室三角区；

17—背侧丘脑；18—海马；19—侧脑室下角

图 1-2-4　经海马层面

A. 标本图像；B. MRI T$_1$WI 图像

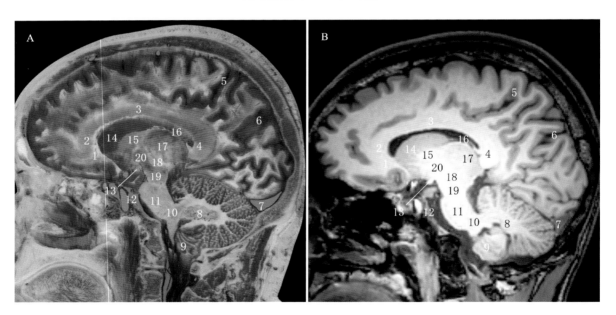

1—胼胝体嘴；2—胼胝体膝；3—胼胝体干；4—胼胝体压部；5—中央沟；6—顶枕沟；7—横窦；8—小脑齿状核；

9—小脑扁桃体；10—小脑中脚；11—脑桥；12—海绵窦；13—视束；14—尾状核头；15—内囊膝和前肢；

16—侧脑室；17—背侧丘脑；18—内囊后肢；19—大脑脚；20—豆状核

图 1-2-5　经海绵窦层面

A. 标本图像；B. MRI T$_1$WI 图像

6. 经头部正中层面　关键结构：胼胝体各部，扣带沟，胼胝体沟，顶枕沟，直窦，小脑扁桃体，延髓，脑桥，基底动脉，视交叉，前连合，穹窿柱，背侧丘脑，四叠体（图 1-2-6）。

以小脑幕和胼胝体为界分为上、下两部分。

上部为大脑半球内侧面的脑沟、脑叶、脑回和脑血管，可见中央沟、扣带沟、胼胝体沟、顶枕沟

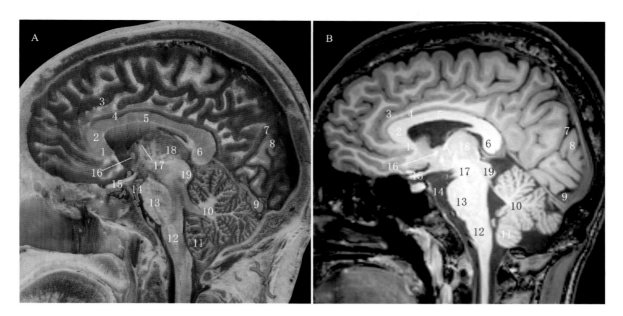

1—胼胝体嘴;2—胼胝体膝;3—扣带沟;4—胼胝体沟;5—胼胝体干;6—胼胝体压部;7—顶枕沟;8—楔叶;9—直窦;10—小脑;11—小脑扁桃体;12—延髓;13—脑桥;14—基底动脉;15—视交叉;16—前连合;17—穹窿柱;18—背侧丘脑;19—四叠体

图 1-2-6 经头部正中层面
A. 标本图像;B. MRI T₁WI 图像

和距状沟,并以此分为额上回、中央旁小叶、楔前叶、楔叶、扣带回和舌回。

下部包括胼胝体下部和小脑幕下部。胼胝体居脑部中份,呈弓状,其前部弯曲成为膝,膝向下延续为细窄的嘴,后部圆隆为压部,膝与压部之间为干,构成胼胝体的主要部分。胼胝体与穹窿之间可见透明隔。室间孔位于穹窿柱与背侧丘脑之间,其前方可见前连合,下丘脑沟位于室间孔与中脑水管之间,其上方有丘脑间黏合,连结于两侧壁间。胼胝体嘴与视交叉之间可见薄板样结构,称为终板,构成第三脑室的前壁;缰连合、松果体和后连合组成第三脑室后壁;上壁被脉络丛和丘脑髓纹所覆盖;下壁自前向后依次为视交叉、漏斗、灰结节和乳头体。沿背侧丘脑和胼胝体走行的穹窿体向后下方延续为穹窿脚。穹窿体后方的胼胝体与穹窿连合之间的腔隙为穹窿室(第六脑室)。背侧丘脑呈团块状,位于第三脑室两侧,前端为丘脑前结节,后端为丘脑枕。背侧丘脑的背侧面与内侧面交界处可见与大脑内静脉伴行的脉络丛。大脑内静脉起自室间孔,向后越过松果体上方达胼胝体压部下方,双侧汇合成大脑大静脉后注入直窦。大脑大静脉和松果体周围的腔隙为大脑大静脉池,该池向前上与帆间池相通,向下与四叠体池相通。乳头体的前下方可见视交叉、漏斗和灰结节,后方可见大脑脚;乳头体下方至脑桥前上缘之间为脚间池,其内有动眼神经及血管。视交叉周围有交叉池,其内有大脑前动脉。脑桥基底部与枕骨斜坡之间为桥池,内有沿基底沟上行的基底动脉;基底沟左侧的椎动脉在延池内呈锐角汇入基底动脉。大脑镰的前端附着于鸡冠,向后逐渐增宽,连于小脑幕中央部,其上、下缘各可见一空腔,分别为上矢状窦和下矢状窦。小脑幕自横窦沟向前达胼胝体压部后下方,与水平面成45°角。小脑位于小脑幕下方。小脑与延髓后方交界为小脑延髓池,位于枕骨大孔上方,小脑与小脑幕之间为小脑上池,其向前上与四叠体池相通。四叠体池位于中脑背面的上、下丘的后方;脑桥和延髓背侧的凹窝称为菱形窝,构成第四脑室底。

二、病例讨论

女性,13岁,因"咽反射减退、声音嘶哑和吞咽困难"就诊。临床疑诊"小脑扁桃体下疝"(小脑扁桃体下移突入枕骨大孔以下及颈椎椎管内,下疝的扁桃体压迫延髓、后组颅神经或影响脑脊液

19

循环而引起多种临床症状;通过影像学检查可见扁桃体下缘超过枕骨大孔 3~5 mm)。试回答:

根据疾病的定义和颅脑的正常解剖结构,最适合观察该疾病的颅脑影像位置(横断层、矢状断层还是冠状断层)及层面是什么?

【思考题】

一、名词解释
(1)胼胝体:
(2)基底节:

二、简答题
简述颅内大脑的静脉窦组成及走行和功能。

三、填图题
请指出下图标记的结构名词。

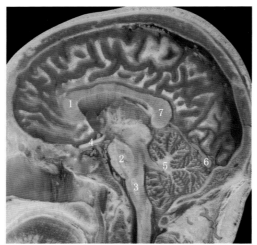

1.＿＿＿＿＿＿　　2.＿＿＿＿＿＿　　3.＿＿＿＿＿＿

4.＿＿＿＿＿＿　　5.＿＿＿＿＿＿　　6.＿＿＿＿＿＿

7.＿＿＿＿＿＿

(文戈)

实验三 颅脑连续冠状断层解剖

【学习目标】

(1)知识目标:掌握大脑镰、上矢状窦、胼胝体嘴、胼胝体膝、胼胝体干、胼胝体压部、扣带回、侧脑室各部、尾状核、豆状核、背侧丘脑、视交叉、垂体、海马、脑桥等重要结构在冠状位图像上的形态、位置及毗邻关系;掌握经胼胝体膝、视交叉、红核、黑质、小脑中脚、松果体、齿状核等冠状面的关键结构;熟悉扣带沟、海绵窦、穹窿柱、屏状核、红核、黑质、海马旁回、小脑中脚、松果体、齿状核等重要结构在冠状位图像上的形态、位置及毗邻关系;熟悉经前床突、颞下颌关节等冠状面的关键结构;了解各重要标志和结构的临床意义。

(2)能力目标:培养自主学习能力,结合颅脑横断层及矢状断层图像构建颅脑各解剖结构的三维定位能力,以及规范描述重要标志和结构的能力。

(3)素质目标:培养创新科研思维;培养举一反三的职业素养;树立健康服务意识。

【实验准备】

(1)颅脑标本。
(2)颅脑连续冠状断层标本。
(3)颅脑 CT、MRI 图像。
(4)数字人虚拟教学软件。
(5)结合理论课内容,对照颅脑标本、CT 及 MRI 图像,分组对颅脑连续冠状断层标本进行观察。

【实验内容】

一、颅脑连续冠状断层解剖观察

1.经鸡冠层面 关键结构:大脑镰,上矢状窦。

该层面中线上可见大脑镰,其上连上矢状窦,下接鸡冠;其两侧为大脑半球额极的额上回及额中回。鸡冠两侧的筛板与额叶下部之间有嗅球(图 1-3-1)。

2.经上颌窦中份层面 关键结构:扣带回,嗅沟。

大脑镰分隔两侧大脑半球。大脑半球的外侧面自上而下分别为额上回、额中回和额下回;内侧面中部见扣带回以及大脑前动脉分支走行;底面靠近筛板处见嗅束和嗅沟,嗅沟内、外分别为直回和眶回(图 1-3-2)。

3.经上颌窦后份层面 关键结构:嗅沟。

正中线上大脑纵裂的上部为大脑镰,大脑镰向上连于上矢状窦。大脑镰分隔两侧大脑半球的额叶,外侧面及内侧面结构与上一层面相似。底面内侧为直回和嗅沟,外侧为眶沟和眶回(图 1-3-3)。

4.经胼胝体膝层面 关键结构:胼胝体膝,扣带回,侧脑室前角。

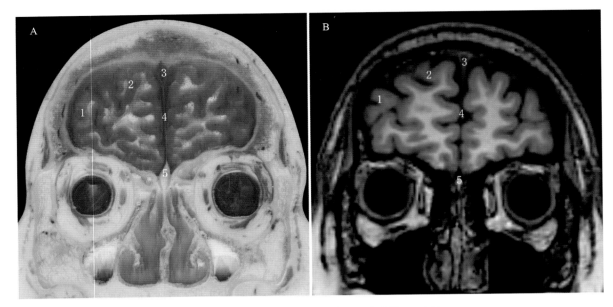

1—额中回;2—额上回;3—上矢状窦;4—大脑镰;5—鸡冠

图 1-3-1　经鸡冠层面

A. 标本图像;B. MRI T₁WI 图像

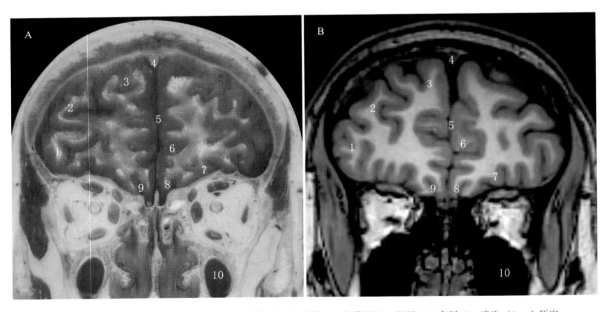

1—额下回;2—额中回;3—额上回;4—上矢状窦;5—大脑镰;6—扣带回;7—眶回;8—直回;9—嗅沟;10—上颌窦

图 1-3-2　经上颌窦中份层面

A. 标本图像;B. MRI T₁WI 图像

该层面可见颅前窝以及颅中窝前份。颅前窝内可见位于大脑纵裂的大脑镰及其上方的上矢状窦。在胼胝体膝的上、下方可见大脑前动脉绕行。胼胝体膝上方可见扣带回、扣带沟以及额内侧回。胼胝体膝两侧白质内可见两侧侧脑室前角(图 1-3-4)。大脑半球外侧面及底面与上一层面相似。颅中窝位于颅前窝下方,其内可见颞叶。

5. 经前床突层面　关键结构:视神经,海绵窦,外侧裂,豆状核,尾状核头,侧脑室前角,大脑前动脉,胼胝体嘴,胼胝体膝,透明隔。

该层面清晰可见额叶、颞叶断面以及外侧沟。大脑镰位于大脑纵裂上,上连上矢状窦,下达胼

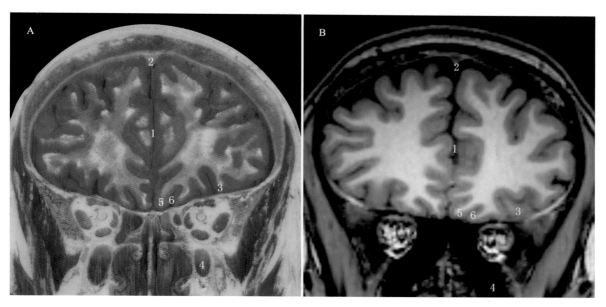

1—大脑镰；2—上矢状窦；3—眶回；4—上颌窦；5—直回；6—嗅沟

图 1-3-3 经上颌窦后份层面

A. 标本图像；B. MRI T$_1$WI 图像

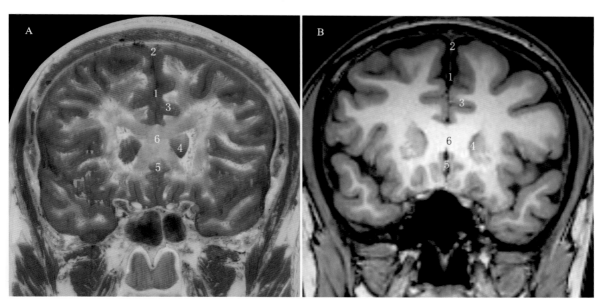

1—大脑镰；2—上矢状窦；3—扣带回；4—侧脑室前角；5—大脑前动脉；6—胼胝体膝

图 1-3-4 经胼胝体膝层面

A. 标本图像；B. MRI T$_1$WI 图像

胼胝体膝，两侧可见额内侧回、扣带沟、扣带回和大脑前动脉。于大脑半球外侧面从上而下可见额上回、额中回和中央前回。颞叶外侧面分别可见颞上回、颞上沟和颞中回。透明隔位于胼胝体下方，两侧可见三角形的侧脑室前角，侧脑室前角上壁及外侧壁上部被胼胝体纤维包绕，外侧壁下部和部分下壁为尾状核头，下壁的内侧为胼胝体嘴，内侧壁为透明隔。胼胝体嘴下方大脑纵裂内可见大脑前动脉走行。外侧沟分隔额叶与颞叶，形态较宽阔，其内可见大脑中动脉及其分支走行；外侧沟内侧为前床突。视神经走行于前床突内侧和额叶直回的下方，于前床突之间可见海绵窦内的颈内动脉穿行（图 1-3-5）。颈内动脉外下方可见展神经穿过。海绵窦外侧壁由上至下可见动眼神经、

Note

滑车神经、眼神经和上颌神经通过。

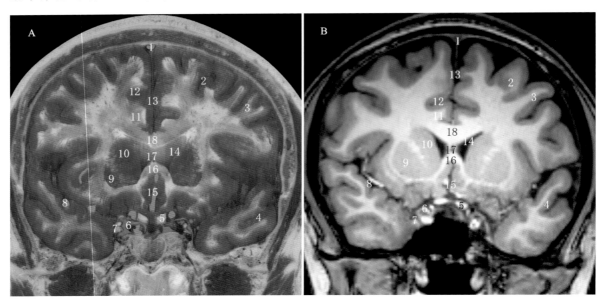

1—上矢状窦；2—额上回；3—额中回；4—颞叶；5—视神经；6—海绵窦及颈内动脉；7—前床突；
8—外侧裂及其内的大脑中动脉；9—豆状核；10—尾状核头；11—扣带回；12—扣带沟；13—大脑镰；14—侧脑室前角；
15—大脑前动脉；16—胼胝体嘴；17—透明隔；18—胼胝体膝

图 1-3-5　经前床突层面
A. 标本图像；B. MRI T₁WI 图像

6. 经视交叉层面　关键结构：垂体，岛叶，胼胝体干，尾状核头，内囊，豆状核头，海绵窦，视交叉，屏状核（图 1-3-6）。

正中可见大脑镰分隔两侧大脑半球，大脑镰上端为上矢状窦，下端两侧旁可见大脑前动脉、扣带回、扣带沟及额内侧回。大脑半球外侧面从上到下为额上回、额中回、中央前回和中央后回，外侧沟内可见大脑中动脉穿行。颞叶可分为颞上回、颞中回、颞下回。侧脑室前角位于透明隔两侧，呈三角形，上方为胼胝体，下方为伏隔核，内侧壁自上而下为透明隔、隔核；外侧壁由尾状核头和豆状核壳组成，尾状核头和豆状核壳之间可见内囊。屏状核为豆状核壳与岛叶之间的白质。鞍上池位于视交叉和蝶鞍之间，内有颈内动脉前床突上段，其向前、外分别发出大脑前动脉及大脑中动脉。垂体位于蝶鞍上方的垂体窝内，颈内动脉海绵窦段走行于蝶鞍两侧的海绵窦内。颈内动脉海绵窦段的外侧可见展神经和三叉神经节，由三叉神经节发出下颌神经向下走行经卵圆孔出颅。海绵窦外侧壁从上到下分别有动眼神经、滑车神经、眼神经和上颌神经通过。

7. 经颞下颌关节层面　关键结构：胼胝体，尾状核，内囊，豆状核，屏状核，颈内动脉，基底动脉，海马，海马旁回，大脑中动脉，侧脑室中央部和第三脑室，视束，透明隔（图 1-3-7）。

大脑半球外、内侧面与前一层面相似。颞叶底面可见枕颞外侧回、枕颞内侧回以及海马旁回、钩。侧脑室下角及底面可见海马。侧脑室中央部位于胼胝体下方和透明隔两侧，呈三角形，其顶壁为胼胝体，下壁为背侧丘脑和穹窿柱，内侧壁为透明隔，外侧壁为尾状核体。双侧背侧丘脑之间的纵行裂隙为第三脑室，其双侧、穹窿柱与背侧丘脑之间可见室间孔。背侧丘脑外侧和尾状核体的外下方可见豆状核，呈楔形，其外侧 1/3 为豆状核壳，内 2/3 为苍白球。内囊前肢位于尾状核体和豆状核之间，由内下向外上走行。豆状核壳与岛叶皮质之间由内向外依次为外囊、屏状核和最外囊的断面。外侧沟内可见大脑中动脉穿行。颞叶与背侧丘脑之间为视束。双侧颞叶之间可见脑桥基底部，上方有大脑后动脉和动眼神经经过，下方可见基底动脉及小脑下前动脉经过。小脑幕分隔脑桥与海马旁回。枕骨基底部的外侧为颞骨岩部，内侧为颈动脉管，外侧有颞下颌关节窝，窝内可见颞下颌关节盘、下颌头和颞下颌关节间隙。颞骨岩部的硬脑膜下方为三叉神经节。

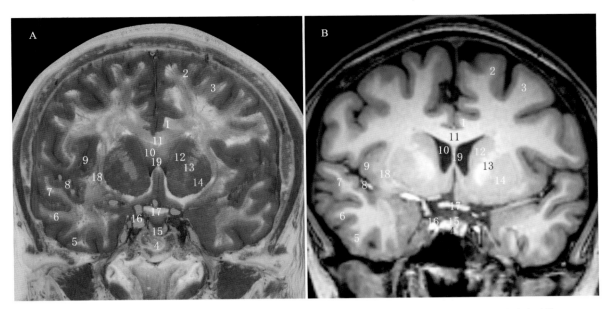

1—扣带回；2—额上回；3—额中回；4—蝶鞍；5—颞下回；6—颞中回；7—颞上回；8—外侧沟及其内的大脑中动脉；
9—岛叶；10—侧脑室前角；11—胼胝体干；12—尾状核头；13—内囊；14—豆状核；15—垂体；
16—海绵窦及颈内动脉；17—视交叉；18—屏状核；19—透明隔

图 1-3-6　经视交叉层面

A. 标本图像；B. MRI T$_1$WI 图像

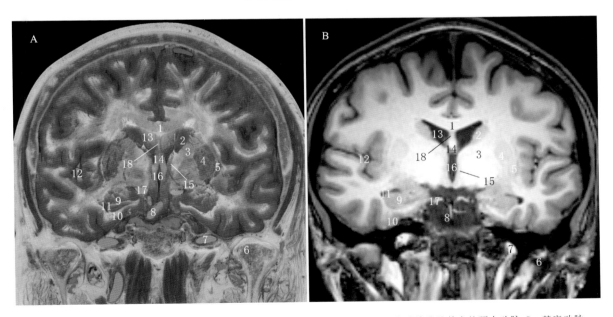

1—胼胝体；2—尾状核体；3—内囊；4—豆状核；5—屏状核；6—颞下颌关节；7—颈内动脉孔及其内的颈内动脉；8—基底动脉；
9—海马；10—海马旁回；11—侧脑室下角；12—外侧沟及其内的大脑中动脉；13—侧脑室中央部；14—穹窿柱；
15—背侧丘脑；16—第三脑室；17—视束；18—透明隔

图 1-3-7　经颞下颌关节层面

A. 标本图像；B. MRI T$_1$WI 图像

8. 经红核和黑质层面　关键结构：豆状核，三叉神经，脑桥，海马旁回，海马，尾状核，红核，黑质，大脑脚，第三脑室（图 1-3-8）。

大脑镰位于大脑纵裂内，其上端连于上矢状窦，下端达胼胝体，胼胝体上方可见大脑前动脉分支穿行。透明隔双侧可见侧脑室中央部，侧脑室中央部顶壁为胼胝体，下壁为背侧丘脑，内侧壁为

Note

透明隔和穹窿,外侧壁为尾状核体。大脑镰双侧顶部脑回为中央旁小叶,往下可见扣带沟及扣带回。大脑半球外侧面中份可见接近水平走行的较深的外侧沟,其内有大脑中动脉分支走行,以外侧沟为界分隔上方额顶叶与下方颞叶。大脑半球外侧面自上而下分别为中央前回、中央后回、顶上小叶和顶下小叶缘上回。颞叶外侧面自上而下为颞上回、颞中回和颞下回,颞上回伸向外侧沟的部分为颞横回。颞叶底面自外而内可见枕颞外侧回、枕颞内侧回和海马旁回等。在海马旁回上方可见狭窄腔隙状的侧脑室下角,其底壁为海马,与海马旁回相续。脑桥与海马旁回之间可见大脑后动脉。透明隔的上端与胼胝体相连,下端连于穹窿体,再下方为第三脑室,呈上窄下宽的裂隙状。第三脑室双侧壁可见背侧丘脑,其下方有红核和黑质,底丘脑核位于红核的外上方。尾状核和背侧丘脑外侧可见内囊,豆状核位于内囊外侧,其结构与前一断层基本相同。双侧小脑幕下方为脑桥和延髓。脑桥基底部与小脑中脚连接处可见三叉神经根发出。脑桥内可见锥体束,呈倒锥形,其向下进入延髓的锥体。脑桥向下与延髓相续,其前方的中线两侧可见椎动脉。脑桥小脑角池内可见面神经、前庭蜗神经和迷路动脉向外侧穿入内耳门。

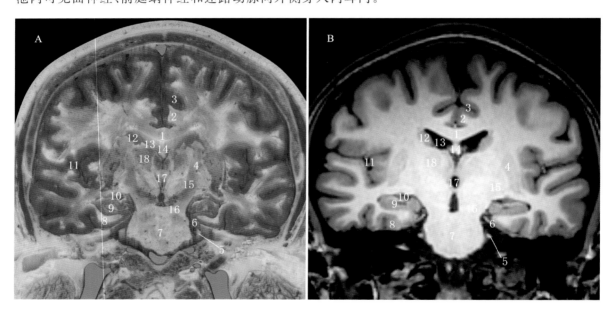

1—胼胝体;2—扣带回;3—扣带沟;4—豆状核;5—三叉神经;6—小脑幕;7—脑桥;8—海马旁回;9—海马;10—侧脑室下角;
11—外侧裂;12—尾状核体;13—侧脑室中央部;14—透明隔和穹窿;15—红核和黑质;16—大脑脚;17—第三脑室;18—背侧丘脑

图 1-3-8　经红核和黑质层面
A. 标本图像;B. MRI T$_1$WI 图像

9. 经小脑中脚层面　关键结构:延髓,环池,第三脑室,大脑脚,小脑中脚(图 1-3-9)。

大脑半球的外侧面、底面和大脑纵裂内的结构与前一层面相似。透明隔腔位于两侧透明隔之间,多呈小裂隙状或显示不清;穹窿体位于透明隔下端两侧,下方为第三脑室。第三脑室下方可见中脑的大脑脚,其两侧的腔隙为环池,环池内有大脑后动脉及其分支走行。大脑脚上端的两侧和背侧丘脑外下方可见两个椭圆形的灰质团块,自内向外分别为内侧膝状体和外侧膝状体。环池两侧和小脑幕切迹上方有海马旁回的断面。胼胝体下方、透明隔两侧可见侧脑室中央部,呈长方形,其顶壁为胼胝体,下壁为背侧丘脑和穹窿体,内侧壁为透明隔,外侧壁为尾状核体。尾状核和背侧丘脑外侧可见内囊。侧脑室体下角的顶壁内有与海马相对应的灰质区,称为尾状核尾。小脑幕起自颞骨岩部,自外下向内上走行,其内上缘靠近大脑脚,形成小脑幕切迹;小脑幕分隔海马旁回与小脑,其下可见脑桥、延髓和小脑。小脑中脚如翼状向后外侧伸向小脑半球。延髓向下移行与脊髓相续,椎动脉位于延髓两侧,枕骨大孔围绕于延髓与脊髓的交界处。

10. 经松果体层面　关键结构:中央旁小叶,顶上小叶,胼胝体压部,脉络丛,松果体,小脑扁桃

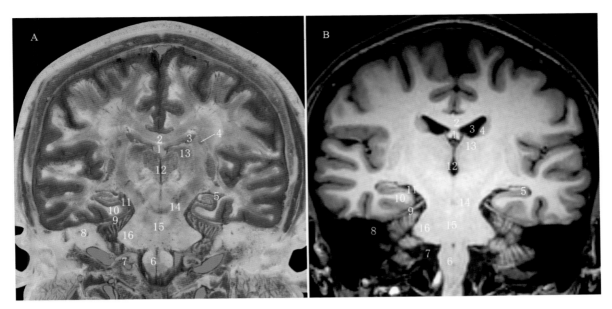

1—穹窿体；2—胼胝体；3—侧脑室中央部；4—尾状核体；5—侧脑室下角；6—延髓；7—枕骨；8—颞骨岩部；9—小脑幕；
10—海马旁回；11—环池；12—第三脑室；13—背侧丘脑；14—大脑脚；15—脑桥；16—小脑中脚

图 1-3-9 经小脑中脚层面
A. 标本图像；B. MRI T$_1$WI 图像

体（图 1-3-10）。

　　大脑镰位于大脑纵裂内，上端连于上矢状窦，上矢状窦两侧可见外侧陷窝。大脑半球内侧面自下而上为扣带回、扣带沟和中央旁小叶后部，外侧面自上而下为中央后回、顶上小叶、缘上回和外侧沟。颞叶位于外侧沟下方，外侧面自上而下分别为颞上回、颞中回和颞下回，底面自外侧向内侧分别为枕颞外侧回、枕颞内侧回和海马旁回。大脑镰下方可见较宽厚的胼胝体压部。胼胝体两侧可见侧脑室三角区，其近底壁处有侧脑室脉络丛，三角区向外下方移行为侧脑室下角。胼胝体压部下方可见松果体，松果体周围为大脑大静脉池，与下方的四叠体池相延续。小脑幕下可见小脑半球、小脑蚓和第四脑室。延髓位于第四脑室下方，其后外侧可见邻近枕骨大孔的小脑扁桃体。枕骨大孔内脊髓两侧可见椎动脉走行，枕骨大孔外侧有圆形的颈静脉窝，外上方有乙状窦的断面。

　　11. 经齿状核层面　关键结构：下矢状窦，胼胝体压部，顶上小叶，缘上回，侧脑室后角，横窦，乙状窦，小脑蚓，齿状核，小脑扁桃体（图 1-3-11）。

　　大脑镰位置与前一层面相同，其上端连于上矢状窦及外侧陷窝，下端连于下矢状窦；胼胝体压部位于大脑镰下方，较前一断层变薄。大脑半球内侧面自下而上可见扣带回、扣带沟、顶下沟和楔前叶，上外侧面自上而下可见中央后回、顶上小叶、顶下小叶（缘上回）和颞叶后部的颞中回、颞下回。胼胝体压部的两侧可见卵圆形的侧脑室后角；胼胝体压部的下方有大脑大静脉、大脑后动脉和小脑上动脉走行。海马旁回紧贴小脑幕上方，靠近小脑幕切迹边缘和大脑大静脉。左、右侧小脑幕向上汇合成伞状，两侧与横窦及乙状窦相连。伞部顶端下方为小脑蚓，两侧为小脑幕切迹，上方与胼胝体压部之间有大脑大静脉池。小脑蚓连接两侧小脑半球，小脑半球髓质内可见齿状核，表现为锯齿状的灰质围成的囊袋状结构，开口于小脑蚓。小脑蚓两侧有突向下方的小脑扁桃体，靠近枕骨大孔的边缘。

　　12. 经禽距层面　关键结构：禽距，小脑蚓，横窦，距状沟，侧脑室后角（图 1-3-12）。

　　大脑纵裂内有大脑镰，大脑镰的上、下端分别与上矢状窦、小脑幕相连。大脑半球内侧面可见横行的距状沟，分隔上方的楔叶和下方的舌回；楔叶上方为顶枕沟和楔前叶。侧脑室后角位于距

Note

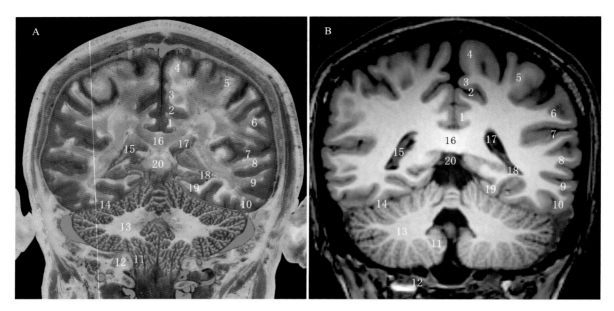

1—扣带回;2—扣带沟;3—中央旁小叶;4—中央后回;5—顶上小叶;6—缘上回;7—外侧沟;8—颞上回;9—颞中回;
10—颞下回;11—小脑扁桃体;12—枕骨;13—小脑半球;14—小脑幕;15—脉络丛;16—胼胝体压部;
17—侧脑室三角区;18—侧脑室下角;19—海马旁回;20—松果体

图 1-3-10 经松果体层面
A. 标本图像;B. MRI T$_1$WI 图像

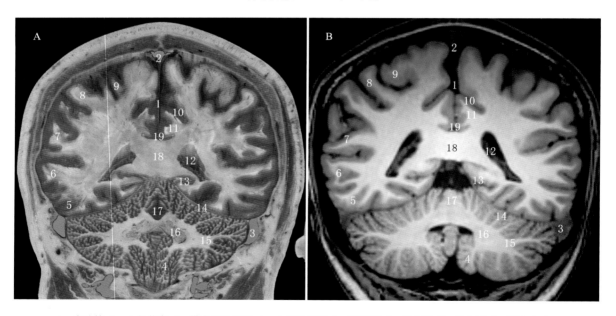

1—大脑镰;2—上矢状窦;3—横窦和乙状窦;4—小脑扁桃体;5—颞下回;6—颞中回;7—缘上回;8—顶上小叶;
9—中央后回;10—扣带沟;11—扣带回;12—侧脑室后角;13—海马旁回;14—小脑幕;15—小脑半球;
16—齿状核;17—小脑蚓;18—胼胝体压部;19—下矢状窦

图 1-3-11 经齿状核层面
A. 标本图像;B. MRI T$_1$WI 图像

状沟末端外侧,围绕于距状沟外侧端可见向侧脑室后角内突起的白质,称为禽距。大脑半球上外侧面自上而下为顶上小叶、顶下小叶的角回、颞中回和颞下回,底面自外侧向内侧为枕颞外侧回、枕颞内侧回和舌回。两侧小脑幕与大脑镰相连,呈"人"字形,连接处为小脑幕顶,内有直窦,向外侧与横窦相连。小脑幕下结构可见两侧的小脑半球和中间的小脑蚓。

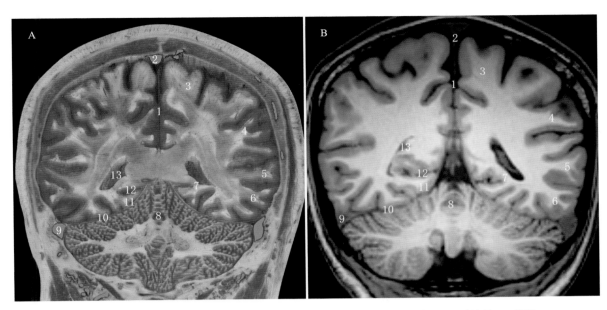

1—大脑镰；2—上矢状窦；3—顶上小叶；4—角回；5—颞中回；6—颞下回；7—禽距；8—小脑蚓；9—横窦；
10—小脑幕；11—舌回；12—距状沟；13—侧脑室后角

图 1-3-12　经禽距层面
A. 标本图像；B. MRI T$_1$WI 图像

13. 经小脑镰层面　关键结构：角回，顶上小叶，直窦（图 1-3-13）。

大脑纵裂内有正中矢状位的大脑镰，大脑镰上端连于上矢状窦及外侧陷窝，下端连于直窦。大脑内侧面下部可见较深的横行距状沟，其上、下方结构与前一层面相似。舌回的下外侧可见枕颞内侧回和枕颞外侧回。大脑半球上外侧面自上而下为顶上小叶、角回和枕外侧回。小脑幕接近水平位，与大脑镰相连接，其外侧端为三角形的横窦。小脑幕下部主要见小脑半球和小脑镰，小脑镰内有枕窦。

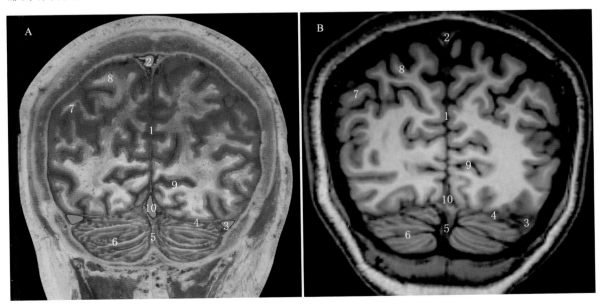

1—大脑镰；2—上矢状窦；3—横窦；4—小脑幕；5—小脑镰；6—小脑半球；7—角回；8—顶上小叶；9—距状沟；10—直窦

图 1-3-13　经小脑镰层面
A. 标本图像；B. MRI T$_1$WI 图像

14.经距状沟中份层面 关键结构:横窦,距状沟(图1-3-14)。

大脑镰上、下端分别连于上矢状窦及小脑幕。大脑半球内侧面的中部可见横行的距状沟,距状沟下方为舌回,上方为楔叶。大脑半球上外侧面主要为枕外侧回。小脑幕下方仅有小部分的小脑半球,由枕内嵴分隔两侧小脑半球。小脑半球外上方可见横窦。

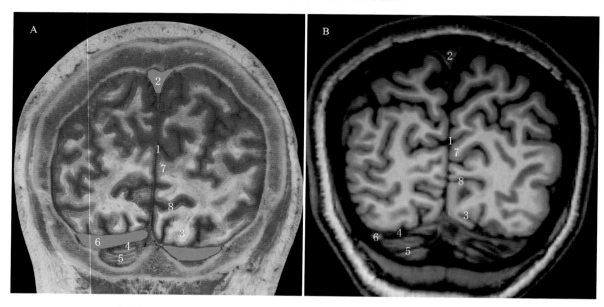

1—大脑镰;2—上矢状窦;3—舌回;4—小脑幕;5—小脑半球;6—横窦;7—楔叶;8—距状沟

图1-3-14 经距状沟中份层面
A.标本图像;B.MRI T₁WI图像

二、病例讨论

患者,女性,37岁,因溢乳、闭经、双侧视力减退3月余就诊。血清学检查显示泌乳素明显增高,其垂体MRI增强扫描冠状位(箭头为病灶)如图1-3-15。

(1)患者最可能的诊断是什么疾病?

(2)患者出现溢乳、闭经的原因最可能是什么?

(3)患者出现双侧视力减退的原因最可能是什么?

病例讨论
答案

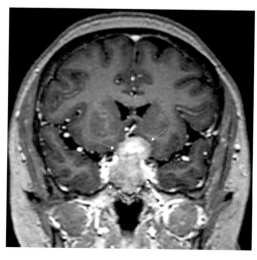

图1-3-15 患者垂体MRI图像

【思考题】

一、名词解释

（1）脑桥小脑三角：

（2）第四脑室：

（3）纹状体：

二、简答题

（1）简述大脑主要脑叶的名称及分界。

（2）简述内囊的位置及分部。

三、填图题

请指出下图标记的结构名词。

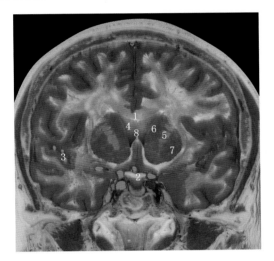

1. ＿＿＿＿＿＿＿　2. ＿＿＿＿＿＿＿　3. ＿＿＿＿＿＿＿

4. ＿＿＿＿＿＿＿　5. ＿＿＿＿＿＿＿　6. ＿＿＿＿＿＿＿

7. ＿＿＿＿＿＿＿　8. ＿＿＿＿＿＿＿

（胡培铅）

实验四　颌面部连续横断层解剖

【学习目标】

（1）知识目标：掌握颌面部重要结构及血管、神经、肌肉在断层的形态、位置、毗邻，以及分泌腺管道的走行、开口部位；查看眶腔、鼻腔、口腔、翼腭窝的围成及结构；查看鼻旁窦即额窦、蝶窦、筛窦和上颌窦的位置、形态及开口部位；查看咬肌间隙、翼下颌间隙、颞下间隙、翼腭间隙和舌下间隙的位置、境界、交通及内部结构。

（2）能力目标：培养自主学习能力，敏锐的观察能力，规范描述（语言和手绘）正常结构的能力，以及解剖知识与临床实践相联系的思维能力。

（3）素质目标：通过对颌面部连续横断层标本、影像图以及相关病例的学习，培养理论联系实际的学习习惯，树立比较鉴别、严谨求实的科学精神。

【实验准备】

（1）头颈部血管、神经、肌肉、消化腺标本，颌面部矢状切面及冠状切面标本，视器、前庭蜗器、脑及颅骨、颈椎、舌、咽、喉的游离标本。

（2）颌面部连续横断层标本。

（3）颌面部 CT 及 MRI 图像。

（4）数字人虚拟教学软件。

（5）结合理论课内容，对照颌面部标本、CT 及 MRI 图像，分组对颌面部断层标本进行观察。

【实验内容】

一、颌面部的整体观

（1）观察、辨认眶腔的围成及眶腔内的眼球、眼球外肌、视神经等的位置、形态。

（2）观察眶腔通道即视神经管、眶上裂、眶下裂、眶下管和鼻泪管的位置、走行及毗邻结构。

（3）观察翼腭间隙的位置、形态、交通及内部结构。

（4）观察鼻腔、口腔的围成及结构，鼻旁窦的形态及开口部位。

（5）观察腮腺、下颌下腺和舌下腺的位置、形态、毗邻结构及管道的走行、开口部位。

（6）查看腮腺咬肌区的位置及内部器官结构，辨认构成"腮腺床"的结构。

（7）辨认翼内肌、翼外肌、下颌神经的分支、上颌动脉的分支及翼静脉丛。

二、颌面部连续横断层观察

通过颌面部连续横断层标本和 MRI、CT 的影像图，并结合数字人虚拟教学软件观察颌面部主要结构在断层的变化规律。

1. 上直肌和上斜肌层面　关键结构：上直肌，上斜肌，额窦。

筛骨上方正中为鸡冠，鸡冠前方两侧为额窦。眶腔内可见眼球、上斜肌、上直肌、泪腺和眶脂体，眶外侧壁的后外侧是颞窝内的颞肌。颅腔内可见额叶、颞叶、枕叶、中脑、小脑、小脑幕、中脑水管、大脑中动脉等（图 1-4-1）。

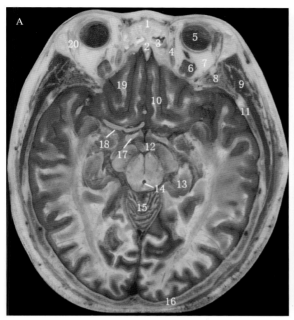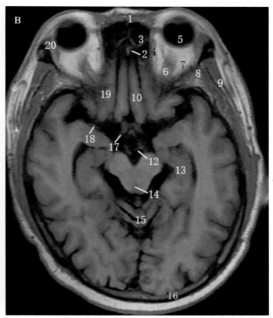

1—额骨；2—鸡冠；3—额窦；4—上斜肌；5—眼球；6—上直肌；7—眶脂体；8—蝶骨；9—颞肌；10—直回；11—颞骨；
12—乳头体；13—海马；14—中脑水管；15—小脑蚓；16—枕骨；17—视束；18—大脑中动脉；19—眶回；20—泪腺

图 1-4-1　上直肌和上斜肌层面
A. 标本图像；B. MRI T₁WI 图像

2. 视神经和视交叉层面　关键结构：视神经，视交叉，眼球，筛窦（图 1-4-2）。

眼球及视神经两侧可见内、外直肌切面，左、右视神经由视神经管入颅形成视交叉，视交叉与鞍背之间有漏斗，再向后为灰结节、乳头体、中脑、小脑和呈"Y"形的小脑幕及大脑镰。颞叶形如相邻的一对"肾"，环绕于小脑及中脑两侧。

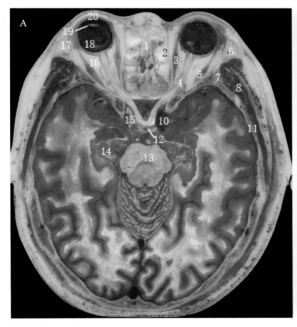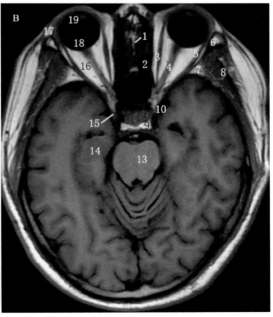

1—筛骨垂直板；2—筛窦；3—内直肌；4—视神经；5—外直肌；6—颧骨；7—蝶骨；8—颞肌；9—视交叉；10—海绵窦；
11—颞骨；12—漏斗；13—中脑；14—海马；15—颈内动脉；16—眶脂体；17—泪腺；18—眼球；19—晶状体；20—角膜

图 1-4-2　视神经和视交叉层面
A. 标本图像；B. MRI T₁WI 图像

3. 海绵窦层面　关键结构:海绵窦,筛窦,蝶窦,颞骨(图1-4-3)。

鼻中隔居前份中央,其两侧的窄隙为鼻腔上部,两侧可见成群的筛小房。眶内可见内直肌、外直肌、眼球、泪腺和眶脂体。蝶骨体位于断层前份中央,其内的室腔为蝶窦,两侧的室腔为海绵窦。脑桥位于断层的中央,基底部宽阔,基底沟内有基底动脉走行。小脑呈扇状位于脑桥背侧。

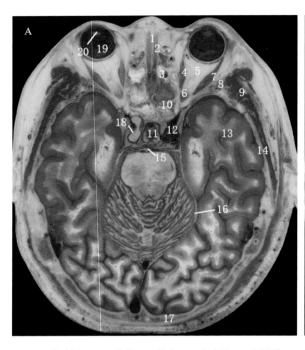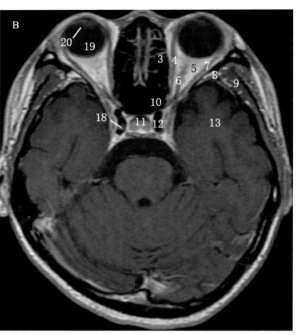

1—鼻中隔;2—上鼻道;3—筛窦;4—内直肌;5—眶脂体;6—下直肌;7—外直肌;8—蝶骨;9—颞肌;10—蝶窦;11—垂体;
12—海绵窦;13—颞叶;14—颞骨;15—基底动脉;16—小脑幕;17—枕骨;18—颈内动脉;19—眼球;20—晶状体

图1-4-3　海绵窦层面

A.标本图像;B.MRI T$_1$WI图像

4. 下颌头层面　关键结构:髁突,鼻腔,颅底。

鼻腔位于断层的前部中份,正中为鼻中隔,从后往前由犁骨、筛骨的垂直板、鼻中隔软骨三部分构成,于鼻中隔两侧可见中鼻甲和上颌窦。颧弓与蝶骨大翼之间为颞下窝,其内可见颞肌及翼外肌。翼腭窝在颌面部深层,位于上颌骨后壁、蝶骨大翼的颞下面及翼突与腭骨垂直板之间,为一狭长的不规则形间隙,其内主要有上颌神经、翼腭神经节、上颌动脉第三段及其分支。翼腭窝交通广泛,向前经眶下裂通眼眶,向内经蝶腭孔通鼻腔,向外经翼上颌裂通颞下窝,向下经腭大孔通口腔,向后上经圆孔通颅中窝。断层中份,有下颌头(图1-4-4)、破裂孔等结构。下颌关节的内侧有脑膜中动脉的断面。由外向内可见乳突小房、颈静脉孔、面神经管、颈动脉管。小脑占据颅后窝,小脑与脑桥之间为第四脑室。

5. 枕骨大孔上方层面　关键结构:颈静脉孔,鼻咽,咽旁间隙。

该层面的中心为鼻咽,鼻咽的前方借鼻后孔与鼻腔相通,后方为咽隐窝。咽隐窝的后外侧为咽旁间隙,该间隙位于翼内肌、腮腺深叶与咽侧壁之间,其内有颈内动、静脉及第Ⅸ～Ⅺ对脑神经和颈外侧上深淋巴结。在上颌骨的后外侧与颞肌及下颌支上份之间为颞下间隙,其内有翼丛、上颌动脉及其分支和上颌、下颌神经的分支通过。断层接近枕骨大孔,可见延髓、第四脑室、小脑扁桃体和蚓垂。颈静脉孔出现,孔内有颈内静脉(图1-4-5)及第Ⅸ～Ⅺ对脑神经通过。

6. 寰枢关节层面　关键结构:寰枢关节,腮腺,咬肌间隙。

此层面前部中份为固有口腔,前、外侧上颌骨整体呈"马蹄形",后方为腭腺、腭垂和口咽。两

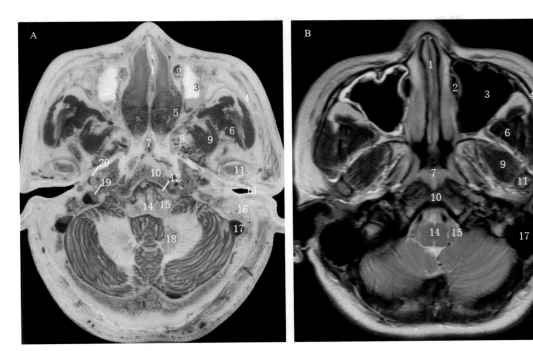

1—鼻中隔;2—鼻泪管;3—上颌窦;4—颧弓;5—中鼻道;6—颞肌;7—犁骨;8—蝶骨大翼;9—翼外肌;10—枕骨;11—下颌头;
12—椎动脉;13—外耳道;14—椎体;15—小脑下脚;16—乳突小房;17—乙状窦;18—齿状核;19—颈内静脉;20—颈内动脉

图 1-4-4 下颌头层面

A. 标本图像;B. MRI T₁WI 图像

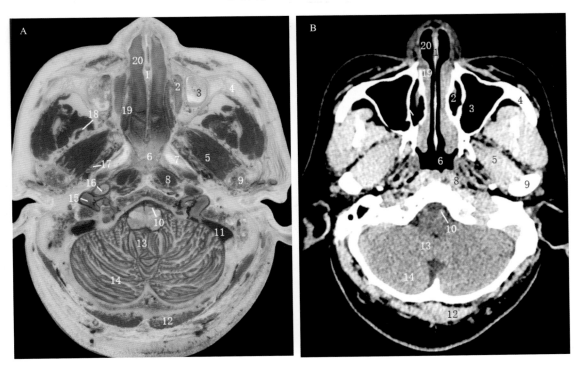

1—鼻中隔;2—下鼻道;3—上颌窦;4—颧骨;5—翼外肌;6—鼻咽;7—咽鼓管软骨;8—头长肌;9—下颌颈;10—椎动脉;
11—乙状窦;12—头半棘肌;13—小脑扁桃体;14—小脑半球;15—颈内静脉;16—颈内动脉;
17—下颌神经;18—上颌动脉;19—下鼻甲;20—鼻腔

图 1-4-5 枕骨大孔上方层面

A. 标本图像;B. CT 图像

下颌支呈"八"字形,为此层面的重要识别标志,其外侧是咬肌间隙,该间隙前界为咬肌前缘,后界为下颌支后缘及腮腺(图1-4-6)。下颌支与翼内肌之间为翼下颌间隙,与咬肌间隙经下颌切迹相通,此间隙有舌神经、下牙槽神经和下牙槽动、静脉通过。下颌支后方为腮腺,穿行其内的颈外动脉、下颌后静脉在CT图像上可显影。

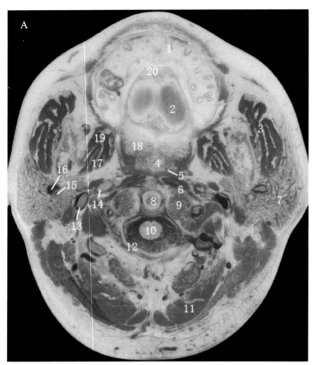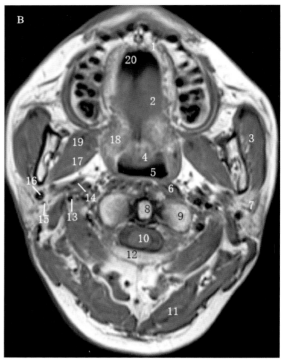

1—上颌骨牙槽突;2—上纵肌;3—咬肌;4—腭垂;5—口咽;6—颈长肌与头长肌;7—腮腺;8—齿突;9—寰椎侧块;
10—脊髓;11—头半棘肌;12—寰椎后弓;13—颈内静脉;14—颈内动脉;15—颈外动脉;
16—下颌后静脉;17—翼内肌;18—腭腺;19—翼外肌;20—固有口腔

图1-4-6 寰枢关节层面
A. 标本图像;B. MRI T₂WI图像

7. 枢椎椎体层面 关键结构:腭扁桃体,腭垂,舌。

口咽的壁由腭咽肌与咽缩肌构成,外覆颊咽筋膜。咽周间隙较宽大,口、咽、喉部的感染可蔓延到此处或向下蔓延至纵隔。枢椎椎体与椎前筋膜之间为椎前间隙。下颌支是此断层的重要骨性标志(图1-4-7),可根据其确认前方的颊肌,后方的腮腺,内侧的翼内肌以及外侧的咬肌。咽旁间隙略呈三角形,茎突咽肌和茎突舌肌将此间隙分为前、后两部分,茎突前间隙较小,富含脂肪和淋巴结,腭扁桃体的感染可扩散至此。茎突后间隙较大,内有颈动脉鞘及其所含内容(颈内动、静脉和迷走神经)、颈交感干、第IX～XII对脑神经。

8. 第3颈椎椎体层面 关键结构:舌,咽,会厌。

此层面可见下颌骨(图1-4-8)完全出现,标志着此层面已经到颌面下部。口腔底的器官有颏舌肌,舌骨舌肌,下颌舌骨肌。下颌骨可见下颌下间隙,其顶由舌骨舌肌和下颌舌骨肌构成,上界为下颌骨下缘,后界为二腹肌后腹,该间隙内有下颌下腺、舌神经、下颌下淋巴结及面动、静脉等。该断层的咬肌、下颌支、翼内肌、腮腺已近下端,几近消失。随断层向下,胸锁乳突肌的位置逐渐前移。

9. 舌骨体层面 关键结构:喉,舌骨,会厌。

此层面可见呈新月形的会厌软骨。据其可确定后方为喉咽。颏舌骨肌以短腱起自颏棘,肌纤

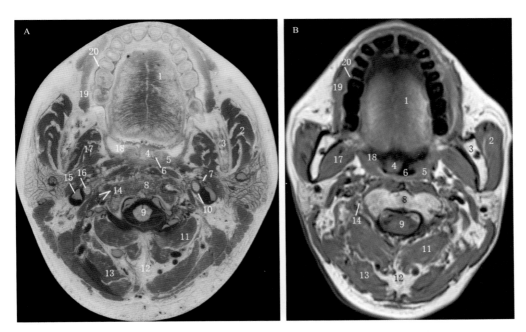

1—舌横肌；2—咬肌；3—下颌支；4—腭垂；5—咽缩肌；6—口咽；7—舌咽神经；8—枢椎椎体；9—脊髓；
10—迷走神经；11—头下斜肌；12—项韧带；13—头半棘肌；14—椎动、静脉；15—颈内静脉；16—颈内动脉；
17—翼内肌；18—腭扁桃体；19—颊肌；20—口腔前庭

图 1-4-7　枢椎椎体层面

A. 标本图像；B. MRI T₂WI 图像

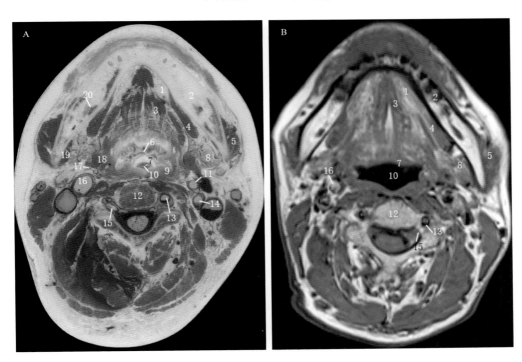

1—舌下腺；2—下颌骨；3—颏舌肌；4—下颌舌骨肌；5—咬肌；6—口咽；7—会厌；8—下颌下腺；9—咽缩肌；
10—喉咽；11—颈外动脉；12—第 3 颈椎椎体；13—椎动脉；14—颈内动脉；15—第 4 颈神经根；16—颈总动脉；
17—舌下神经；18—茎突舌骨肌；19—翼内肌；20—下牙槽神经

图 1-4-8　第 3 颈椎椎体层面

A. 标本图像；B. MRI T₂WI 图像

维向后呈辐射状止于舌骨体,其两侧为下颌舌骨肌(图 1-4-9)。舌下间隙消失,包绕下颌下腺的鞘由封套筋膜形成。舌骨呈弧形,约 80% 的舌骨位于第 4 颈椎或第 4 颈椎椎间盘的高度。舌骨后方为舌会厌正中襞、会厌软骨和喉咽。此层面以下咽外侧间隙消失。

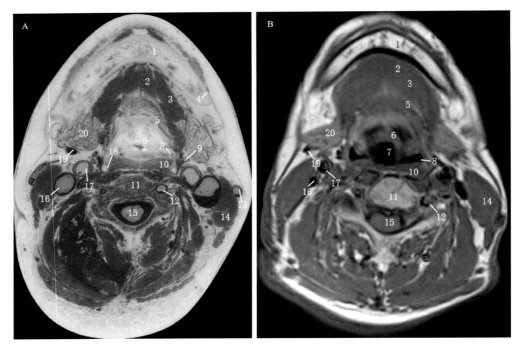

1—下颌体;2—颏舌骨肌;3—下颌舌骨肌;4—颈阔肌;5—舌骨体;6—会厌;7—喉前庭;8—梨状隐窝;
9—甲状腺上动脉;10—咽缩肌;11—第 4 颈椎椎体;12—椎动脉;13—颈外静脉;14—胸锁乳突肌;15—脊髓;
16—颈内静脉;17—颈总动脉;18—甲状软骨上角;19—面静脉;20—下颌下腺

图 1-4-9　舌骨体层面
A. 标本图像;B. MRI T_2WI 图像

三、病例讨论

女性,40 岁,近 1 年内出现渐进性视力障碍,检查显示垂体增大并突出于垂体窝外(图 1-4-10),被诊断为垂体良性肿瘤,需要施行肿瘤切除术。

病例讨论
答案

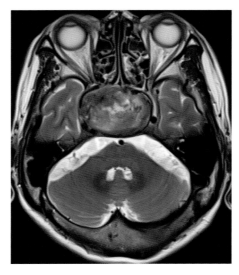

图 1-4-10　患者 MRI 图像

（1）垂体肿瘤患者为什么会出现渐进性视力障碍？

（2）如果垂体肿瘤继续增大，将会进一步影响哪些器官结构？

【思考题】

一、名词解释

（1）危险间隙：

（2）颈动脉鞘：

（3）下颌下三角：

（4）翼腭窝：

（5）腮腺床：

二、简答题

简述眶腔及其结构的横断层的解剖特点。

三、填图题

写出图中所标记的结构名称。

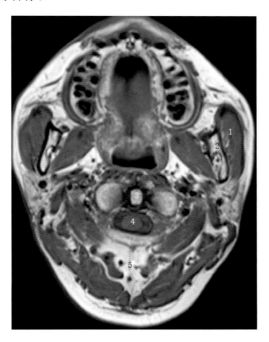

1.　_____　　2.　_____　　3.　_____

4.　_____　　5.　_____

（肖钊明　许广威）

实验五　脑血管、蝶鞍区、脑池的断层影像解剖

【学习目标】

(1)知识目标:掌握颈内动脉的走行、分段及分支,理解脑血管走行的特点;掌握大脑前动脉的走行、分段及分支;掌握大脑中动脉的走行及分段,辨认其分支;掌握椎动脉的走行及分段;掌握基底动脉的走行及分支;掌握大脑后动脉的走行及分段,辨认其分支;掌握大脑动脉环的构成及类型,理解其临床意义;熟悉小脑、间脑、中脑、脑桥和延髓的动脉分布;掌握大脑前动脉、大脑中动脉、大脑后动脉在颅脑横断层上的表现;熟悉各脑池的位置、蝶鞍的毗邻。

(2)能力目标:培养自主学习能力,敏锐的观察能力,规范描述(语言和手绘)正常结构的能力,以及临床实践能力。

(3)素质目标:培养创新科研思维;提升比较鉴别、独立思考的能力;树立严谨求实的科学精神;树立健康服务意识。

【实验准备】

(1)带脑血管的整脑(血管灌注)标本。

(2)带脑血管的颅脑正中矢状切面(血管灌注)标本。

(3)颈深部和颅底(用于观察椎动脉和颈内动脉)标本。

(4)颅脑动脉和静脉的血管造影图像。

(5)颅脑经垂体的横断层标本。

(6)颅脑正中矢状断层 MRI 图像。

(7)数字人虚拟教学软件。

(8)结合理论课内容,对脑血管标本和血管造影图像进行分组观察学习。

【实验内容】

一、脑的动脉

(一)脑的动脉来源及大脑动脉环

观察脑血管的整体标本、模型,结合数字人虚拟教学软件,熟悉颈内动脉、椎-基底动脉和大脑动脉环的三维立体结构。结合脑血管造影图像,辨识大脑动脉环的组成及位置。在血管灌注的脑底标本上,颈内动脉末端向内侧发出大脑前动脉,前交通动脉将两侧的大脑前动脉相连接,颈内动脉末端向后发出交通动脉,与大脑后动脉相吻合。基底动脉末端向外侧延续为左、右大脑后动脉,与后交通动脉吻合后转向后行,由前交通动脉、两侧大脑前动脉、颈内动脉末端、后交通动脉以及大脑后动脉共同吻合成大脑动脉环(图 1-5-1),环绕于脑底部的视交叉和乳头体周围。大脑动脉环的个体差异较大,注意其管径粗细及吻合形式。

(二)颈内动脉系

1.颈内动脉的行程和分支分段　颈内动脉及其分支分布于小脑幕以上和顶枕沟以前的大脑半球。

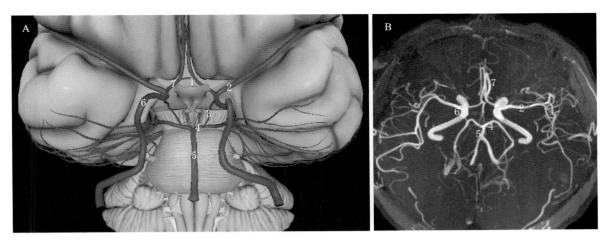

1—前交通动脉;2—大脑中动脉;3—后交通动脉;4—大脑后动脉;5—基底动脉;6—颈内动脉;7—大脑前动脉

图 1-5-1 大脑动脉环

A. 大脑动脉环 3D 图像;B. 大脑动脉环 CT 增强图像

观察血管灌注的颈部标本可见颈内动脉平甲状软骨上缘高度起自颈总动脉,向上达颅底,穿颞骨岩部下方的颈动脉管外口,经颈动脉管及其内口进入颅腔,向前经海绵窦弯向上穿出硬脑膜,发出眼动脉、大脑前动脉、脉络丛前动脉和后交通动脉,终末部分延续为大脑中动脉。以颈动脉管外口为界,颈内动脉分为颅外段和颅内段。颅外段即颈段,没有分支,起始处有颈动脉窦(为压力感受器)。

颅内段在血管造影图像上分为五段(图 1-5-2)。

(1)C5 段:颈动脉管段或岩骨段,在颞骨岩部的颈动脉管内走行。

(2)C4 段:海绵窦段。

(3)C3 段:前膝段。

(4)C2 段:交叉池段或床突上段。

(5)C1 段:后膝段或终段。

在颈内动脉造影的前后位片上,分叉部呈"T"形;在侧位片上,颈内动脉的 C4、C3 和 C2 三段呈"C"形弯曲,称为虹吸部。

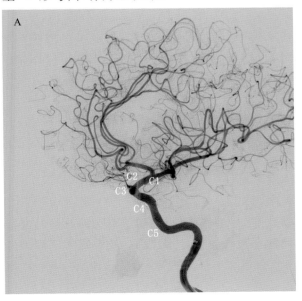

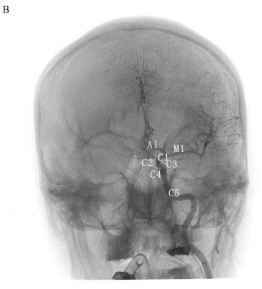

图 1-5-2 颈内动脉造影图像

A. 颈内动脉造影图像(侧位);B. 颈内动脉造影图像(前后位)

2. 大脑前动脉的行程和分支分段　大脑前动脉自颈内动脉发出后水平行向前内,发出分支与对侧吻合形成前交通动脉。大脑前动脉进入大脑纵裂后,沿胼胝体上缘后行至压部上方再转向后上成为楔前动脉至楔前叶。脑血管造影时,大脑前动脉依据其走行可分为水平段、上行段、膝段、胼周段和终段,各段发出皮质支走行于相应的脑沟内(图1-5-3)。

(1)A1段:水平段,位于起始处与前交通动脉之间。该段发出中央支内侧豆纹动脉,经前穿质供应尾状核头和内囊前肢。

(2)A2段:上行段,自前交通动脉到胼胝体膝。该段近端发出内侧豆纹动脉返支(Heubner返动脉),该返支也可发自A1段或前交通动脉。

(3)A3段:膝段。

(4)A4段:胼周段,位于胼胝体沟内,也叫胼周动脉。

(5)A5段:终段,即楔前动脉。

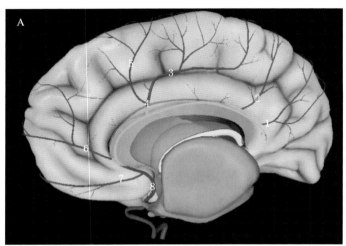
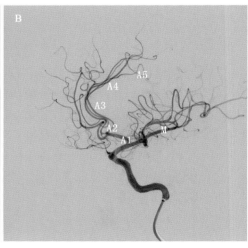

1—楔前动脉;2—中央旁动脉;3—额后内侧动脉;4—胼胝体缘动脉;5—额中间内侧动脉;6—额前内侧动脉;

7—额底内侧动脉;8—大脑前动脉

图1-5-3　大脑半球内侧面的动脉分布

A.大脑半球内侧面的动脉3D图像;B.颈内动脉造影图像

3. 大脑中动脉的行程及分支分段　大脑中动脉为颈内动脉的延续,其向外侧行约3 mm,然后呈"U"形绕过岛叶表面进入大脑半球上外侧面的外侧沟内,至外侧沟末端分叉后延续为角回动脉。大脑中动脉依据其走行分为水平段、岛叶段、侧裂段、分叉段和终段,各段发出皮质支分布于岛叶和大脑半球上外侧面的大部分(图1-5-4)。

(1)M1段:水平段。该段发出的中央支——外侧豆纹动脉分布于基底核内囊区的大部分。

(2)M2段:岛叶段。

(3)M3段:侧裂段。

(4)M4段:分叉段。

(5)M5段:终段,即角回动脉。

4. 颈内动脉其他分支　脉络丛前动脉自颈内动脉C1段发出向后行,于海马旁回及海马旁回钩附近入侧脑室下角形成侧脑室脉络丛。后交通动脉自颈内动脉C1段发出,经蝶鞍和动眼神经上方,水平向后内与大脑后动脉吻合。眼动脉自C3段发起后向前经视神经管进入眶腔,营养视器结构。

（三）椎-基底动脉

椎-基底动脉分布于小脑幕以下的结构和顶枕沟以后的大脑半球。椎动脉发自锁骨下动脉,穿

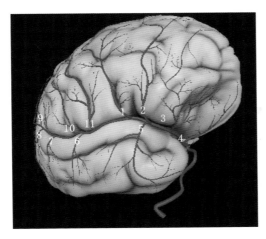

1—中央前沟动脉；2—额前动脉；3—额底外侧动脉；4—大脑中动脉；5—颞前动脉；6—颞中间动脉；

7—颞后动脉；8—角回动脉；9—顶后动脉；10—中央后沟动脉；11—中央沟动脉

图 1-5-4　大脑半球上外侧面动脉的 3D 图像

第 6～1 颈椎的横突孔上行，经枕骨大孔入颅腔内，发出小脑下后动脉、脊髓前动脉、脊髓后动脉和延髓动脉，于延髓脑桥沟处合成基底动脉。基底动脉沿脑桥基底沟上行至脑桥上缘，分为左、右大脑后动脉。基底动脉的重要分支主要包括小脑下前动脉、小脑上动脉、脑桥动脉和迷路动脉（图 1-5-5）。

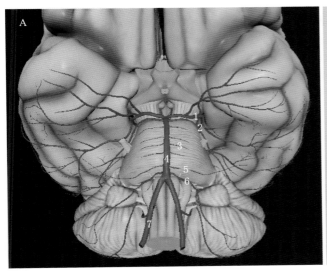
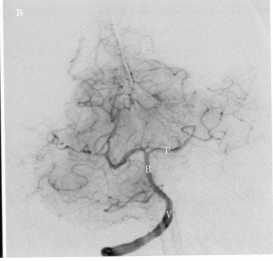

1—大脑后动脉；2—小脑上动脉；3—脑桥动脉；4—基底动脉；5—迷路动脉；6—小脑下前动脉；7—椎动脉；

B—基底动脉；P—大脑后动脉；V—椎动脉

图 1-5-5　椎-基底动脉及其分支

A. 椎-基底动脉及其分支的 3D 图像；B. 椎-基底动脉及其分支的造影图像

1. 椎动脉的行程及分支分段　椎动脉依据其走行分为横突孔段、横段、寰椎段、枕骨大孔段和颅内段。

（1）V1 段：横突孔段，穿第 6～2 颈椎横突孔上升的一段。

（2）V2 段：横段，穿出枢椎横突孔后横行向外的一段。

（3）V3 段：寰椎段，穿寰椎横突孔。

（4）V4 段：枕骨大孔段。

（5）V5 段：颅内段。

2. 大脑后动脉的行程及分支分段 大脑后动脉自基底动脉分出后，绕大脑脚向后跨至小脑幕上方，经海马旁回后端入距状沟，分为距状沟动脉和顶枕动脉。大脑后动脉依据其走行分为水平段、纵行段、颞支段和终段，发分支分布于顶枕沟以后的大脑半球（图 1-5-6）。

（1）P1 段：水平段，绕大脑脚水平向外的一段，自起始处到后交通动脉之间。

（2）P2 段：纵行段。

（3）P3 段：颞支段，为自 P2 段向外发出的颞下动脉。

（4）P4 段：终段，为自 P2 段向上发出的顶枕动脉、距状沟动脉和胼周后动脉。

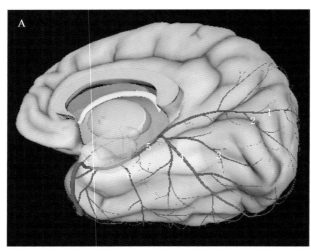
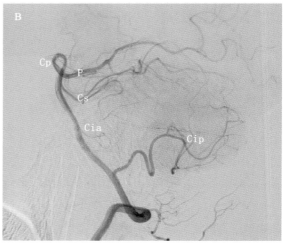

1—顶枕动脉；2—距状沟动脉；3—颞下后动脉；4—颞下中动脉；5—大脑后动脉；6—颞下前动脉；
B—基底动脉；P—大脑后动脉；Cp—后交通动脉；Cs—小脑上动脉；Cia—小脑下前动脉；Cip—小脑下后动脉

图 1-5-6 大脑后动脉的行程及分支
A. 大脑后动脉的 3D 图像；B. 大脑后动脉的造影图像

二、脑的静脉

（一）大脑的静脉

大脑的静脉多不与动脉伴行，分为浅静脉和深静脉。

1. 大脑浅静脉 即大脑外静脉（图 1-5-7）。结合数字人教学软件，在大脑浅静脉模型或标本上观察学习。

（1）大脑上静脉，位于大脑半球上外侧面的上部，有 8～12 条，向上注入上矢状窦。

（2）大脑中浅静脉，走行于外侧沟内，向上经上吻合静脉注入上矢状窦，向下经下吻合静脉注入横窦。

（3）大脑下静脉，位于大脑半球上外侧面的下部和底面，有 1～7 条，向前与大脑上静脉吻合注入上矢状窦，向下与基底静脉等吻合。

2. 大脑深静脉 收集基底核区、深部髓质和脑室旁的静脉血（图 1-5-8）。

（1）大脑内静脉，位于第三脑室中线两侧的脉络丛内，左、右大脑内静脉向后汇合成大脑大静脉。

（2）大脑大静脉，为一条短而粗的静脉干，在胼胝体后部以锐角自前向后注入直窦。

（二）脑干的静脉

脑底静脉环位于大脑底面，大脑前静脉与大脑中深静脉汇合形成基底静脉，两侧基底静脉向后绕环池汇入大脑大静脉。前交通静脉连接左、右大脑前静脉，与两侧基底静脉及大脑大静脉共

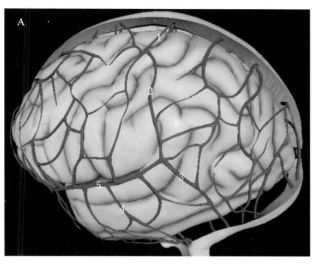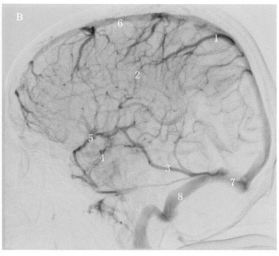

1—大脑上静脉；2—上吻合静脉；3—下吻合静脉；4—大脑下静脉；5—大脑中浅静脉；6—上矢状窦；7—横窦；8—乙状窦

图 1-5-7　大脑外静脉

A.大脑外静脉 3D 图像；B.大脑外静脉造影图像

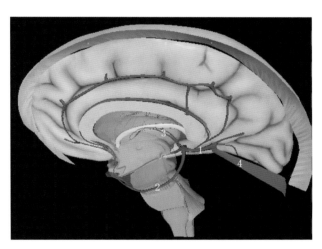

1—大脑大静脉；2—基底静脉；3—大脑内静脉；4—直窦

图 1-5-8　大脑深静脉

同组成脑底静脉环。脑底静脉环被后交通静脉和左、右大脑脚静脉分为前环和后环。脑底静脉环较大脑动脉环偏后，位置深且范围大（图 1-5-9）。

三、脑池

脑池为蛛网膜下隙在脑表面扩大的部分，充满脑脊液，在影像学上有重要意义。脑池相互交通，但无明显界限。重要的脑池包括大脑纵裂池、大脑外侧窝池、帆间池、大脑大静脉池、四叠体池、小脑上池、终板池、鞍上池、小脑延髓池、脑桥小脑角池、延髓池、桥池等（图 1-5-10）。

1. 大脑纵裂池　位于两侧大脑半球之间的大脑纵裂内，内有大脑镰插入，故此池分为左、右两部。其底部延续于胼胝体周池，绕于胼胝体周围，前通终板池，后续于大脑大静脉池。

2. 大脑外侧窝池　位于大脑外侧窝内。在断层上呈横置的"Y"形，主干伸至岛叶表面并分为前、后两支，内侧皮质即为岛叶。池内有大脑中动脉的岛叶段和大脑中深静脉。

3. 帆间池　又称第三脑室上池，位于第三脑室顶上方、穹窿体和穹窿连合的下方。其尖端朝前，两外侧界为穹窿的内侧缘，后界是胼胝体压部，可经胼胝体压部下方通大脑大静脉池。帆间池

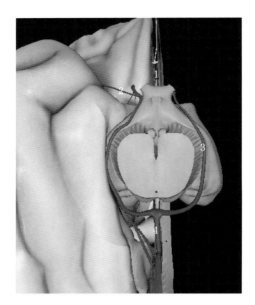

1—大脑前静脉;2—大脑中深静脉;3—基底静脉;4—大脑大静脉

图 1-5-9　脑底静脉环

内有大脑大静脉走行。

帆间池和第三脑室顶在断层上的区别:①帆间池的层面较高,第三脑室顶的层面较低。②帆间池后界是胼胝体压部,两侧是穹窿;第三脑室顶两侧是背侧丘脑,后界是松果体。③帆间池前部与侧脑室前角之间隔以穹窿,第三脑室顶前端可达侧脑室前角。

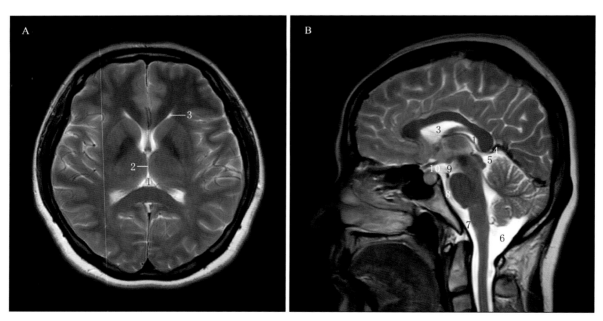

1—帆间池;2—第三脑室;3—侧脑室;4—大脑大静脉池;5—四叠体池;6—小脑延髓池;7—延髓池;8—桥池;9—脚间池;10—交叉池

图 1-5-10　脑池的 MRI 图像

A.颅脑横断层 MRI T_2WI 图像;B.颅脑正中矢状断层 MRI T_2WI 图像

4.大脑大静脉池　大脑大静脉池是四叠体池向上的延续,位于第三脑室后方、胼胝体压部后下方、四叠体池和松果体的上方。池内前有松果体,后有大脑大静脉。

5.四叠体池　位于四叠体背面与小脑蚓前缘之间,向上与大脑大静脉池相通。

6. 小脑上池 位于小脑幕下方和小脑上方之间，向前通四叠体池。

7. 鞍上池 是 CT 和 MRI 术语，位于蝶鞍上方，是交叉池、脚间池或桥池前部在轴位扫描时的共同显影。前界是直回或眶腔，后部是脑桥基底部前缘，两侧界是海马旁回钩。池内有视交叉、视束、颈内动脉、垂体柄、乳头体、动眼神经、大脑后动脉水平段等。由于患者体位和扫描层面的不同，CT 片上其形态可呈四角形、五角形和六角形（图 1-5-11）。

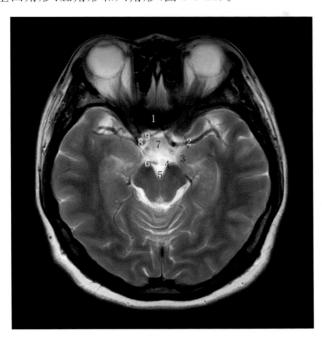

1—蝶窦；2—大脑中动脉；3—海马旁回钩；4—乳头体；5—脚间池；6—大脑后动脉；7—视交叉；8—颈内动脉；9—视神经

图 1-5-11 鞍上池的 MRI 图像

8. 小脑延髓池 又名枕大池，位于小脑半球后下方、延髓背面和枕骨鳞部前下方。它是最大的脑池，第四脑室正中孔开口于此池。

9. 脑桥小脑角池 又名桥池侧突，为桥池向外侧的延续。其前外侧界为颞骨岩部的后内侧壁，后界为小脑中脚和小脑半球，内侧界为脑桥基底部或延髓上外侧部。第四脑室外侧孔开口于此池，面神经和前庭蜗神经经此池入内耳道，小脑下前动脉和迷路动脉也越过此池。蜗神经瘤可使脑桥小脑角池内出现肿块影并伴有内耳门、内耳道扩大或形态改变等。

四、蝶鞍区的断层解剖学特点

蝶鞍区是指颅中窝中央部的蝶鞍及其周围的区域（图 1-5-12）。

海绵窦为分布于蝶鞍与蝶窦两侧的硬脑膜海绵窦。特点：①海绵窦有许多纤维将其腔隙分隔成许多相互交通的小腔，使之状如海绵而得名，血液流动缓慢。②有许多重要的结构通过。海绵窦内有颈内动脉、展神经通过；海绵窦外侧壁有动眼神经、滑车神经、眼神经、上颌神经通过。其中，动眼神经、滑车神经、眼神经、展神经通过眶上裂进入眶腔，上颌神经通过圆孔进入翼腭窝，再通过眶下裂进入眶下壁。

五、病例讨论

患者，男性，65 岁，急诊入院，血压 180/110 mmHg，头颅 CT 如图 1-5-13 所示：左侧基底节区椭圆形高密度影，边界清楚。查体：右侧鼻唇沟浅，发笑时口角歪向左侧。右侧舌肌瘫痪，伸舌时舌尖偏向右侧，无舌肌萎缩。右侧肢体肌力 0 级，左侧肢体肌力 5 级，右侧肢体及面部针刺感觉减弱，左侧针刺感觉正常。初步诊断：内囊出血。

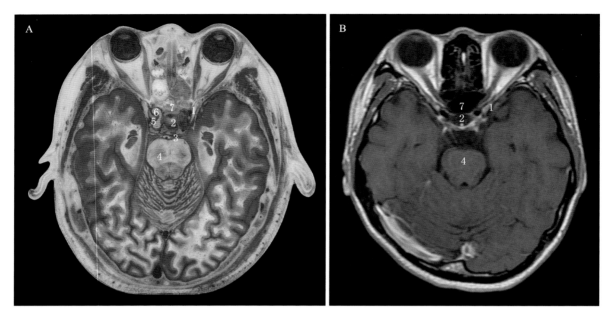

1—眼神经;2—垂体;3—基底动脉;4—脑桥;5—海绵窦;6—颈内动脉;7—蝶窦

图 1-5-12　蝶鞍区的横断层图像

A.蝶鞍区的横断层标本图像;B.蝶鞍区的 MRI 图像

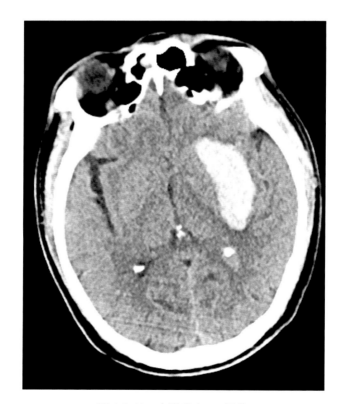

图 1-5-13　内囊出血 CT 图像

(1)简述病变位置,描述该平面出现的主要结构。

(2)该区域的供血动脉有哪些? 最易发生出血的动脉是哪条?

思考题答案

在线答题

【思考题】

一、名词解释

(1)脑底静脉环：

(2)外侧豆纹动脉：

二、简答题

(1)简述脑的动脉供应特点。

(2)简述大脑中动脉的行程、分段和分支分布。

（王小洪）

第二章　颈　　部

【学习目标】

(1)知识目标:掌握颈部器官结构的配布规律、横断层的分段方法及断层解剖特点;颈筋膜间隙的位置、境界及横断层表现;会厌谷和梨状隐窝的位置、形态及临床意义;喉软骨及其连结的断层、CT、MRI表现;喉腔的分部和喉内间隙的位置及断层、CT、MRI表现;颈动脉鞘的位置、结构排列关系及横断层表现。熟悉颈筋膜的配布;颈根部的范围及结构;咽的位置、分部及横断层表现;甲状腺的位置、形态及断层、CT、MRI表现。了解颈根部的横断层解剖特点;颈部器官结构的常见变异。

(2)能力目标:培养对颈部结构断层解剖特征的敏锐观察能力、规范的描述能力,以及空间方位辨别能力。

(3)素质目标:把颈部的断层解剖结构与CT和MRI图像相结合,培养以临床应用为导向的思维方式;以比较和鉴别为基础,树立严谨求实的阅片意识。

【实验准备】

(1)喉的整体观、正中矢状切面、冠状切面离体标本。

(2)喉软骨及其连结模型。

(3)暴露颈部甲状腺、颈内动脉、颈总动脉、颈内静脉、迷走神经、颈外侧深淋巴结的标本和模型。

(4)暴露颈部深层肌肉(包括头长肌、颈长肌、颈外侧群的胸锁乳突肌、前斜角肌、中斜角肌、后斜角肌)、臂丛、锁骨下动脉的标本和模型。

(5)显露颈部浅层结构(包括颈阔肌、颈部筋膜、颈外静脉、颈前静脉和颈外侧浅淋巴结)的标本。

(6)颈部的连续横断层标本,层厚为10 mm。

(7)颈部CT和MRI影像图片或胶片。

(8)数字人虚拟教学软件。

【实验内容】

一、喉的解剖学特征

喉位于第3～6颈椎椎体的前方,咽部的前方,向下续于气管,由甲状软骨、环状软骨、会厌软骨和成对的杓状软骨作为支架,通过环甲关节、环杓关节、弹性圆锥和方形膜等连结方式,在环甲肌等喉肌的作用下,可开大或缩小声门裂,以及紧张或松弛声带。喉腔连通喉咽与气管,由两对黏膜皱襞即前庭襞和声襞,分为喉前庭、喉中间腔和声门下腔。在甲状舌骨膜、甲状软骨和会厌软骨之间有充满疏松结缔组织的区域,以方形膜将该区域分为声门旁间隙和会厌前间隙。声门旁间隙包绕于喉室之外,在横断层和冠状断层上的显示较清晰;会厌前间隙位于甲状舌骨膜与会厌之间,在正中矢状面上的显示较佳。

(1)取喉的整体观标本、模型进行观察,辨认甲状软骨、会厌软骨、杓状软骨、环状软骨之间的位置关系和形态。在同一切面观察时,试想会切到哪种软骨,其形态是什么,并思考其在断层上的连续性变化规律。

(2)取喉的正中矢状位、冠状位标本、模型观察喉腔、声门旁间隙和会厌前间隙的位置,思考前庭襞、声襞与方形膜和弹性圆锥之间的关系,以及它们在喉腔划分中的意义。

二、颈部其他器官的解剖学特征

咽、食管、气管和甲状腺位于颈前部,被颈深筋膜中层包裹为内脏格;颈深肌群、脊柱、臂丛根部和颈交感干等位于颈后部,藏于颈深筋膜深层的后方,为支持格;位于内脏格和支持格之间的左、右侧部,由颈动脉鞘所包裹的颈总动脉(或颈内动脉)、颈内静脉和迷走神经为血管格;斜方肌、胸锁乳突肌和舌骨下肌群共同包裹于颈深筋膜浅层内,为颈部的套状结构。

咽呈上宽下窄、前后略扁的漏斗状,以软腭和会厌上缘为界分为鼻咽、口咽和喉咽。鼻咽部有较深陷的咽隐窝,是鼻咽癌的好发部位;口咽部的舌会厌正中襞两侧的凹陷为会厌谷,是异物的停留处;喉咽较狭窄,其内的深谷为梨状隐窝,是异物易停留的部位。

甲状腺位于喉和气管的两侧,呈"H"形,分为左、右侧叶和峡部,其后内侧邻接喉及气管、咽及食管、喉返神经,后外侧有颈总动脉、颈内静脉和迷走神经等结构。

颈筋膜和筋膜间隙为致密结缔组织,分布于颈部各器官之间,分为浅、中、深层,分隔并包裹骨骼肌、腺体、神经和血管;颈深筋膜包裹颈总动脉(或颈内动脉)、颈内静脉和迷走神经形成颈动脉鞘。颈深筋膜各层之间形成颈筋膜间隙,主要包括气管前间隙、咽后间隙、椎前间隙和咽旁间隙等。

颈根部位于颈部与胸部的交界处,其中心标志是前斜角肌。颈根部的纵行结构主要有颈总动脉、颈内静脉、迷走神经、颈交感干、膈神经和胸导管等,横行结构主要是颈、胸部与上肢之间的神经和血管。

从整体到断层,思考结构在断层上的连续性变化规律,对照横断层标本,在 CT、MRI 图像上找出对应的器官,再按照其位置关系(如内、外、前、后)与标本的结构进行对照观察。注意标本与CT、MRI 图像并不会完全一致。断层标本的观察重点是掌握器官结构的形态、位置及毗邻关系的连续性变化规律,以断层标本的"不变"应 CT、MRI 图像的"万变",为临床影像的定位诊断奠定基础。

三、颈部断层解剖

颈部的横断层以甲状软骨上缘和第 4 颈椎椎体下缘为界分为上、下两部,即上颈部和下颈部。上颈部为甲状软骨上缘和第 4 颈椎椎体下缘以上的层面,主要特征是颈部的前方有颌面部结构;下颈部为甲状软骨上缘和第 4 颈椎椎体下缘以下的层面,主要特征是有喉和甲状腺等重要器官结构。

颈部上部的横断层,选取 4 个主要层面来观察口咽及其周围筋膜间隙和颈动脉鞘内的结构,为临床咽旁间隙病变等的影像定位诊断提供解剖学依据。颈部下部的横断层,选取 4 个主要层面来辨认喉的结构和甲状腺、颈筋膜间隙、颈动脉鞘,为临床喉癌等的影像定位诊断提供形态学基础。下颈部的横断层以环状软骨弓为界可分为上、下两段,环状软骨弓及其以上的层面为上段,主要是喉;环状软骨弓以下的层面为下段,主要有气管、食管、颈动脉鞘和颈根部结构。

1. 经会厌软骨横断层 关键结构:下颌下腺,会厌软骨,喉咽,颈内静脉。

断层自前向后可分为前、中、后部,前部为口腔(或口底)和颌面部结构,中部为喉咽、颈筋膜间隙及其内的结构,后部是脊柱和项区的软组织。断层最前方可见下颌体,下颌下腺位于其后内侧,下颌体与舌骨体间可见下颌舌骨肌。构成喉的会厌软骨最先出现于舌骨层面上,会厌软骨(图 2-1-1)呈倒"U"形,位于舌骨体后方,其与舌骨之间 CT 低密度区为会厌谷。会厌软骨后方为喉前庭,与喉咽相通,喉咽向两侧延伸的深窝为梨状隐窝。胸锁乳突肌位于后部脊柱两侧,其外侧有颈外静脉,内侧有颈内静脉走行,与颈内静脉伴行的是颈内动脉。

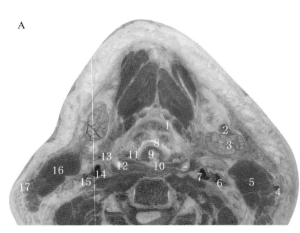
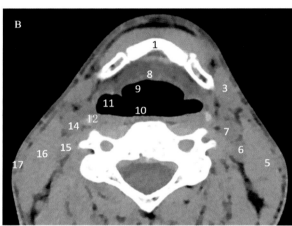

1—舌骨体;2—下颌后静脉前支;3—下颌下腺;4—左颈外静脉;5—左胸锁乳突肌;6—左颈内静脉;7—左颈内动脉;
8—会厌;9—喉前庭;10—喉咽;11—梨状隐窝;12—甲状软骨上角;13—右颈外动脉;14—右颈内动脉;
15—右颈内静脉;16—右胸锁乳突肌;17—右颈外静脉

图 2-1-1 经会厌软骨横断层
A.标本图像;B.CT 图像

2. 经甲状软骨上角横断层 关键结构:会厌前间隙,喉前庭,胸锁乳突肌,颈外静脉,颈内静脉。

此断层中线可见会厌前方为会厌前间隙,会厌后方的喉前庭与喉咽相通,喉咽向两侧延伸形成梨状隐窝,梨状隐窝后方可见甲状软骨上角,正中线后部可见颈椎及其周围肌肉。颈中份外侧可见椭圆形的胸锁乳突肌,其外侧毗邻颈外静脉,其内侧毗邻颈内静脉。颈内动脉位于颈内静脉内侧,与颈内静脉伴行(图 2-1-2)。

3. 经声门裂横断层 关键结构:声门,甲状软骨,杓状软骨,喉咽。

经此断层,中线处狭窄的间隙为声门,其两侧软骨是杓状软骨,连接两侧杓状软骨的为杓横肌,声门后方为喉咽。在颈部前 1/3 处,可见呈倒置"V"形的软骨,为甲状软骨,其内侧为声门旁间隙,外侧可见甲状舌骨肌和胸骨舌骨肌,此层面位于甲状软骨上缘以下(图 2-1-3)。在颈部中份外侧,胸锁乳突肌内侧毗邻颈动脉鞘内的颈内静脉和颈总动脉,外侧毗邻颈外静脉。

4. 经环状软骨板横断层 关键结构:环状软骨板,声门下腔,甲状软骨,喉咽,甲状腺。

此断层未到环状软骨弓上缘,故环状软骨未呈圆形,环状软骨板上份位于甲状软骨内面的后部,呈"一"字形或"C"形,其内腔隙为声门下腔。环状软骨与椎骨之间为喉咽,甲状软骨外侧有楔形的甲状腺侧叶出现,喉咽与甲状腺侧叶之间可见甲状软骨下角,最外侧为宽厚的胸锁乳突肌,内

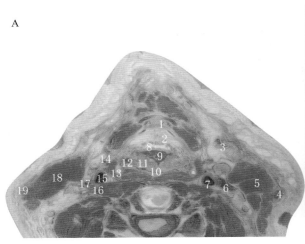

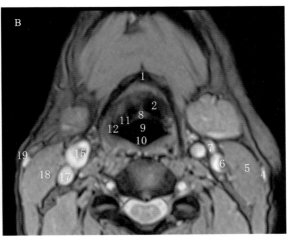

1—舌骨；2—会厌前间隙；3—下颌后静脉前支；4—左颈外静脉；5—左胸锁乳突肌；6—左颈内静脉；7—左颈内动脉；8—会厌；
9—喉前庭；10—喉咽；11—杓会厌襞；12—梨状隐窝；13—甲状软骨上角；14—右颈外动脉；15—右颈内动脉；
16—右迷走神经；17—右颈内静脉；18—右胸锁乳突肌；19—右颈外静脉

图 2-1-2　经甲状软骨上角横断层
A. 标本图像；B. MRI T$_2$WI 图像

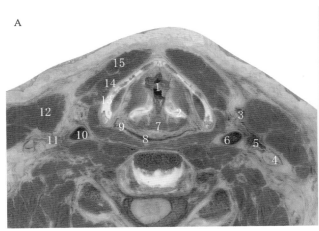

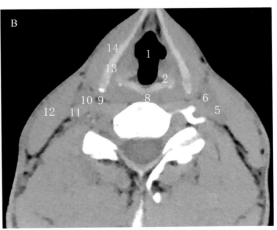

1—声门；2—杓状软骨；3—面静脉；4—颈外侧深淋巴结；5—左颈内静脉；6—左颈总动脉；7—杓横肌；8—喉咽；9—梨状隐窝；
10—右颈总动脉；11—右颈内静脉；12—胸锁乳突肌；13—甲状软骨；14—甲状舌骨肌；15—胸骨舌骨肌

图 2-1-3　经声门裂横断层
A. 标本图像；B. CT 图像

侧紧邻颈内静脉，颈内静脉前内侧可见颈总动脉（图 2-1-4）。

5. 经环状软骨弓横断层　关键结构：环状软骨弓，甲状腺，喉咽，胸锁乳突肌，颈长肌。

此断层甲状软骨板消失，环形的环状软骨弓出现，其内较大的腔隙为声门下腔。环状软骨弓为喉和气管软骨中唯一的环形结构，对喉和气管有支撑作用。环状软骨弓外侧有甲状腺侧叶，环状软骨与脊柱之间为喉咽，脊柱前方的肌肉为颈长肌，最外侧宽厚的肌肉为胸锁乳突肌；内侧毗邻颈动脉鞘内血管；后缘毗邻颈外静脉（图 2-1-5）。

6. 经甲状腺峡横断层　关键结构：甲状腺，气管，食管，前斜角肌，臂丛，中斜角肌。

第 2～4 气管软骨环的前方有甲状腺峡，其与气管、食管外侧的甲状腺侧叶相延续。此断层中线近似圆形的空腔结构为气管，其后方为塌扁的食管，食管后方与脊柱之间为食管后间隙，气管前

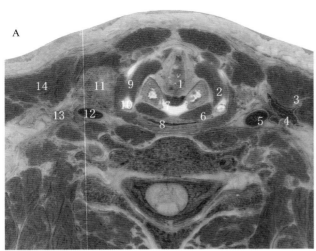
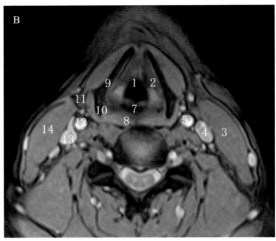

1—声门下腔;2—环杓侧肌;3—左胸锁乳突肌;4—左颈内静脉;5—左颈总动脉;6—环杓后肌;7—环状软骨板;8—喉咽;
9—甲状软骨;10—甲状软骨下角;11—甲状腺;12—右颈总动脉;13—右颈内静脉;14—右胸锁乳突肌

图 2-1-4 经环状软骨板横断层

A. 标本图像;B. MRI T$_2$WI 图像

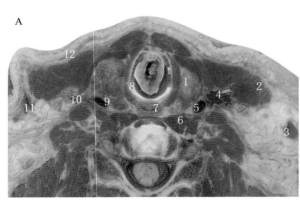
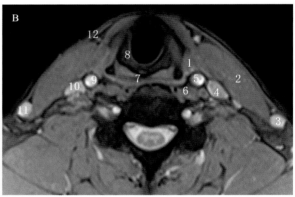

1—甲状腺;2—左胸锁乳突肌;3—左颈外静脉;4—左颈内静脉;5—左颈总动脉;6—颈长肌;7—喉咽;8—环状软骨弓;
9—右颈总动脉;10—右颈内静脉;11—右颈外静脉;12—颈阔肌

图 2-1-5 经环状软骨弓横断层

A. 标本图像;B. MRI T$_2$WI 图像

方为甲状腺峡,两侧为甲状腺侧叶。脊柱前方为颈长肌,其外侧为前斜角肌,前斜角肌与后方的中斜角肌之间有臂丛穿行,胸锁乳突肌移行至颈前方(图 2-1-6)。

7. 经甲状腺下部横断层 关键结构:甲状腺,气管,前斜角肌,臂丛,中斜角肌。

此断层甲状腺峡消失,侧叶位于中线的气管两侧,颈动脉鞘与气管、食管直接相邻。前斜角肌位于脊柱的前外侧,其后方有中斜角肌和后斜角肌,前、中斜角肌之间形成斜角肌间隙,内有臂丛通过。椎动、静脉纵行走行于颈长肌外侧,横断面呈圆形(图 2-1-7)。

8. 经第 1 胸椎椎体上份横断层 关键结构:气管,颈总动脉,锁骨下动脉,前斜角肌。

此断层为颈根部层面,即颈部和胸部的交界区域,肺尖出现。第 1 胸椎两侧与第 1 肋相连,锁骨下动、静脉横行经过锁骨与肺尖之间。前斜角肌前方为锁骨下静脉,后方为锁骨下动脉,锁骨下静脉与颈内静脉汇合形成头臂静脉(图 2-1-8),这一结构在此断层位于胸锁乳突肌后方。

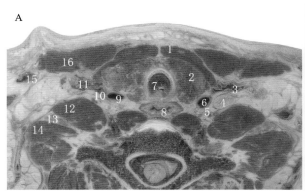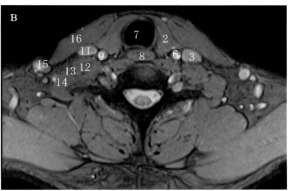

1—胸骨舌骨肌；2—甲状腺；3—左颈内静脉；4—颈外侧深淋巴结；5—左迷走神经；6—左颈总动脉；7—气管；

8—食管；9—右颈总动脉；10—右迷走神经；11—右颈内静脉；12—前斜角肌；13—右臂丛；

14—右中斜角肌；15—右颈外静脉；16—胸锁乳突肌

图 2-1-6　经甲状腺峡横断层

A. 标本图像；B. MRI T$_2$WI 图像

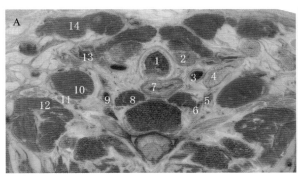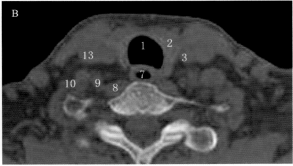

1—气管；2—甲状腺左侧叶；3—左颈总动脉；4—颈深淋巴结；5—左椎静脉；6—左椎动脉；7—食管；8—颈长肌；9—右椎动脉；

10—前斜角肌；11—臂丛；12—中斜角肌；13—右颈内静脉；14—右胸锁乳突肌

图 2-1-7　经甲状腺下部横断层

A. 标本图像；B. CT 图像

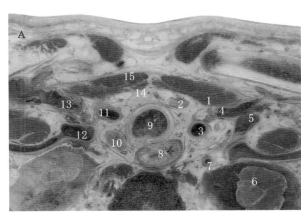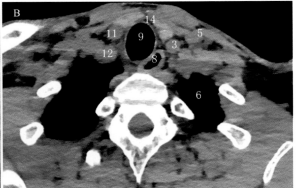

1—胸骨甲状肌；2—左气管旁淋巴结；3—左颈总动脉；4—左头臂静脉；5—左锁骨下静脉；6—肺尖；7—左椎动脉；

8—食管；9—气管；10—右气管旁淋巴结；11—右颈总动脉；12—右锁骨下动脉；

13—右头臂静脉；14—气管前间隙；15—胸骨舌骨肌

图 2-1-8　经第 1 胸椎椎体上份横断层

A. 标本图像；B. CT 图像

四、病例讨论

65 岁的老赵,有 50 年的吸烟史,因为声音嘶哑、喉部疼痛、呼吸困难入院检查。检查结果显示双侧声带呈不对称增厚(图 2-1-9),CT 诊断为声门癌。

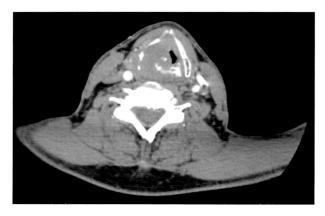

图 2-1-9 患者 CT 图像

请思考:

(1)肿块侵犯的结构有哪些?请解释这些结构的名称。

(2)喉内间隙有哪些?请解释。

(3)此处的癌症较少发生转移,预后良好,为什么?

【思考题】

一、名词解释

(1)咽旁间隙:

(2)会厌前间隙:

二、简答题

(1)喉的断层解剖特点。

(2)颈部正中矢状断层上器官结构的配布。

(3)喉腔冠状断层上器官结构的配布。

三、填图题

(1)请写出下图中标记的结构名称。

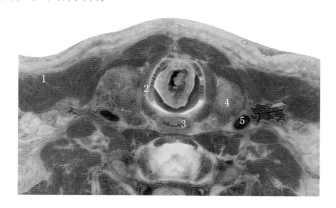

1.＿＿＿＿＿　　2.＿＿＿＿＿　　3.＿＿＿＿＿　　4.＿＿＿＿＿　　5.＿＿＿＿＿

（2）请写出下图中标记的结构名称。

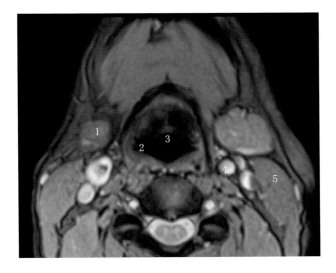

1. _____ 　　2. _____ 　　3. _____ 　　4. _____ 　　5. _____

在线答题

（王巧玲）

Note

第三章 胸 部

实验一 纵隔连续横断层解剖

【学习目标】

（1）知识目标：掌握纵隔内主要脏器和重要血管、神经在横断层的形态、位置、毗邻及影像学表现；掌握上纵隔内头臂干、左颈总动脉、左锁骨下动脉、左头臂静脉、右头臂静脉、上腔静脉、主动脉弓、气管和食管在横断层标本和 CT 影像上的位置、毗邻和延续关系；掌握主-肺动脉窗的位置、内容以及 CT 表现；掌握左、右肺动脉和左、右主支气管的走行、分支及其毗邻关系；掌握四个心腔在横断层的位置、毗邻、形态以及与之相连的大血管的位置变化；熟悉纵隔分区、间隙及内容；熟悉心包横窦、心包斜窦、心包上隐窝的位置、形态及毗邻结构；熟悉纵隔淋巴结的分区；了解胸部的标志性结构及其临床意义。

（2）能力目标：通过对纵隔标本及影像学图像的实验学习不断提升自主学习能力，培养敏锐的观察能力，提高对专业知识的规范化描述能力以及对影像学图像的正确辨识能力。

（3）素质目标：通过临床病例讨论等环节提高临床思维和创新思维能力，树立鉴别比较、严谨求实的科学精神，树立健康服务意识等。

【实验准备】

（1）胸部、纵隔的整体观标本、模型，以及气管、支气管、肺、心的游离标本和模型。

（2）胸部连续横断层标本。

（3）胸部 CT 纵隔窗图像。

（4）数字人虚拟教学软件。

（5）结合理论课内容，对照胸部标本和 CT 图像，分组进行胸部横断层标本的观察学习。

【实验内容】

一、纵隔的整体观

（1）胸部的标志性结构辨识与定位：颈静脉切迹平对第 2～3 胸椎椎间盘；胸骨角对应第 2 肋，后方平对第 4～5 胸椎椎间盘；剑突平对第 9 胸椎；肋弓最低点平对第 3 腰椎。

（2）在整体标本上观察胸部器官的配布、位置及毗邻：胸膜的分部；肺的分叶和分段；心、心包及大血管的位置及毗邻等。

(3)观察纵隔的位置、分区及主要内容。

①上纵隔的层次及主要结构。

a.第一层为胸腺静脉层,观察胸腺、左头臂静脉、右头臂静脉、上腔静脉、奇静脉弓的位置和走行。

b.第二层为动脉层,观察主动脉弓及其分支,心包膈血管和膈神经的位置、走行。

c.第三层为气管和食管,观察气管、气管杈、左主支气管、右主支气管的形态特点,食管的走行与气管杈的交叉,气管食管沟内的左、右迷走神经的走行,以及气管旁淋巴结(2区)的位置。

②下纵隔分区和主要结构观察。

a.前纵隔:观察胸腺及前纵隔淋巴结。

b.中纵隔:观察心包及心包腔的结构特点,探查心包横窦、心包斜窦的位置。观察心的位置、外形及各腔的结构,出入心的大血管及其走行。

c.后纵隔:观察奇静脉、半奇静脉、副半奇静脉、胸导管、食管、胸主动脉和纵隔后淋巴结的位置、形态。

观察纵隔整体标本和模型,对纵隔内结构的位置和形态形成完整的立体概念,以便于辨识纵隔横断层。养成"整体—断层—整体"的断层解剖学思维模式,掌握重要结构的形态、位置及毗邻关系在横断层的连续性变化规律,以适应不同个体以及不同扫描图像的变化。

二、纵隔标本和 CT 纵隔窗图像连续横断层观察

利用胸部连续横断层标本和高清的 CT 纵隔窗图像,结合数字人虚拟教学软件中断层解剖学的学习资源观察纵隔主要结构在横断层的变化规律。重点观察典型层面的主要结构,如主动脉弓、肺动脉杈、奇静脉弓、四个心腔等重点断层。通过上下连续追踪观察纵隔内主要结构的形态特点、位置、毗邻及影像学表现,把握变化规律。学习过程中注意标本图像与活体影像学图像在不同个体中的差异,学会举一反三,以断层标本图像的不变,应影像学图像的万变。

1.经静脉角下方横断层 关键结构:左、右头臂静脉,气管,食管。

两侧锁骨下静脉和颈内静脉合成头臂静脉,夹角为静脉角。锁骨下静脉经斜角肌前方越过第1肋进入腋窝,锁骨下动脉和臂丛神经经前斜角肌和中斜角肌之间的斜角肌间隙进入腋窝。后方为第1、2胸椎椎间盘,两侧为肺尖,气管和食管位于中央,两侧可见左、右迷走神经(图3-1-1)。

2.经胸锁关节横断层 关键结构:头臂静脉,头臂干,左颈总动脉,左锁骨下动脉。

该断层前方经胸骨柄上份,后方经第2胸椎椎体,为上纵隔上部。上纵隔结构由前向后分为三层:第一层为胸腺-静脉层,胸骨舌骨肌后方可见胸腺及脂肪组织,右头臂静脉位于纵隔右前方,左头臂静脉位于纵隔左前方,该静脉在下降过程中右移,逐渐靠近右头臂静脉;第二层为动脉层,可见主动脉弓的三大分支由前内向后外排列,分别为头臂干、左颈总动脉和左锁骨下动脉;第三层为气管-食管层,气管位于纵隔中央,食管位于其左后方。气管右前方见右上气管旁淋巴结,即美国胸科学会肺局部淋巴结图(American Thoracic Society of regional pulmonary nodes,ATS)分区 2R 区淋巴结。右迷走神经位于气管右侧和纵隔胸膜之间,左迷走神经位于左颈总动脉和左锁骨下动脉之间的左侧,左喉返神经位于左侧气管食管沟内。胸导管位于食管和左锁骨下动脉之间的后方(图3-1-2)。

3.经上腔静脉合成处横断层 关键结构:头臂静脉,头臂干,左颈总动脉,左锁骨下动脉。

在第1肋软骨后方,左头臂静脉向右与右头臂静脉汇合形成上腔静脉。左、右头臂静脉前方为血管前间隙,内有胸腺及脂肪组织。静脉的后方可见主动脉弓的三大分支,由右前向左后分别为头臂干、左颈总动脉和左锁骨下动脉。动脉右后方为气管和食管。气管前方与大血管之间的三角形间隙为血管前间隙,向下至气管杈,与气管隆嵴下间隙相延续,内有气管前淋巴结(图3-1-3)。

4.经主动脉弓横断层 关键结构:上腔静脉,主动脉弓,气管,食管。

主动脉弓呈腊肠形贴近纵隔左缘,弓的左缘微凸,由右前斜向左后。主动脉弓右侧由前向后

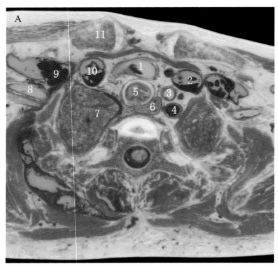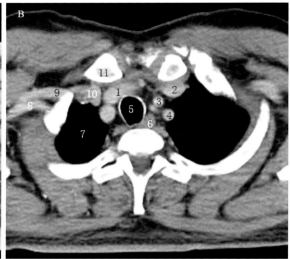

1—头臂干;2—左头臂静脉;3—左颈总动脉;4—左锁骨下动脉;5—气管;6—食管;7—肺尖;8—右锁骨下动脉;

9—右锁骨下静脉;10—右头臂静脉;11—锁骨

图 3-1-1　经静脉角下方横断层

A.标本图像;B.CT 纵隔窗增强图像

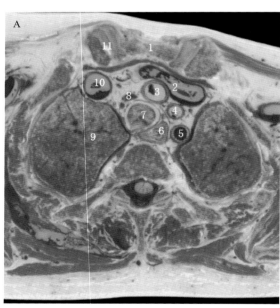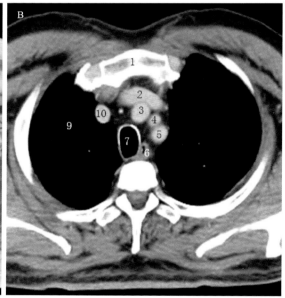

1—胸骨柄;2—左头臂静脉;3—头臂干;4—左颈总动脉;5—左锁骨下动脉;6—食管;7—气管;

8—右上气管旁淋巴结(2R 区);9—右肺上叶;10—右头臂静脉;11—胸锁关节

图 3-1-2　经胸锁关节横断层

A.标本图像;B.CT 纵隔窗增强图像

依次是上腔静脉、气管和食管,上腔静脉和气管之间为血管前间隙,内有右下气管旁淋巴结(4R 区)。气管右侧可见右迷走神经,气管和食管之间的左侧为左喉返神经。胸导管位于食管左后方。主动脉弓左侧由前向后可见左膈神经和左迷走神经(图 3-1-4)。主动脉弓的起始前方为胸骨角平面,正对第 2 肋软骨,后方平对第 4 胸椎椎体,椎骨及肋骨序数因标本切割角度不同或存在个体差异而不同,需对上、下图像进行连续追踪确认。

5.经主-肺动脉窗横断层　关键结构:上腔静脉,奇静脉弓,气管杈。

主动脉弓消失,延续为升主动脉和胸主动脉。在主动脉弓的下缘与肺动脉杈上缘之间 1～2

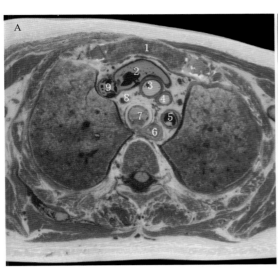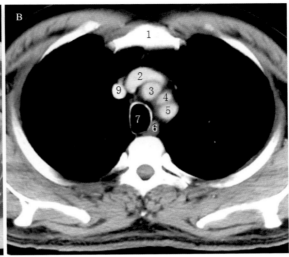

1—胸骨柄；2—左头臂静脉；3—头臂干；4—左颈总动脉；5—左锁骨下动脉；6—食管；7—气管；
8—右上气管旁淋巴结（2R 区）；9—右头臂静脉

图 3-1-3 经上腔静脉合成处横断层
A. 标本图像；B. CT 纵隔窗增强图像

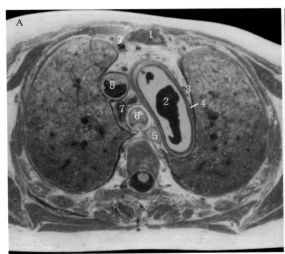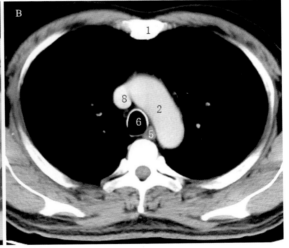

1—胸骨柄；2—主动脉弓；3—心包膈血管和膈神经；4—左迷走神经；5—食管；6—气管；
7—右下气管旁淋巴结（4R 区）；8—上腔静脉；9—胸廓内动、静脉

图 3-1-4 经主动脉弓横断层
A. 标本图像；B. CT 纵隔窗增强图像

cm 的小区域，在 CT 图像上为低密度间隙，放射学上称为主-肺动脉窗。横断层上，该间隙前方为升主动脉，后方为食管和胸主动脉，左侧为纵隔胸膜，内侧为气管。间隙内有动脉韧带、动脉韧带淋巴结或主动脉肺淋巴结（5 区）、左喉返神经等。外科手术损伤喉返神经或肿瘤转移至此区淋巴结压迫喉返神经，可导致患者声音嘶哑、发音困难。此断层可见奇静脉弓由后向前注入上腔静脉，气管前间隙内的淋巴结也称为奇静脉弓淋巴结。气管分叉也多发生在此平面，气管杈呈椭圆形，左后方为食管。左肺动脉位置较右肺动脉高，左侧纵隔内可见左肺动脉上份被切及（图 3-1-5）。

6. 经肺动脉杈横断层 关键结构：肺动脉杈，上腔静脉，左、右主支气管，右肺上叶支气管。

肺动脉干分为左、右肺动脉，三者出现在同一断层，形态呈"三叶草"状或"人"字形，这是该断层的典型特征。一般来说，左肺动脉位置较高，肺动脉杈在中线左侧。心包上隐窝围绕升主动脉、

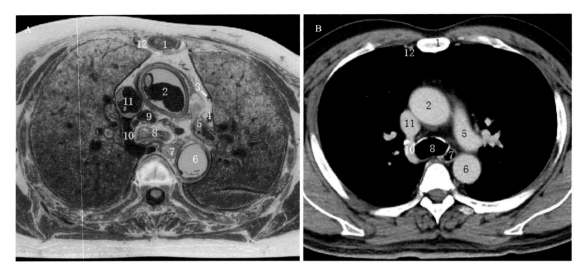

1—胸骨体;2—升主动脉;3—心包膈血管和膈神经;4—主动脉肺淋巴结(5区);5—左肺动脉;6—胸主动脉;7—食管;
8—气管杈;9—右下气管旁淋巴结(4R区);10—奇静脉弓;11—上腔静脉;12—胸廓内动、静脉

图 3-1-5 经主-肺动脉窗横断层

A.标本图像;B.CT 纵隔窗增强图像

肺动脉干的前方和左侧,至肺动脉干与左肺动脉的交角处。左、右肺动脉的后方有左、右主支气管,气管杈下方为气管隆嵴下间隙,是由左主支气管、右主支气管、右肺动脉和后方的食管围成的间隙,内有隆嵴下淋巴结(7区)。右主支气管发出右肺上叶支气管,右肺上叶支气管进一步分为前段支气管和后段支气管,伴随右肺动脉及其分支进入右肺门。右肺动脉前方为上腔静脉和升主动脉(图 3-1-6)。

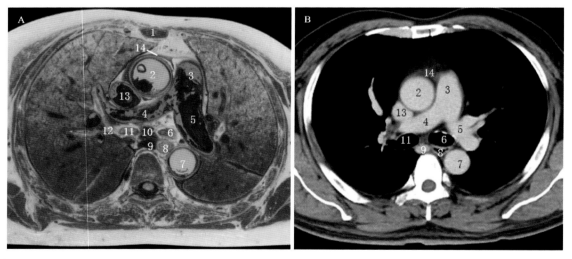

1—胸骨体;2—升主动脉;3—肺动脉干;4—右肺动脉;5—左肺动脉;6—左主支气管;7—胸主动脉;8—食管;9—奇静脉;
10—隆嵴下淋巴结(7区);11—右主支气管;12—右肺上叶支气管;13—上腔静脉;14—心包上隐窝

图 3-1-6 经肺动脉杈横断层

A.标本图像;B.CT 纵隔窗增强图像

7.经右肺动脉横断层 关键结构:右肺动脉,中间支气管,左心耳,左肺上叶支气管。

该断层左肺动脉消失,其分支左肺下叶动脉进入肺门。肺动脉干向右延续于右肺动脉和右肺叶间动脉,右肺叶间动脉前方为上腔静脉和升主动脉,右肺叶间动脉后方为右肺中间支气管。左主支气管发出左肺上叶支气管,前方有左心耳和左上肺静脉出现。左主支气管和右肺中间支气管之间可见隆嵴下淋巴结(7区)。食管和胸主动脉位于后纵隔内,食管右侧为奇静脉(图 3-1-7)。

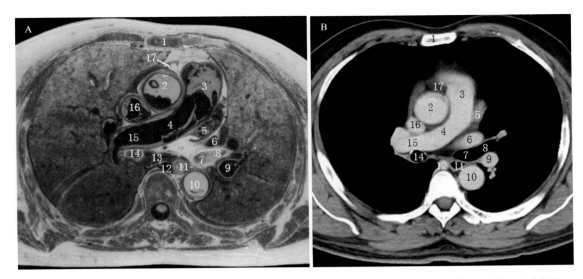

1—胸骨体；2—升主动脉；3—肺动脉干；4—右肺动脉；5—左心耳；6—左上肺静脉；7—左主支气管；8—左肺上叶支气管；
9—左肺下叶动脉；10—胸主动脉；11—食管；12—奇静脉；13—隆嵴下淋巴结（7区）；14—右肺中间支气管；
15—右肺叶间动脉；16—上腔静脉；17—心包上隐窝

图 3-1-7　经右肺动脉横断层

A.标本图像；B.CT 纵隔窗增强图像

8.经右上肺静脉横断层　关键结构：右心耳，右上肺动脉，左心房，右心室，升主动脉。

该断层肺动脉干向下延续为右心室。上腔静脉向下延续为右心房的腔静脉窦，其前方可见右心耳。升主动脉显示其根部，可见主动脉窦。升主动脉向下即将连接左心室。左心房出现，其两侧分别连接左、右上肺静脉。左、右两侧支气管分支进入肺门。心包横窦位于左心房前方，左冠状动脉发自主动脉左窦（图 3-1-8）。

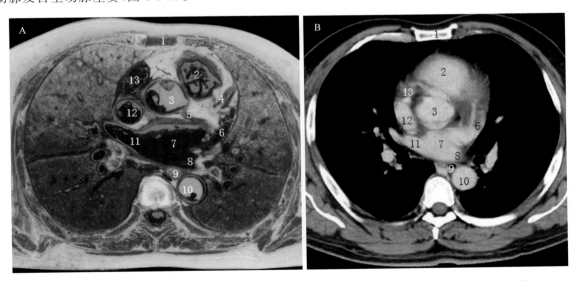

1—胸骨体；2—右心室；3—升主动脉；4—前室间支；5—左冠状动脉；6—左心耳；7—左心房；8—左下肺静脉；
9—食管；10—胸主动脉；11—右上肺静脉；12—腔静脉窦；13—右心耳

图 3-1-8　经右上肺静脉横断层

A.标本图像；B.CT 纵隔窗增强图像

9.经左、右下肺静脉横断层　关键结构：左、右下肺静脉，右心房，右心室，升主动脉。

在中纵隔内，右心房位于最右侧，右心室位于最前方，二者之间的冠状沟内有右冠状动脉走行，右冠状动脉发自主动脉右窦。升主动脉位于其根部，左侧可见左心室的肌组织。左心房位于最后方,有左、右下肺静脉汇入(图3-1-9)。左心房隔心包与后方的食管相邻,食管左侧为胸主动脉,食管后方与脊柱之间可见奇静脉。

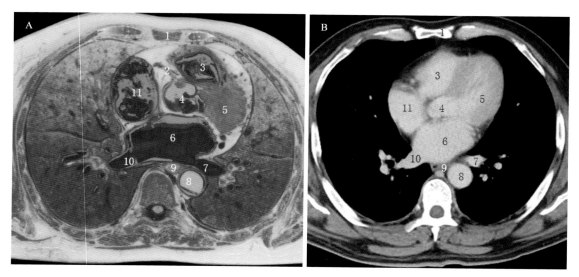

1—胸骨体;2—右冠状动脉;3—右心室;4—升主动脉;5—左心室;6—右心房;7—左下肺静脉;
8—胸主动脉;9—食管;10—右下肺静脉;11—右心房

图3-1-9　经左、右下肺静脉横断层

A.标本图像;B.CT纵隔窗增强图像

10.经左、右房室口横断层　关键结构:左、右心房,左、右心室,食管,胸主动脉。

心脏四个心腔可见,最前方为右心室,右侧为右心房,左侧为左心室,最后方为左心房。左、右心室之间为室间隔,可分为室间隔肌部和室间隔膜部。左、右心房之间为房间隔,最薄弱的地方为卵圆窝。房间隔与室间隔相连续,自右后斜向左前呈"S"形。右半心位于房间隔和室间隔的右前方,右房室口可见三尖瓣,右心房和右心室之间的冠状沟内有右冠状动脉走行。左半心位于房间隔和室间隔的左后方,左房室口可见二尖瓣,左心室壁最厚,其室腔内清晰可见肉柱、腱索。左心房后方为心包斜窦,向后与食管相邻(图3-1-10)。

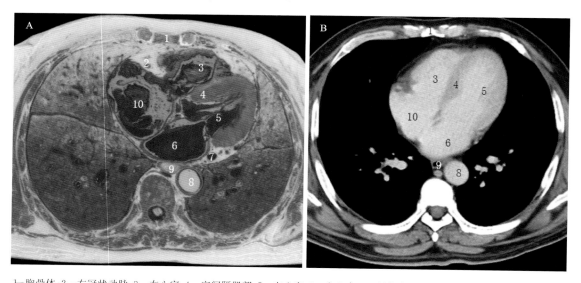

1—胸骨体;2—右冠状动脉;3—右心室;4—室间隔肌部;5—左心室;6—左心房;7—冠状窦;8—胸主动脉;9—食管;10—右心房

图3-1-10　经左、右房室口横断层

A.标本图像;B.CT纵隔窗增强图像

11.经冠状窦横断层　关键结构:左、右心室,冠状窦,下腔静脉。

该断层左心房消失,心的大部分静脉血经冠状窦注入右心房。右心房后部逐渐延续为下腔静脉,右心室和左心室室腔逐渐变小。食管和胸主动脉位置不变,位于后纵隔内(图 3-1-11)。

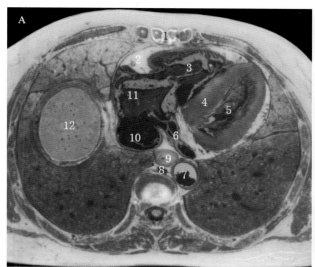
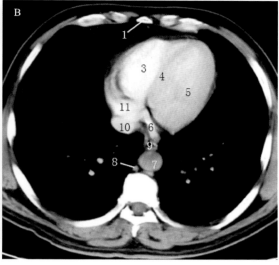

1—胸骨体;2—右冠状动脉;3—右心室;4—室间隔;5—左心室;6—冠状窦;7—胸主动脉;8—奇静脉;
9—食管;10—下腔静脉;11—右心房;12—肝

图 3-1-11　经冠状窦横断层

A.标本图像;B.CT 纵隔窗增强图像

三、病例讨论

男性,64 岁,因"反复咳嗽、咳痰半年余,近期加重并伴痰中带血 1 个月"入院。患者无胸闷、发热,有 30 年吸烟史,每天吸烟量为 2 包。近期体重减轻约 5 kg。CT 检查结果如图 3-1-12 所示。

病例讨论
答案

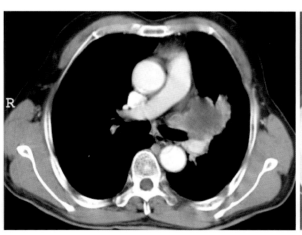
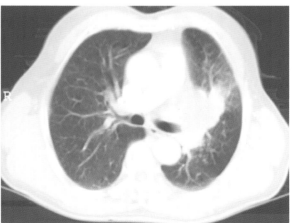

图 3-1-12　患者 CT 图像

(1)简述病变位置,描述该平面出现的主要结构,该病最可能的诊断及诊断依据。

(2)肺癌淋巴结转移的途径是什么?

(3)若患者近期出现声音嘶哑,最可能的原因是什么?

【思考题】

一、名词解释
（1）主-肺动脉窗：
（2）心包上隐窝：
（3）血管前间隙：
（4）气管前间隙：

二、简答题
（1）简述胸骨角平面的标志性意义。
（2）简述主-肺动脉窗的位置、内容及其临床意义。
（3）试述胸部经肺动脉权横断层的主要结构。

三、识图选择题

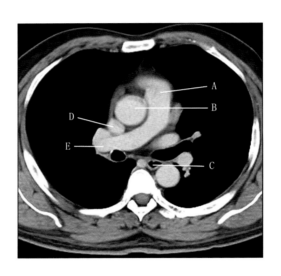

（1）在纵隔连续横断层中，向下与左心室相连的结构是（　　　）。
（2）在纵隔连续横断层中，向下与右心室相连的结构是（　　　）。
（3）在纵隔连续横断层中，向下汇入右心房的结构是（　　　）。
（4）在纵隔连续横断层中，不进入肺门的结构是（　　　）。

（孟海伟）

实验二　纵隔连续矢状和冠状断层解剖

【学习目标】

（1）知识目标：掌握纵隔内主要结构在矢状和冠状断层的形态、位置、毗邻；掌握四个心腔及与之相连的大血管在矢状和冠状断层上的延续关系、形态特点、位置及毗邻；掌握气管、支气管及食管在矢状和冠状断层的位置和形态。

（2）能力目标：通过对纵隔标本以及影像学图像的学习，不断提升自主学习能力，培养敏锐的观察能力，提高对专业知识的规范化描述以及对影像学图像的正确辨识能力。

（3）素质目标：通过临床知识拓展等环节的讨论学习，提高临床思维和创新思维能力，树立鉴别比较、严谨求实的科学精神，树立健康服务意识等。

【实验准备】

（1）胸部、纵隔的整体标本和模型，气管、支气管、肺、心的游离标本和模型。
（2）胸部连续冠状断层标本和胸部连续矢状断层标本。
（3）胸部 X 线、CT 纵隔窗冠状和矢状断层图像，心的超声图像等。
（4）数字人虚拟教学软件。
（5）结合理论课内容，对照胸部标本及影像学图像，分组进行胸部纵隔结构冠状和矢状断层标本的观察和学习。

【实验内容】

一、纵隔连续矢状断层标本和 CT 图像观察

利用胸部自左向右连续矢状断层标本，并结合数字人虚拟教学软件胸部断层解剖内容，观察纵隔主要结构在矢状断层的变化规律。选用高清的 CT 纵隔矢状断层影像学图像，找到相对应的典型层面，连续追踪观察纵隔内主要结构的影像学形态特点、位置及毗邻关系。注意标本图像与活体影像学图像在不同个体之间的差异。

1. 经右心室左侧部矢状断层　关键结构：左心室，右心室，左心耳。

下纵隔内结构主要为左心室和右心室，右心室位于左心室前方，二者下方由膈分隔胸腔和腹腔。右心室壁较薄，下部为流入道，上部为流出道，流出道向上延续为肺动脉干。左心室壁厚、腔小，腔内可见隆起的肉柱。左、右心室间下后方的后室间沟可见后室间支和伴行的心中静脉。左肺根内部分结构已进入纵隔，包括左肺上叶支气管、左肺下叶支气管、左肺动脉、左上肺静脉、左下肺静脉，其中左肺动脉位置最高。左心室上方切及左心耳，二者之间的左侧冠状沟内有心大静脉和左冠状动脉的分支（左旋支）走行。右心室前方可见心外脂肪组织，在 CT 图像上呈低密度影。颈根部锁骨和胸骨柄后上方可见左锁骨下动、静脉。CT 图像上可见后纵隔的胸主动脉（图 3-2-1）。

2. 经左房室口矢状断层　关键结构：肺动脉干，胸主动脉，左心房，左肺根。

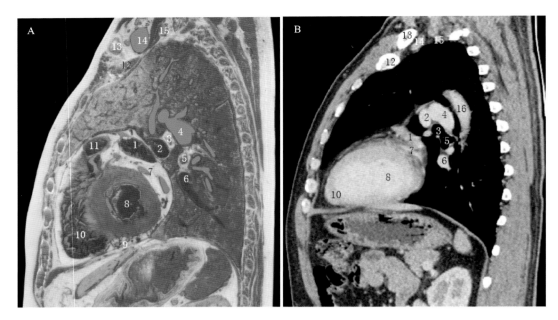

1—左心耳；2—左上肺静脉；3—左肺上叶支气管；4—左肺动脉；5—左肺下叶支气管；6—左下肺静脉；7—左旋支；
8—左心室；9—后室间支和心中静脉；10—右心室；11—肺动脉干；12—胸骨柄；13—锁骨；
14—左锁骨下静脉；15—左锁骨下动脉；16—胸主动脉

图 3-2-1　经右心室左侧部矢状断层
A.标本图像；B.CT纵隔窗增强图像

颈根部胸锁关节的后方可见左颈内静脉和左锁骨下静脉汇合形成左头臂静脉，二者的夹角称为静脉角，左头臂静脉后方为左锁骨下动脉。在中纵隔内，左、右心室内腔进一步扩大，周围被心包腔和心包包绕。右心室下部的流入道又称窦部，可见粗糙的肌性隆起即肉柱，上部为光滑的流出道即动脉圆锥，二者之间被室上嵴分隔。右心室流出道向后上延续为肺动脉干，肺动脉口可见半月状的肺动脉瓣。左心室位于右心室的后方，二者被室间隔肌部分隔。左心室后上方可见其入口——左房室口，与左心房相通，左房室口周围有三角形的二尖瓣附着，保证血流只能由左心房流入左心室。左心房前上部的左心耳与肺动脉干根部之间的冠状沟内可见左冠状动脉的主干。左心房后上方为进出左肺根的结构：左主支气管居中，上方为发自肺动脉干的左肺动脉，前方和下方分别为左上肺静脉和左下肺静脉，肺门内可见椭圆形的肺门淋巴结（L11区）。后纵隔内的胸主动脉位于左肺根后方（图 3-2-2）。

3. 经主动脉前庭矢状断层　关键结构：室间隔，左心房，肺动脉干，升主动脉。

此断层经左侧胸锁关节，上纵隔内胸锁关节和胸骨后方可见左头臂静脉、胸腺、脂肪组织等。主动脉弓向上发出左锁骨下动脉，向下延续为胸主动脉。心位于中纵隔内，最前方为右心室，可分为流入道和流出道。流出道与肺动脉干相连，二者之间的肺动脉口周围有肺动脉瓣，确保血液由右心室向肺动脉干单向流动，防止逆流。肺动脉干向后上方走行，到达主动脉弓下方分为左、右肺动脉。左心室室腔变小，延续为右侧部的流出道即主动脉前庭，出口有主动脉瓣附着。左、右心室之间为室间隔，下部较厚为肌部，上部较薄为缺乏肌组织的膜部，膜部是室间隔缺损的好发部位。在左心室上方，肺动脉干和左心耳根部之间可见左冠状动脉主干，它发自主动脉左窦。胸主动脉位于后纵隔，胸主动脉前方左肺根内可见居中的左主支气管，前方和下方的左上肺静脉和左下肺静脉注入左心房，以及上方的左肺动脉汇入肺动脉干（图 3-2-3）。

4. 经左颈总动脉和左锁骨下动脉矢状断层　关键结构：左颈总动脉，左锁骨下动脉，升主动脉，食管，左主支气管。

在此断层上，上纵隔内主动脉弓向上发出左颈总动脉和左锁骨下动脉。胸骨后方为左头臂静

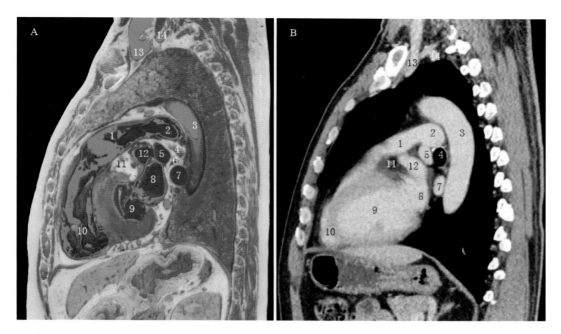

1—肺动脉干;2—左肺动脉;3—胸主动脉;4—左主支气管;5—左上肺静脉;6—肺门淋巴结(L11区);7—左下肺静脉;
8—左心房;9—左心室;10—右心室;11—左冠状动脉;12—左心耳;13—左头臂静脉;14—左锁骨下动脉

图 3-2-2　经左房室口矢状断层

A.标本图像;B.CT纵隔窗增强图像

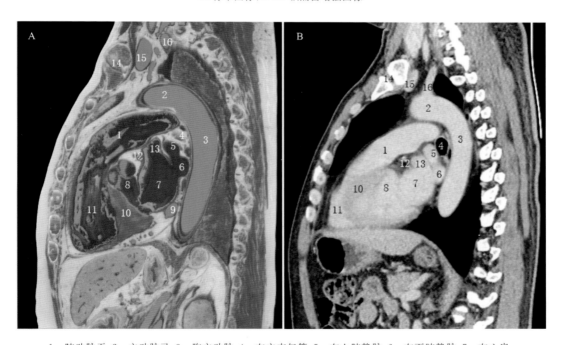

1—肺动脉干;2—主动脉弓;3—胸主动脉;4—左主支气管;5—左上肺静脉;6—左下肺静脉;7—左心房;
8—左心室;9—冠状窦;10—室间隔;11—右心室;12—左冠状动脉;13—左心耳;
14—左胸锁关节;15—左头臂静脉;16—左锁骨下动脉

图 3-2-3　经主动脉前庭矢状断层

A.标本图像;B.CT纵隔窗增强图像

脉和胸腺,胸腺向下延伸入前纵隔,头臂静脉与胸骨柄之间为胸骨甲状肌。中纵隔内左心室消失,
向上延续为升主动脉和主动脉弓,升主动脉前方为肺动脉干右侧小部分,后方为右肺动脉,CT图
像上肺动脉干和右肺动脉相延续。右肺动脉后方依次为左主支气管、食管和胸主动脉。右心室位

于心的最前部,左心房的前方为升主动脉根部,后方隔心包斜窦与食管相邻(图3-2-4)。左心房下面可见冠状窦向右注入右心房。

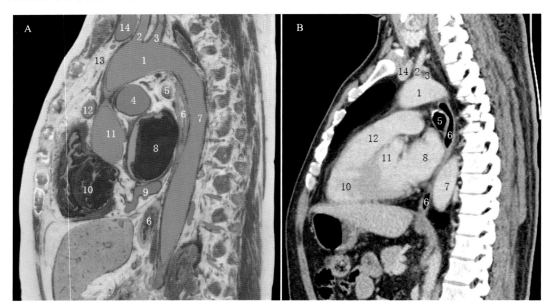

1—主动脉弓;2—左颈总动脉;3—左锁骨下动脉;4—右肺动脉;5—左主支气管;6—食管;7—胸主动脉;8—左心房;
9—冠状窦;10—右心室;11—升主动脉;12—肺动脉干;13—胸腺;14—左头臂静脉

图3-2-4 经左颈总动脉和左锁骨下动脉矢状断层
A.标本图像;B.CT纵隔窗增强图像

5.经头臂干左侧部矢状断层 关键结构:头臂干,升主动脉,左主支气管,食管,右肺动脉。

此断层为正中矢状面左侧紧邻的层面,上纵隔内胸骨柄后方可见胸腺、左头臂静脉、主动脉弓及其向上发出的头臂干、食管,食管切及胸部全长。主动脉弓向前下与升主动脉延续。升主动脉根部向右前发出右冠状动脉,后方为右肺动脉、左主支气管和食管。右心房出现,位于右心室后方,二者之间的右房室口有三尖瓣附着。左心房位于后部,升主动脉和食管之间。食管后方与脊柱之间可见奇静脉(图3-2-5)。

6.正中矢状断层 关键结构:头臂干,升主动脉,气管,左心房,右心房。

该断层为正中矢状面左侧面观,切及气管全长。上纵隔内可清晰识别三层结构:前方为胸腺静脉层,包括胸腺和左头臂静脉;中间为动脉层,包括主动脉弓和头臂干;后方为气管和食管。中纵隔心包腔内可见最前方的右心室,其后方的右心房和最后的左心房。右心房和右心室上方之间的冠状沟内充满脂肪组织,内有右冠状动脉走行。左心房位于右心房后上方,其后方紧邻食管,食管和脊柱之间有奇静脉。右肺动脉位于升主动脉后方和左心房上方(图3-2-6)。升主动脉前方的心包腔为心包上隐窝,可延伸至主动脉弓层面。气管下方的气管隆嵴下间隙内有隆嵴下淋巴结(7区)。

7.经下腔静脉左侧部矢状断层 关键结构:下腔静脉,右心房,右肺动脉,升主动脉。

该断层为正中矢状面右侧紧邻的层面,切及气管右侧部。气管杈前方的淋巴结为右气管支气管淋巴结(R10区),后下方为隆嵴下淋巴结(7区)。上纵隔和颈根部气管前方为头臂干、左头臂静脉、胸腺和脂肪组织。在此断层可见主动脉弓和升主动脉的右侧部,其后方为右肺动脉。右心室最右侧部被切及,但在下一断层将消失。右心室上方可见右冠状沟内走行的右冠状动脉。右心房后部的腔静脉窦向下延续为下腔静脉,下腔静脉穿膈的腔静脉孔进入腹腔,接收肝静脉汇入。左心房位于四个心腔的最后部(图3-2-7)。奇静脉弯曲向前延续为奇静脉弓,跨过右肺根上方注入上腔静脉。

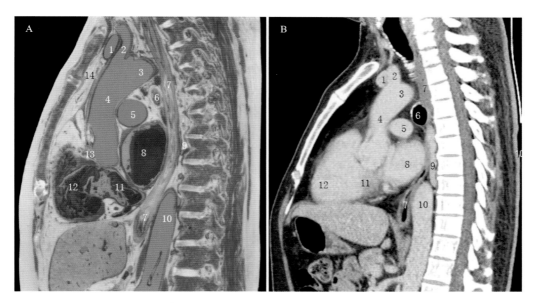

1—左头臂静脉；2—头臂干；3—主动脉弓；4—升主动脉；5—右肺动脉；6—左主支气管；7—食管；8—左心房；
9—奇静脉；10—胸主动脉；11—右心房；12—右心室；13—右冠状动脉；14—胸腺

图 3-2-5　经头臂干左侧部矢状断层

A.标本图像；B.CT 纵隔窗增强图像

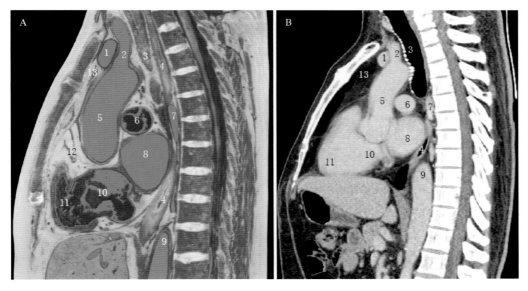

1—左头臂静脉；2—头臂干；3—气管；4—食管；5—升主动脉；6—右肺动脉；7—奇静脉；8—左心房；9—胸主动脉；
10—右心房；11—右心室；12—右冠状动脉；13—胸腺

图 3-2-6　正中矢状断层

A.标本图像；B.CT 纵隔窗增强图像

8. 经上、下腔静脉矢状断层　　关键结构：右心房，上、下腔静脉，右主支气管，右肺动脉。

在颈根部右胸锁关节的后方，头臂干分为右颈总动脉和右锁骨下动脉，左头臂静脉消失，汇入上腔静脉。中纵隔内右心室消失，主要结构为右心房及与其相连的上、下腔静脉。下腔静脉于右心房后份的下方注入其内，上腔静脉在右侧第 3 肋软骨下方平面，自右心耳后方汇入右心房，上腔静脉前方可见升主动脉右侧部。右心房向前上突出形成右心耳。左心房上方为右肺动脉和右主支气管，右主支气管即将分为右肺上叶支气管和中间支气管。右主支气管后方为奇静脉弓（图 3-2-8），前上方和后下方可见右气管支气管淋巴结（10R）。

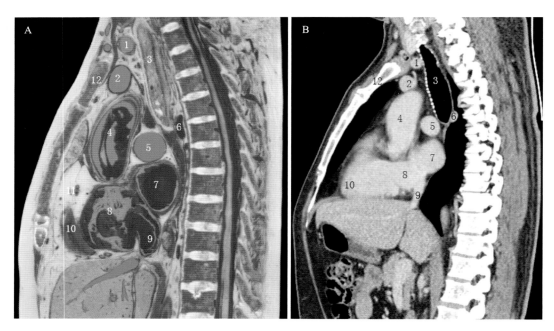

1—头臂干；2—左头臂静脉；3—气管；4—升主动脉；5—右肺动脉；6—奇静脉弓；7—左心房；8—右心房；
9—下腔静脉；10—右心室；11—右冠状动脉；12—胸骨柄

图 3-2-7 经下腔静脉左侧部矢状断层

A.标本图像；B.CT 纵隔窗增强图像

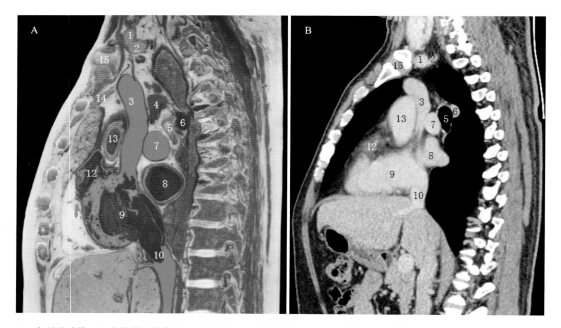

1—右颈总动脉；2—右锁骨下动脉；3—上腔静脉；4—淋巴结；5—右主支气管；6—奇静脉弓；7—右肺动脉；8—左心房；
9—右心房；10—下腔静脉；11—右冠状动脉；12—右心耳；13—升主动脉；14—胸廓内静脉；15—右胸锁关节

图 3-2-8 经上、下腔静脉矢状断层

A.标本图像；B.CT 纵隔窗增强图像

9. 经上、下腔静脉和奇静脉弓矢状断层 关键结构：上、下腔静脉，奇静脉弓，右心耳，右肺根。

断层进一步向右，右心房被切及右侧份，可见上、下腔静脉汇入。上腔静脉上端在右侧第 1 胸肋结合的后方由左、右头臂静脉汇合而成，右头臂静脉走行较垂直，右头臂静脉前方有右胸廓内静脉汇入。上腔静脉后方有奇静脉弓汇入,奇静脉弓前方约平对第 2 肋软骨,后方平对第 4 胸椎下缘。奇静脉弓下方为进出右肺根的结构,可见右肺动脉和右主支气管,右主支气管即将分为右肺上叶支气管和右肺中间支气管。右心房后方的左心房为其右侧部,有右上肺静脉和右下肺静脉汇入。CT 图像上左心房消失,可见两条肺静脉于右心房后上方出入右侧肺门,上腔静脉前方可见部分升主动脉(图 3-2-9)。

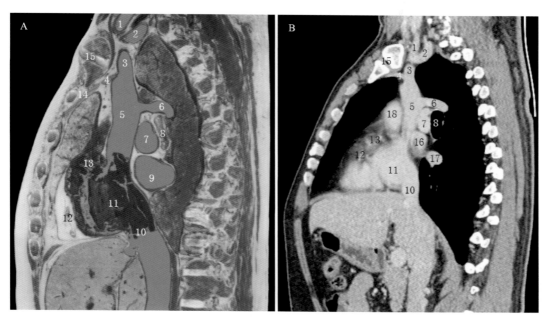

1—右颈总动脉;2—右锁骨下动脉;3—右头臂静脉;4—右胸廓内静脉;5—上腔静脉;6—奇静脉弓;7—右肺动脉;
8—右主支气管;9—左心房;10—下腔静脉;11—右心房;12—右冠状动脉;13—右心耳;
14—胸廓内动脉;15—右胸锁关节;16—右上肺静脉;17—右下肺静脉;18—升主动脉

图 3-2-9　经上、下腔静脉和奇静脉弓矢状断层

A.标本图像;B.CT 纵隔窗增强图像

二、纵隔连续冠状断层标本和 CT 图像观察

利用胸部自前向后连续冠状断层标本,并结合胸部 CT 纵隔窗冠状面图像和数字人虚拟教学软件,观察纵隔主要结构在冠状断层的变化规律。注意标本图像与活体影像学图像在不同个体中的差异。

1. 经肺动脉干前部冠状断层　关键结构:肺动脉干,右心室。

在该断层,上纵隔内胸骨下方由胸腺和脂肪组织填充。下纵隔主要由心和周围的心包占据,浆膜心包的脏层和壁层之间围成心包腔。心的 2/3 位于中线左侧,1/3 位于中线右侧。左心室位于最左侧,室壁厚;其右侧为右心室,室壁较薄,室腔内有肉柱、乳头肌和腱索。左、右心室之间为室间隔。四个心腔中,右心室位于最前部,该层面切及的右心室室腔面较大。最右侧的室腔为右心房,上端的突起为右心耳。右心房和右心室之间的右房室口有三尖瓣附着,前尖位于上方,后尖位于下方。前尖左上方为右心室流出道,向上延伸经肺动脉口连接肺动脉干。右心房与右心室之间的冠状沟内可见右冠状动脉。肺动脉干左侧可见左冠状动脉(图 3-2-10)。

2. 经升主动脉冠状断层　关键结构:升主动脉,右心房,左心室,肺动脉干。

该断层切及升主动脉前部,升主动脉由主动脉口行向右上,然后弯向左上延续为主动脉弓。肺动脉干位于升主动脉左侧凹陷处。升主动脉右下方为右心房。右心室位于升主动脉下方,为其后部,右心房和右心室之间下方的冠状沟内可见右冠状动脉。左心室室腔变大,腔内可见隆起的乳头肌,其上方的肺动脉干左侧有左冠状动脉(图 3-2-11)。上纵隔内可见少量胸腺和脂肪组织。

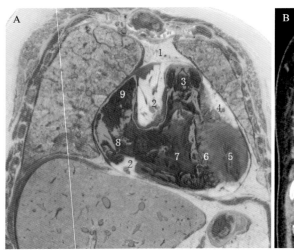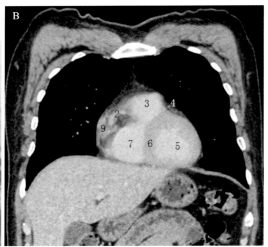

1—胸腺；2—右冠状动脉；3—肺动脉干；4—左冠状动脉；5—左心室；6—室间隔；7—右心室；8—右心房；9—右心耳

图 3-2-10　经肺动脉干前部冠状断层

A.标本图像；B.CT 纵隔窗增强图像

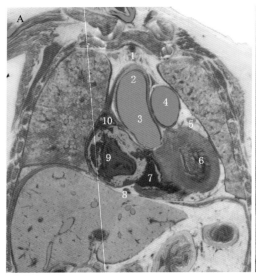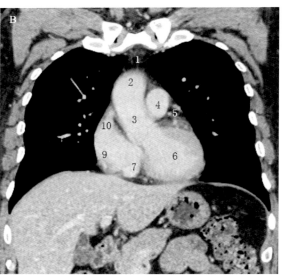

1—胸腺；2—主动脉弓；3—升主动脉；4—肺动脉干；5—左冠状动脉；6—左心室；7—右心室；
8—右冠状动脉；9—右心房；10—右心耳

图 3-2-11　经升主动脉冠状断层

A.标本图像；B.CT 纵隔窗增强图像

3.经主动脉口冠状断层　关键结构：升主动脉，上腔静脉，左头臂静脉，肺动脉干。

此断层经升主动脉和主动脉口。主动脉口周围附有三个"半月"形的主动脉瓣，与主动脉壁之间为主动脉窦，左、右冠状动脉分别发自主动脉左窦和右窦。上纵隔内主动脉弓上方为左头臂静脉，斜向右下走行，与右头臂静脉汇合后形成上腔静脉。上腔静脉垂直下行，约在第 2 胸肋关节后方穿纤维心包进入心包腔，平对第 3 胸肋关节下缘注入右心房。右心房位于最右侧，内有梳状肌。左心室通过流出道向右上方经主动脉口连接升主动脉（图 3-2-12）。

4.经上腔静脉合成处冠状断层　关键结构：上腔静脉，左、右头臂静脉，主动脉弓，头臂干，肺动脉干。

该断层右心室消失，右心房向上连接上腔静脉，上腔静脉由左、右头臂静脉在右胸锁关节后方

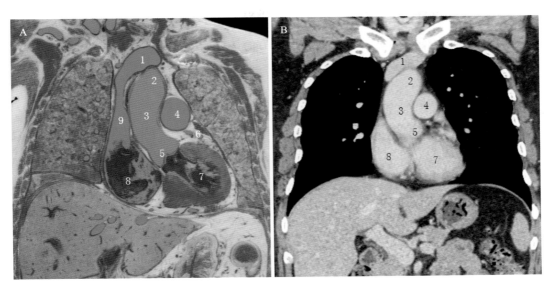

1—左头臂静脉；2—主动脉弓；3—升主动脉；4—肺动脉干；5—主动脉窦；6—左冠状动脉；7—左心室；
8—右心房；9—上腔静脉

图 3-2-12　经主动脉口冠状断层
A.标本图像；B.CT 纵隔窗增强图像

汇合而成。升主动脉向左上延续为主动脉弓，主动脉弓上缘发出头臂干。升主动脉与右侧的上腔
静脉之间隔以心包腔，影像学诊断时要注意与主动脉夹层动脉瘤相鉴别。在主动脉弓的左下方，
肺动脉干即将分叉。升主动脉根部左侧主动脉窦内有左冠状动脉发出，左冠状动脉位于肺动脉干
下方、左心室上方以及左心耳右侧。左心室壁厚，其内可见二尖瓣、腱索和乳头肌(图 3-2-13)。

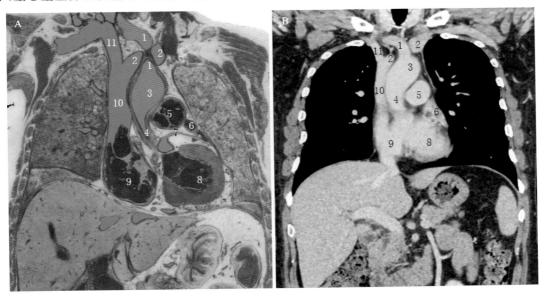

1—头臂干；2—左头臂静脉；3—主动脉弓；4—升主动脉；5—肺动脉干；6—左心耳；7—左冠状动脉；
8—左心室；9—右心房；10—上腔静脉；11—右头臂静脉

图 3-2-13　经上腔静脉合成处冠状断层
A.标本图像；B.CT 纵隔窗增强图像

5.经肺动脉杈冠状断层　　关键结构：肺动脉杈，上腔静脉，主动脉弓，头臂干。
　　上纵隔内主动脉弓向上发出头臂干，头臂干右侧为右头臂静脉，左侧为左头臂静脉。两侧头
臂静脉在颈根部分别由左、右侧的颈内静脉和锁骨下静脉汇合而成，二者的夹角为静脉角。右心
房房腔显著缩小，左侧壁可见冠状窦开口于右心房。右心房向下延续为下腔静脉，穿经膈的腔静

脉孔。肺动脉干为分叉部,分为左、右肺动脉,左肺动脉位置较高。左肺动脉起始处和主动脉左下方之间的裂隙为心包上隐窝的一部分。右肺动脉右侧为上腔静脉,后方有奇静脉弓的开口,上腔静脉向上延续为右头臂静脉。左心室显著缩小,右上方为左心房,二者之间的左房室口有二尖瓣附着。左心耳位于左心房的左上方,二者之间有左冠状动脉走行(图3-2-14)。左、右心房之间为房间隔,房间隔下部较为薄弱的区域为卵圆窝。

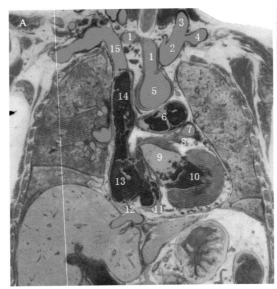
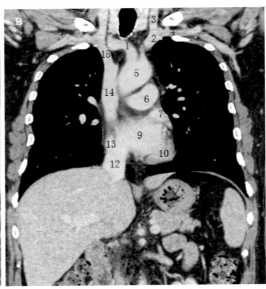

1—头臂干;2—左头臂静脉;3—左颈内静脉;4—左锁骨下静脉;5—主动脉弓;6—肺动脉杈;7—左心耳;
8—左冠状动脉;9—左心房;10—左心室;11—冠状窦;12—下腔静脉;13—右心房;14—上腔静脉;15—右头臂静脉

图 3-2-14 经肺动脉杈冠状断层
A.标本图像;B.CT纵隔窗增强图像

6.经左颈总动脉冠状断层 关键结构:左、右肺动脉,主动脉弓,左颈总动脉,左心房。

该断层气管位于上纵隔上方正中,气管右侧为头臂干和气管旁淋巴结(R2区),头臂干在右胸锁关节的后方分为右颈总动脉和右锁骨下动脉。气管左下方为主动脉弓及其分支——左颈总动脉,左颈总动脉左侧为左头臂静脉。右心房消失,后部向下延续为下腔静脉,该静脉穿膈的腔静脉孔进入腹腔,下腔静脉左侧食管穿食管裂孔进入腹腔。左心房居下纵隔中央,左上方连接左心耳,右上方有右上肺静脉注入,右上肺静脉由右肺上叶肺静脉和右肺中叶肺静脉汇合而成。左心房上方的左、右肺动脉向两侧走行,下方有冠状窦,左侧为左心室。上腔静脉消失,右肺动脉右上方可见注入上腔静脉的奇静脉弓(图3-2-15)。影像学图像中右肺动脉右侧可见上腔静脉,左肺动脉左侧的左上肺静脉已进入纵隔。

7.经气管冠状断层 关键结构:气管,左心房,左、右肺动脉,主动脉弓,左锁骨下动脉。

气管位置降低,居上纵隔中央,左上方为食管。活体状态下,食管形态会根据其充盈状况发生较大变化。主动脉弓位于气管左侧,向上发出左锁骨下动脉。左、右肺动脉向两侧走行,进入肺门。右肺动脉向右上发出右肺上叶动脉,后改名为叶间动脉,再分支为右肺中叶动脉和右肺下叶动脉。奇静脉弓位于右肺动脉上方和气管下部右侧。左心室即将消失,心包腔内大部分为左心房占据,两侧可见左、右上肺静脉注入左心房(图3-2-16)。心包下方可见食管和下腔静脉分别穿膈的食管裂孔和腔静脉孔。

8.经气管杈冠状断层 关键结构:气管杈,食管,主动脉弓,左心房,奇静脉弓。

断层内气管位置进一步降低,末端分为左、右主支气管,形成"人"字形的气管杈。在上纵隔内,主动脉弓向上发出左锁骨下动脉,食管位于气管左上方,奇静脉弓位于气管右侧。

左、右主支气管两侧可见肺门内结构。具体而言,右肺门内右主支气管分为右肺上叶支气管

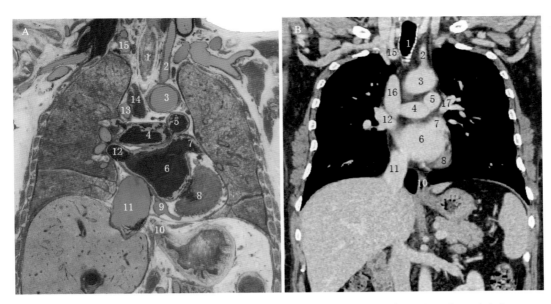

1—气管；2—左颈总动脉；3—主动脉弓；4—右肺动脉；5—左肺动脉；6—左心房；7—左心耳；8—左心室；
9—冠状窦；10—食管；11—下腔静脉；12—右上肺静脉；13—奇静脉弓；14—右气管旁淋巴结；
15—头臂干；16—上腔静脉；17—左上肺静脉

图 3-2-15　经左颈总动脉冠状断层
A.标本图像；B.CT 纵隔窗增强图像

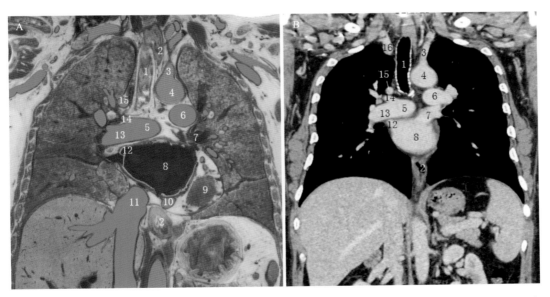

1—气管；2—食管；3—左锁骨下动脉；4—主动脉弓；5—右肺动脉；6—左肺动脉；7—左上肺静脉；8—左心房；9—左心室；
10—冠状窦；11—下腔静脉；12—右上肺静脉；13—叶间动脉；14—右肺上叶动脉；15—奇静脉弓；16—头臂干

图 3-2-16　经气管冠状断层
A.标本图像；B.CT 纵隔窗增强图像

和右肺中间支气管，右肺中间支气管再分为右肺中叶支气管和右肺下叶支气管。右肺中间支气管外侧为叶间动脉，分为右肺中叶动脉和右肺下叶动脉。左肺门内左主支气管分出左肺上叶支气管，上方为左肺动脉发出的左肺上叶动脉，下方为左上肺静脉注入左心房。

　　气管杈下方可见隆嵴下淋巴结（7 区），再下方是左心房。影像图上可见左、右下肺静脉注入左心房。左心房是心最靠后的心腔，四周有心包和脂肪包绕。心包下方可见食管和胸主动脉（图 3-2-17）。

　　9.经左、右下肺静脉冠状断层　关键结构：食管，主动脉弓，左心房，左、右下肺静脉，奇静脉弓。

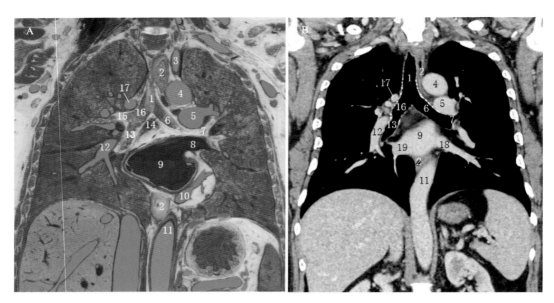

1—气管;2—食管;3—左锁骨下动脉;4—主动脉弓;5—左肺动脉;6—左主支气管;7—左肺上叶支气管;
8—左上肺静脉;9—左心房;10—冠状窦;11—胸主动脉;12—右肺下叶动脉;13—右肺中间支气管;
14—隆嵴下淋巴结(7区);15—右肺上叶支气管;16—右主支气管;17—奇静脉弓;18—左下肺静脉;19—右下肺静脉

图 3-2-17 经气管权冠状断层
A.标本图像;B.CT纵隔窗增强图像

在该断层,上纵隔位于其后部,中线左侧有主动脉弓和食管。食管右侧可见奇静脉弓向左下延续为奇静脉。左心房位于其后部,心腔明显缩小,向两侧外下方发出左、右下肺静脉进入肺门,两侧肺门内可见大的肺门淋巴结(11区)。纵行的食管和胸主动脉位于后纵隔,食管位于右侧,胸主动脉位于左侧。在右肺门内,右肺下叶支气管的内下方为底段总静脉,由底段上、下静脉汇合而成,底段总静脉与上段静脉汇合后注入右下肺静脉。在左肺门内,左肺动脉向外下延续为左肺下叶动脉,左主支气管向下延续为左肺下叶支气管,左下肺静脉注入左心房(图 3-2-18)。CT 图像可见气管分叉结构。

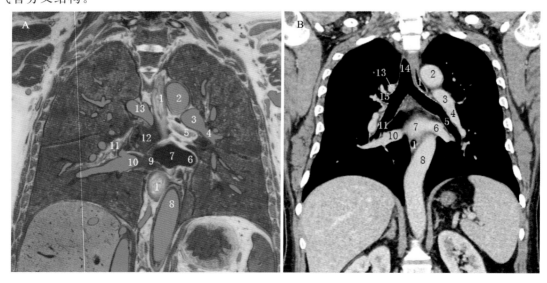

1—食管;2—主动脉弓;3—左肺动脉;4—左肺下叶动脉;5—左肺下叶支气管;6—左下肺静脉;7—左心房;
8—胸主动脉;9—右下肺静脉;10—底段总静脉;11—右肺下叶支气管;12—肺门淋巴结;
13—奇静脉弓;14—气管;15—右肺上叶支气管

图 3-2-18 经左、右下肺静脉冠状断层
A.标本图像;B.CT纵隔窗增强图像

10. 经奇静脉和食管冠状断层　关键结构：奇静脉，食管，胸主动脉。

该断层通过后纵隔，心包结构消失，从右往左可见纵行的奇静脉、食管和胸主动脉。右肺门内结构全部进入肺内。左肺门内由上至下为左肺下叶动脉、左肺下叶支气管和左下肺静脉（图3-2-19）。

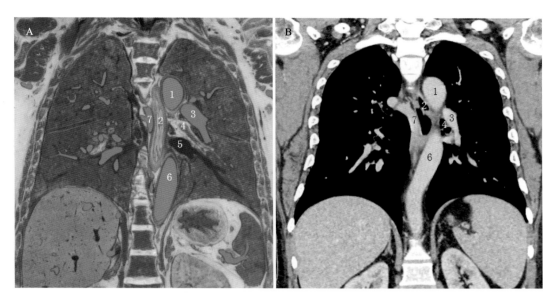

1—主动脉弓；2—食管；3—左肺下叶动脉；4—左肺下叶支气管；5—底段总静脉；6—胸主动脉；7—奇静脉

图 3-2-19　经奇静脉和食管冠状断层

A. 标本图像；B. CT 纵隔窗增强图像

11. 经胸主动脉和奇静脉冠状断层　关键结构：奇静脉，食管，胸主动脉。

后纵隔内右侧为奇静脉，左侧为胸主动脉（图3-2-20）。肺门内结构分支已进入肺内。

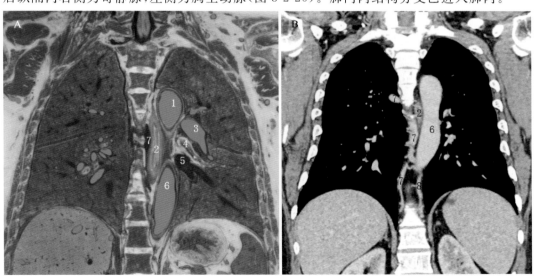

1—主动脉弓；2—食管；3—左肺下叶动脉；4—左肺下叶支气管；5—底段总静脉；6—胸主动脉；7—奇静脉；8—半奇静脉

图 3-2-20　经胸主动脉和奇静脉冠状断层

A. 标本图像；B. CT 纵隔窗增强图像

三、临床知识拓展——主动脉夹层

主动脉是人体的动脉主干，直接承受来自心脏搏动的压力，血流量巨大。当主动脉内膜局部撕裂,血液从裂口进入主动脉壁中层蔓延扩大,受到强有力的血流冲击,内膜逐步剥离、扩展,形成一个新的血管腔,主动脉内形成真、假两腔,即主动脉夹层。血液渗入主动脉夹层内,由于只能流入而不能正常流出,会像吹气球一样越"吹"越大,如果不进行恰当和及时的治疗,主动脉破裂的风险极高,死亡率也非常高。

由于心脏收缩时活动的主动脉弓与较为固定的降主动脉交界处所受牵拉应力较大,以及左心室射血对主动脉壁形成较大的冲击力,因此内膜破口多位于主动脉瓣膜上方2～3 cm处,或发生在主动脉弓左锁骨下动脉开口远端的部位,破口可为一个或多个。夹层可沿着主动脉顺行剥离到任何部位,由于假腔压迫或其剥离片阻塞真腔,可导致主动脉血流动力学发生改变。主动脉夹层严重并发症包括主动脉破裂、主动脉瓣关闭不全、主动脉及其分支阻塞。因升主动脉在心包内,故其破裂可致急性心包填塞,远端夹层破裂常延伸至纵隔、左侧胸腔及腹腔。大多数患者在病发前会感觉胸痛异常,烦躁不安、大汗淋漓、有濒死感,甚至因疼痛而昏厥。

主动脉夹层影像学表现:胸片可见纵隔增宽、主动脉球扩大等。增强CT和CT血管成像可清晰显示撕裂的内膜片及内膜破口的位置,主要表现为病变的主动脉增宽;腔内有稍弯曲的低密度线状内膜片影;撕裂的内膜片将主动脉分为真、假两腔;真腔常被增大的假腔压迫而变扁变狭窄,因此一般假腔大于真腔(图3-2-21)。

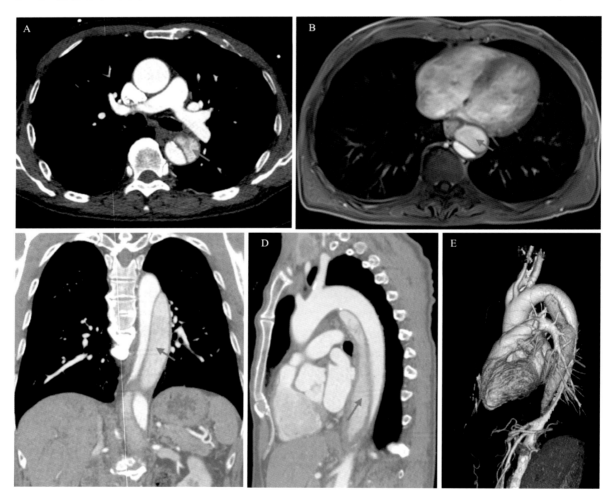

图 3-2-21　胸主动脉夹层

A.CT增强横断层图像;B.MRI增强横断层图像;C.CT增强冠状断层图像;D.CT增强矢状断层图像;
E.主动脉虚拟现实(VR)图像。箭头所示为胸主动脉夹层形成的假腔

【思考题】

一、名词解释

（1）气管隆嵴下间隙：

（2）心包横窦：

（3）心包斜窦：

二、简答题

（1）简述纵隔淋巴结的 ATS 分区。

（2）简述上纵隔内的主要结构及其排列关系。

三、识图选择题

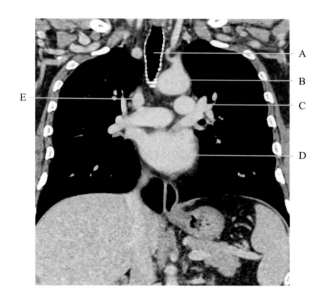

（1）从断层图上分析，由左心室发出并供血到全身的结构是（　　　）。

（2）从断层图上分析，位置最靠后的心腔是（　　　）。

（3）从断层图上分析，向前注入上腔静脉的结构是（　　　）。

（4）从断层图上分析，进入左肺门的结构是（　　　）。

（孟海伟）

实验三　肺段与肺内管道的横断层解剖

【学习目标】

(1)知识目标:掌握肺的分叶和分段名称,以及肺内管道(肺段支气管、肺段动脉和肺段静脉)在胸部横断层图像中的识别方法;了解在关键层面根据段间静脉进行肺段划分的方法。

(2)能力目标:培养自主学习能力、敏锐的观察能力,以及规范描述(包括语言和手绘)正常结构的能力;在此基础上,培养综合分析判断、解决问题的能力;通过病例讨论,锻炼将断层解剖知识与临床实际紧密联系的思维能力。

(3)素质目标:通过对肺部断层实验及相关病例的学习,培养创新思维和批判性思维能力,树立严谨求实的科学精神,强化健康服务意识。

【实验准备】

(1)肺、肺段和支气管树的游离标本和模型。

(2)胸部连续横断层标本。

(3)胸部 CT 肺窗图像。

(4)数字人虚拟教学软件。

(5)结合理论课内容,对照胸部 CT 图像,分组进行胸部肺内管道和肺段横断层标本的观察。

【实验内容】

一、肺的整体观

1.观察肺的外形特点　肺尖、胸肋面、纵隔面、肺底、水平裂和斜裂等。观察肺门内结构的排列关系,包括进出肺门的主支气管、肺动脉分支和肺静脉属支。左侧肺门内,进出肺门的结构从上至下依次是左肺动脉、左主支气管、左上肺静脉和左下肺静脉;右肺门从上至下的结构依次是右主支气管、右肺动脉、右上肺静脉和右下肺静脉。两侧肺门结构从前至后依次是上肺静脉、主支气管、肺动脉和下肺静脉。

2.肺段的组成　肺段是支气管肺段的简称,每一肺段支气管及其所属的肺组织组成一个支气管肺段。肺段为锥形的肺组织,尖指向肺门,底朝向肺表面。肺段的主要结构有段支气管、段动脉和段静脉。

右肺被斜裂和水平裂分为上、中、下三叶,并进一步分为十个肺段。左肺被斜裂分为上、下两叶,进一步分为八个肺段。其中,右肺上叶包括尖段(段 1,S1)、后段(段 2,S2)和前段(段 3,S3);右肺中叶包括外侧段(段 4,S4)和内侧段(段 5,S5);右肺下叶包括上段(段 6,S6)、内侧底段(段 7,S7)、前底段(段 8,S8)、外侧底段(段 9,S9)和后底段(段 10,S10);左肺上叶包括尖后段(段 1+2,S1+2)、前段(段 3,S3)、上舌段(段 4,S4)和下舌段(段 5,S5);左肺下叶包括上段(段 6,S6)、内前底段(段 7+8,S7+8)、外侧底段(段 9,S9)和后底段(段 10,S10)。

观察左、右两肺内各叶和各段的位置和毗邻关系。依次观察左主支气管、右主支气管、各肺叶支气管及分支的段支气管的走行及位置。

二、肺内管道的标本和CT肺窗图像连续横断层观察

肺段支气管管壁较厚,在断层标本中呈白色或透明状。动脉和静脉管壁缺乏软骨,较薄,与支气管明显不同而较易区别。胸部CT图像上,支气管因管壁较厚而呈高密度环状影,管腔内包含空气,与周围肺组织密度几乎一致而呈低密度影。肺内血管管腔中充满血液,呈中高密度影,若管腔内有造影剂通过,则呈显著的高密度影。

肺段支气管的分支类型相对固定,在肺内按照一定位置规律分布,在横断层中可根据位置进行支气管的识别。肺段动脉在横断层中与支气管有相对固定的伴行关系,可依据伴行关系来确定位置。在右肺上叶,段动脉位于段支气管的前内侧;在右肺中叶,段动脉位于段支气管的前外侧;在右肺下叶,段动脉位于段支气管的外周。在左肺上叶上部(尖后段和前段),段动脉位于段支气管的前内侧;在左肺上叶下部(舌叶),段动脉位于段支气管的前外侧;在左肺下叶,段动脉位于段支气管的外周。肺静脉按照位置分为段间静脉、段内静脉和叶间静脉三类。段间静脉位于两个肺段交界处,常被用作划分肺段的依据;段内静脉位于肺段内部,其分布规律与动脉不同,或单独走行,不与支气管伴行;叶间静脉位于肺叶间。下面通过十个典型断层来介绍肺内管道在横断层的分布规律。

1. 气管杈层面 关键结构:尖段支气管,尖段动脉,左肺尖后段静脉(图3-3-1)。

本层面位于肺门上方,左肺断面中斜裂前方是上叶,前段和尖后段呈前、后分布,斜裂后方为下叶。在右肺斜裂前方的上叶内,前为前段,后为后段,靠近肺门的位置主要是尖段;斜裂后方为下叶。

(1)肺段支气管的识别:在左肺内,两组支气管呈前、后分布,前为前段支气管,后为尖后段支气管。在右肺内,支气管同样为两组,前为尖段支气管,表现为在尖段内部的圆形管道,位置靠近肺门;后段支气管位于尖段支气管的后外侧。

(2)肺段动脉的识别:在左肺上叶内,于尖后段支气管和前段支气管前内侧寻找尖后段动脉和前段动脉,二者均直接发自左肺动脉,前段动脉行向前,尖后段动脉发自左肺动脉断面的后外侧。在右肺上叶内,定位尖段支气管后,在其前内侧寻找尖段动脉。

(3)肺段静脉的识别:在左肺内,两组支气管中间的位置出现尖后段静脉,并逐渐向肺纵隔面中部走行,管径可较其他管道粗,是段间静脉,用于区分前段和尖后段。在右肺内,位于段支气管外侧或单独走行的管道通常为静脉,其中后段静脉较为恒定,位于断面的中部,直径明显粗大。

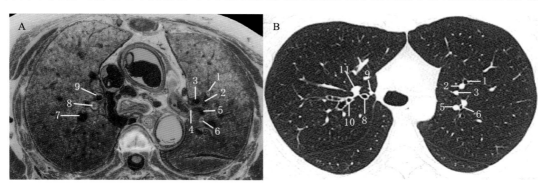

1—左肺前段支气管;2—左肺前段动脉;3—左肺尖后段静脉;4—左肺上叶动脉;5—左肺尖后段动脉;6—左肺尖后段支气管;7—右肺后段静脉;8—右肺尖段支气管;9—右肺尖段动脉;10—右肺后段支气管;11—右肺后段动脉

图 3-3-1 气管杈层面

A. 标本图像;B. CT肺窗图像

2. 右肺上叶支气管层面 关键结构:右肺上叶支气管,后段静脉,尖后段静脉(图3-3-2)。

本层面进入肺门,断面中左肺进入肺门的标志是左肺动脉,右肺进入肺门的标志是右肺上叶支气管。左肺主要显示前段和尖后段,随着斜裂前移,右肺下叶逐渐变大。随着右肺上叶支气管的出现,右肺尖段支气管同时消失,标志着尖段的消失。因此,右肺上叶内,前为前段,后为尖后段;斜裂前移,右肺下叶逐渐变大。

(1)肺段支气管的识别:在左肺内,以左肺尖后段静脉为标志,支气管分为前、后两组,前为左肺前段支气管,后为左肺尖后段支气管,两组支气管通常位于左肺动脉分支的外侧。在右肺内,右肺上叶支气管水平进入右肺上叶,其远端向前、后分别发出右肺前段支气管和右肺后段支气管,另一支右肺尖段支气管因为垂直上行,应在上方层面寻找。

(2)肺段动脉的识别:在左肺上叶内,左肺尖后段动脉和左肺前段动脉分别位于左肺尖后段支气管和左肺前段支气管的前内侧。在右肺上叶内,于右肺前段支气管前内侧寻找右肺前段动脉,并进一步追踪至上一级动脉,即右肺上叶动脉。

(3)肺段静脉的识别:在左肺内,左肺尖后段静脉进一步向肺纵隔面靠拢,为段间静脉,被左肺动脉和左肺前段动脉包绕。在右肺内,位于右肺前段动脉前内侧并紧贴肺纵隔面的为右肺尖段静脉,较为细小;在右肺前、后段支气管夹角处的粗大管道为右肺后段静脉,也是段间静脉,分隔肺前、后段支气管。

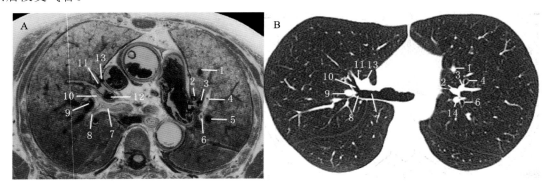

1—左肺前段静脉;2—左肺尖后段静脉;3—左肺前段动脉;4—左肺前段支气管;5—左肺尖后段静脉;6—左肺尖后段支气管;
7—右肺上叶支气管;8—右肺后段支气管;9—右肺后段静脉;10—右肺前段支气管;11—右肺前段动脉;
12—右肺上叶动脉;13—右肺尖段静脉;14—左肺尖后段动脉

图 3-3-2　右肺上叶支气管层面
A.标本图像;B.CT 肺窗图像

3. 中间支气管层面　关键结构:中间支气管,左肺前段支气管,左肺尖后段支气管。

随着层面逐渐下移,本层面左肺内管道向肺门聚集,逐渐增粗,主要出现前段和尖后段;左肺下叶逐渐变大,但管道尚不明显。右肺逐渐显现出右肺上叶下部,管道稀疏,主要包括前段和后段;右肺中叶随着水平裂的出现而显现,在本层面中不甚明显;右肺下叶位于斜裂后方,逐渐变大(图 3-3-3)。

(1)肺段支气管的识别:在左肺内,左肺动脉及其分支的前外侧可见支气管断层,前、后两支紧靠,前为左肺前段支气管,后为左肺尖后段支气管,二者即将汇合成支气管上干。在右肺内,肺门后部有较粗大的支气管,为右肺中间支气管;右肺上叶的前部可见右肺前段支气管和伴行动脉。

(2)肺段动脉的识别:左肺动脉进入左肺后发出左肺前段动脉和尖后段动脉,后转折至上叶支气管的外侧,入斜裂深部,向下变为左肺下叶动脉;在前段内,可在左肺前段支气管的内侧定位左肺前段动脉。在右肺内,也可在右肺前段支气管的内侧定位右肺前段动脉。

(3)肺段静脉的识别:在左肺内,粗大的左肺尖后段静脉的段间支进一步向肺门靠拢,紧贴肺纵隔面中部,尖后段内可见左肺尖后段静脉的段内支;前段内可见左肺前段静脉,不与支气管伴行,逐渐前行。在右肺内,右肺尖段静脉、右肺后段静脉和右肺前段静脉有逐渐靠拢的趋势,右肺尖段静脉位于前内侧,细小且紧贴肺纵隔面;右肺后段静脉位于后部,恒定且较为粗大;右肺前段静脉位于前外侧。

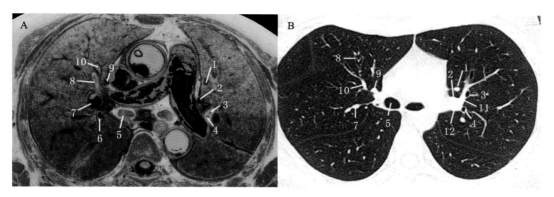

1—左肺前段静脉;2—左肺尖后段静脉;3—左肺前段支气管;4—左肺尖后段支气管;5—右肺中间支气管;6—右肺后段动脉;
7—右肺后段静脉;8—右肺前段支气管;9—右肺尖段静脉;10—右肺前段动脉;11—左肺前段动脉;12—左肺尖后段动脉

图 3-3-3 中间支气管层面
A. 标本图像;B. CT 肺窗图像

4. 右肺叶间动脉层面 关键结构:叶间动脉,上干,左肺下叶动脉。

本层面行至左肺前段和尖后段的下部,管道已集中在肺门附近,左肺下叶范围变大,但是管道不显著。右肺显示上叶底部,管道同样集中于肺门附近,右肺中叶较小,右肺下叶范围明显变大,但管道仍不显著(图 3-3-4)。

(1)肺段支气管的识别:在左肺内,仅在断面中部近肺门处出现一圆形短干,为左肺上叶支气管向上方发出的上干。在右肺内,因右肺中间支气管未分支,故在右肺门后部可见右肺中间支气管。

(2)肺段动脉的识别:在左肺内,左肺动脉发出左肺前段动脉和左肺尖后段动脉后,下行至左肺上叶支气管后方,变为左肺下叶动脉,位于斜裂深部,其后壁水平发出左肺上段动脉进入下叶上段。右肺叶间动脉延续至斜裂附近。

(3)肺段静脉的识别:在左肺内,左肺前段静脉位于前部;左肺尖后段静脉的段间支位于纵隔面中部,紧贴肺边缘,段内支位于支气管的外侧。在右肺内,右肺尖段静脉、右肺后段静脉和右肺前段静脉进一步靠拢,三者呈倒"品"字形,其中右肺后段静脉较为粗大,位于后部,右肺尖段静脉较为细小,位于前内侧肺纵隔面边缘。

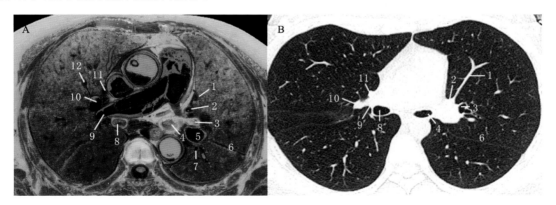

1—左肺前段静脉;2—左肺尖后段静脉;3—上干;4—左主支气管;5—左肺下叶动脉;6—斜裂;7—左肺上段动脉;
8—右肺中间支气管;9—右肺叶间动脉;10—右肺后段静脉;11—右肺尖段静脉;12—右肺前段静脉

图 3-3-4 右肺叶间动脉层面
A. 标本图像;B. CT 肺窗图像

5. 右肺叶间动脉分叉层面 关键结构:右肺中叶动脉,右肺下叶动脉,上段支气管。

本层面左肺进入舌叶层面,前为上舌段,后为下舌段,斜裂后方是右肺下叶上段。右肺上叶即将消失,中叶逐渐显著,下叶出现上段的主要管道(图 3-3-5)。

（1）肺段支气管的识别：左主支气管发出左肺上叶支气管后，主干向下变为左肺下叶支气管进入左肺下叶，后壁亦水平向后外发出左肺上段支气管；在舌叶内，支气管下干行向外侧下方进入舌叶。在右肺内，右肺中间支气管即将分叉，其后壁水平发出上段支气管，进入右肺下叶上段。

（2）肺段动脉的识别：在左肺内，左肺下叶动脉已经分叉；在斜裂前方的舌叶内，舌动脉干进入舌叶后已经分为上舌段动脉和下舌段动脉；在斜裂后方的下叶内，内前底段动脉和外后底段动脉呈前后排列。在右肺内，叶间动脉已前、后分为右肺中叶动脉和右肺下叶动脉，后者位于斜裂深面。

（3）肺段静脉的识别：在左肺内，左肺上叶静脉进入纵隔汇入左上肺静脉。在右肺内，右肺上叶静脉进入纵隔，并从前方接收前段静脉的汇入。

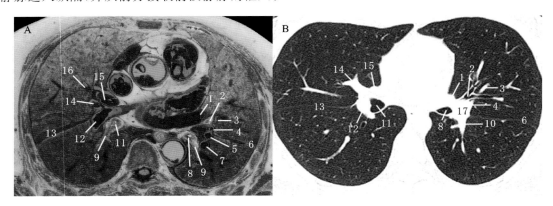

1—左上肺静脉；2—左肺下干；3—左肺上舌段动脉；4—左肺下舌段动脉；5—左肺内前底段动脉；6—左肺斜裂；
7—左肺外后底段动脉；8—左肺下叶支气管；9—右肺上段支气管；10—左肺上段动脉；11—右肺中间支气管；
12—右肺下叶动脉；13—右肺斜裂；14—右肺中叶动脉；15—右上肺静脉；16—右肺前段静脉；17—左肺下叶动脉

图 3-3-5　右肺叶间动脉分叉层面
A. 标本图像；B. CT 肺窗图像

6. 中间支气管分叉层面　关键结构：右肺中叶支气管，右上肺静脉，支气管基底干。

本层面左肺前部主要表现为舌叶的管道，前为上舌段，后为下舌段；在斜裂后方的左肺下叶上段内，管道逐渐变多。右肺上叶几乎消失，右肺中叶逐渐明显；右肺下叶与左肺下叶类似，主要为上段（图 3-3-6）。

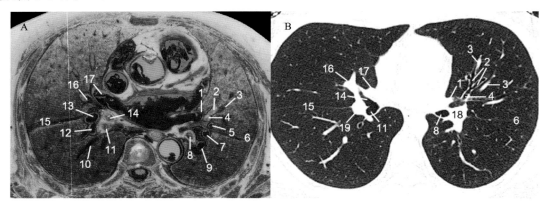

1—舌静脉干；2—上舌段支气管；3—上舌段动脉；4—下舌段支气管；5—下舌段动脉；6—左肺斜裂；7—内前底段动脉；
8—外后底段动脉；9—左肺支气管基底干；10—上段静脉；11—右肺下叶支气管基底干；12—后底段动脉；
13—内前外底段动脉；14—右肺中叶支气管；15—右肺斜裂；16—右肺中叶动脉；
17—右上肺静脉；18—左肺下叶动脉；19—右肺下叶动脉

图 3-3-6　中间支气管分叉层面
A. 标本图像；B. CT 肺窗图像

（1）肺段支气管的识别：在左肺内，舌叶内支气管分为前、后两组，前部较细的为上舌段支气管，后部位于斜裂前方较粗的为下舌段支气管；在左肺下叶内，支气管基底干位于近肺门处，向下延续直至分出各个底段支气管。在右肺内，中间支气管分为前、后两组，前为右肺中叶支气管，后为右肺下叶支气管基底干，二者分别进入右肺中叶和右肺下叶。

（2）肺段动脉的识别：在左肺内，上舌段动脉位于上舌段支气管的前外侧，下舌段动脉位于下舌段支气管的后外侧；在左肺下叶内，内前底段动脉和外后底段动脉位于支气管基底干外周。在右肺中叶内，右肺中叶动脉进一步进入右肺中叶内部；在右肺下叶内，右肺下叶动脉已分为两支，前为内前外底段动脉，后为后底段动脉。

（3）肺段静脉的识别：在左肺内，舌静脉干粗大，汇入左上肺静脉。在右肺内，右上肺静脉汇入左心房；在右肺下叶内，较为水平的静脉为上段静脉的下支，用于区分上段和各个底段。

7. 右肺中叶支气管分叉层面　关键结构：外侧段动脉，内侧段动脉，舌静脉干。

本层面左肺上叶内仍然为上、下舌段；左肺下叶随着左下肺静脉出现，上段消失，出现各个底段。右肺中叶显著，外侧为外侧段，内侧为内侧段；右肺下叶内上段消失，逐渐出现各个底段（图3-3-7）。

（1）肺段支气管的识别：在左肺内，上舌段支气管逐步行向前下，在断面中位于舌叶中前部；下舌段支气管位于舌叶后部，清晰可辨。在右肺内，右肺中叶支气管行向右肺中叶内部，其末端分为外侧段支气管和内侧段支气管。

（2）肺段动脉的识别：在左肺内，上、下舌段动脉分别位于上舌段支气管前外侧和下舌段支气管后外侧；在左肺下叶内，内前底段动脉和外后底段动脉围绕在支气管基底干的外周。右肺中叶动脉深入右肺中叶内，分为内侧段动脉和外侧段动脉；在右肺下叶内，前为内前外底段动脉，较为粗大，后为后底段动脉。

（3）肺段静脉的识别：在左肺内，舌静脉干继续横向前外侧，穿过上、下舌段两组管道之间，为段间支；在左肺下叶内，上段静脉即将汇入左心房。在右肺内，右上肺静脉正汇入左心房，右肺下叶的上段静脉即将汇入左心房。

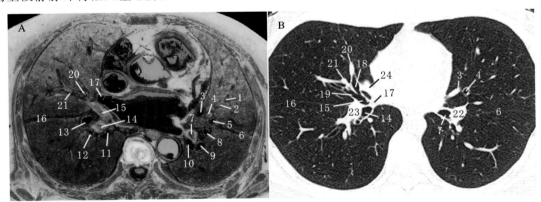

1—上舌段动脉；2—上舌段支气管；3—舌静脉干；4—下舌段支气管；5—下舌段动脉；6—左肺斜裂；7—左肺支气管基底干；
8—内前底段动脉；9—外后底段动脉；10—左肺上段静脉；11—右肺上段静脉；12—后底段动脉；
13—内前外底段动脉；14—右肺支气管基底干；15—右肺中叶支气管；16—右肺斜裂；
17—右上肺静脉；18—内侧段支气管；19—外侧段支气管；20—内侧段动脉；21—外侧段动脉；
22—左肺下叶动脉；23—右肺下叶动脉；24—右肺中叶静脉

图 3-3-7　右肺中叶支气管分叉层面
A. 标本图像；B. CT肺窗图像

8. 左下肺静脉层面　关键结构：右肺内侧底段支气管，左下肺静脉，左肺内前底段支气管。

本层面两肺的斜裂进一步前移，左肺上叶的上舌段和下舌段逐渐变小，左肺下叶为各个底段。右肺上叶外侧段和内侧段按位置排列，下叶亦为各个底段（图3-3-8）。

（1）肺段支气管的识别：在左肺内，舌叶内仅剩后部的下舌段支气管；在左肺下叶内，支气管先

Note

分为前、后两组，前为左肺内前底段支气管，后为左肺外后底段支气管，后者进一步下行分为外侧底段支气管和后底段支气管。在右肺中叶的两组支气管中，位于内侧的为内侧段支气管，位于外侧的为外侧段支气管；在右肺下叶内，支气管基底干分为内侧细小的右肺内侧底段支气管和外侧较为粗大的前外后底段支气管，后者为前底段支气管、外侧底段支气管和后底段支气管的共干。

（2）肺段动脉的识别：在左肺内，上舌段动脉逐渐消失，下舌段动脉位于下舌段支气管的后外侧；在左肺下叶内，底段动脉逐渐分出，内前底段动脉、外侧底段动脉和后底段动脉位于支气管的外周。在右肺中叶内，外侧段动脉和内侧段动脉伴行于支气管的前外侧；在右肺下叶内，内前外底段动脉进一步分为内侧底段动脉（位于最内侧）、前底段动脉（位于前方）和外侧底段动脉（行向外侧）。

（3）肺段静脉的识别：在左肺内，舌静脉干继续从上、下舌段两组管道之间穿行；在左肺下叶内，上段静脉汇入左下肺静脉，后者从后外侧汇入左心房。在右肺内，中叶静脉正汇入右上肺静脉。

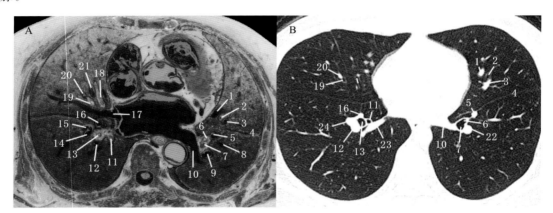

1—舌静脉干；2—下舌段支气管；3—下舌段动脉；4—左肺斜裂；5—内前底段动脉；6—左肺内前底段支气管；7—外后底段支气管；
8—外侧底段动脉；9—左肺后底段支气管；10—左下肺静脉；11—右肺内侧底段支气管；12—右肺后底段动脉；
13—前外后底段支气管；14—外侧底段动脉；15—前底段动脉；16—内侧底段动脉；17—右肺中叶静脉；
18—内侧段支气管；19—外侧段支气管；20—外侧段动脉；21—内侧段动脉；
22—外后底段动脉；23—右肺上段静脉；24—前外侧底段动脉

图 3-3-8 左下肺静脉层面
A. 标本图像；B. CT 肺窗图像

9. 底段总静脉层面 关键结构：右下肺静脉，底段总静脉。

本层面左肺舌叶和右肺中叶进一步变小，但仍可通过舌静脉干和外侧段静脉分别划分为上、下舌段，以及内、外侧段。两肺的下叶各个底段按内侧、前方、外侧和后方排列（图 3-3-9）。

（1）肺段支气管的识别：在左肺内，舌叶内仅剩后部的下舌段支气管；在左肺下叶内，各底段支气管亦根据位置进行识别判断，前方为内前底段支气管，外侧为外侧底段支气管，后方为后底段支气管。在右肺中叶内，仅剩内侧段支气管；在右肺下叶内，各底段支气管根据位置进行识别判断。

（2）肺段动脉的识别：在左肺内，下舌段动脉位于下舌段支气管的后外侧；各底段动脉逐渐分开，前方可见内前底段动脉的分支，外侧底段支气管外侧可见外侧底段动脉，后底段支气管后方可见后底段动脉。在右肺内，外侧段动脉和内侧段动脉均伴行于支气管的前外侧；在右肺下叶内，各底段动脉已分开，均伴行于底段支气管的外周。

（3）肺段静脉的识别：在左肺内，舌静脉干斜行穿过上、下舌段之间；左下肺静脉离开左心房后变为底段总静脉。在右肺内，右肺中叶中部有外侧段静脉，为段间静脉，分隔外侧段和内侧段；右肺下叶内右下肺静脉汇入左心房。

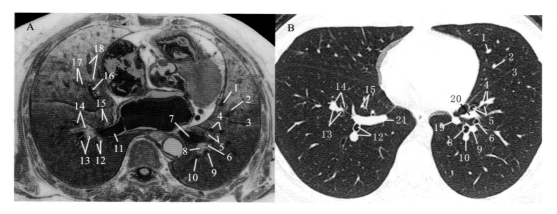

1—舌静脉干；2—下舌段支气管和动脉；3—左肺斜裂；4—内前底段动脉；5—内前底段支气管；6—外侧底段支气管；
7—左肺底段总静脉；8—后底段支气管；9—外侧底段动脉；10—后底段动脉；11—右下肺静脉；12—后底段支气管和动脉；
13—外侧底段支气管和动脉；14—前底段支气管和动脉；15—内侧底段支气管和动脉；16—外侧段静脉；
17—外侧段支气管和动脉；18—内侧段支气管和动脉；19—底段下静脉；20—底段上静脉；21—右肺底段总静脉

图 3-3-9 底段总静脉层面

A.标本图像；B.CT 肺窗图像

10. 底段上、下静脉层面 关键结构：底段支气管，底段上静脉，底段下静脉。

本层面左肺舌叶和右肺中叶内管道逐渐不清晰，左肺上叶为上、下舌段，右肺中叶为内、外侧段。两肺的下叶各个底段更加显著，按内侧、前方、外侧和后方排列，管道进一步细分（图 3-3-10）。

（1）肺段支气管的识别：在左肺下叶内，底段支气管分为三组，前方为内前底段支气管，外侧和后方分别为外侧底段支气管和后底段支气管。在右肺下叶内，底段支气管分为四组，分别位于内侧、前方、外侧和后方，依次为内侧底段支气管、前底段支气管、外侧底段支气管和后底段支气管。

（2）肺段动脉的识别：两肺下叶各底段动脉位于底段支气管周围，通常位于前外侧、外侧或后外侧。

（3）肺段静脉的识别：在左肺下叶内，底段总静脉分为底段上、下静脉，底段上静脉行于内前底段和外侧底段中间，底段下静脉行向外侧底段和后底段中间。在右肺下叶内，底段上静脉和底段下静脉相较于其他肺内管道更为粗大，且更加靠近肺门，故易与支气管和动脉鉴别。

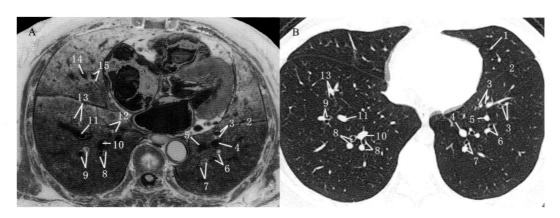

1—舌静脉干；2—左肺斜裂；3—内前底段支气管和动脉；4—左肺底段上静脉；5—左肺底段下静脉；6—左肺外侧底段支气管和动脉；
7—左肺后底段支气管和动脉；8—右肺后底段支气管和动脉；9—右肺外侧底段支气管和动脉；
10—右肺底段下静脉；11—右肺底段上静脉；12—内侧底段支气管和动脉；
13—前底段支气管和动脉；14—外侧段静脉；15—内侧底段支气管和动脉

图 3-3-10 底段上、下静脉层面

A.标本图像；B.CT 肺窗图像

病例讨论
答案

三、病例讨论

女性,45岁,无明显不适,无吸烟史,常规体检行胸部 CT 检查时发现肺部结节,CT 检查图像见图 3-3-11。

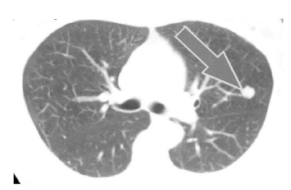

图 3-3-11　患者胸部 CT 图像

(1)请描述该平面两侧肺门处出现的主要结构。
(2)该高密度肺结节位于哪个肺段?

【思考题】

一、名词解释

(1)肺段:
(2)肺门:
(3)肺根:

二、简答题

(1)简述右肺的分叶和分段。
(2)简述左肺的分叶和分段。
(3)在右肺下叶的分段中,有哪些肺静脉是段间静脉?它们各分开了哪两个相邻肺段?

三、填图题

写出图中所标记的结构名称。

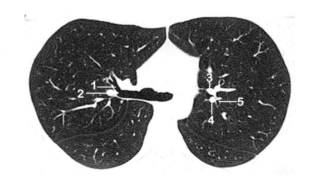

1._____　　2._____　　3._____　　4._____　　5._____

思考题答案

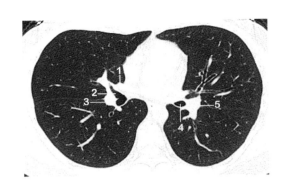

1. _____　　2. _____　　3. _____　　4. _____　　5. _____

（左一智）

第四章　腹　　部

实验一　腹部连续横断层解剖

扫码看课件

【学习目标】

(1)知识目标:掌握正常状态下腹部的脏器(如肝、胃、脾、胰腺、肾、肠管)及其重要血管(肝门静脉等)、神经在断层的形态、位置、毗邻及影像学表现;熟悉腹膜形成的特殊结构、间隙及其内容以及腹膜腔的分区;了解腹部标志性结构及其临床意义。

(2)能力目标:培养自主学习能力、敏锐的观察能力和规范描述(语言和手绘)正常结构的能力。通过病例讨论,锻炼归纳总结的能力和将断层解剖知识与临床实际紧密联系的思维能力。

(3)素质目标:培养创新科研思维,尤其是批判性思维,以及比较鉴别、严谨求实的科学精神。同时,树立健康服务意识,培养良好的职业心理素质和责任感。

【实验准备】

(1)腹部、肝、胃、胰腺、脾、肾脏、肠管的游离标本,腹部整体结构标本。

(2)腹部连续横断层标本。

(3)CT图像,腹部的超声图像。

(4)数字人虚拟教学软件。

(5)结合理论课内容,对照腹部标本、CT图像,分组进行腹部断层标本的观察。

【实验内容】

一、腹部的整体观

腹部体表的上界由剑突或剑胸结合处、肋弓、第11肋前端、第12肋下缘、第12胸椎棘突的连线组成,下界由耻骨联合上缘、耻骨嵴、耻骨结节、腹股沟、髂前上棘、髂嵴至第5腰椎棘突的连线组成。腹壁两侧以腋后线为界,分为腹前外侧壁和腹后壁。

腹部的标志性结构:剑突平第9胸椎;肋弓最低点平第3腰椎;脐位于腹前正中线上,平第3、4腰椎间盘;脐平面上方约2.5 cm处平对肠系膜下动脉起始处。

腹腔的境界与腹部的体表境界不同,前者上界是向上膨隆的膈穹窿,下方则通过骨盆上口突向盆腔,故其下界是盆腔的底。由于右侧和左侧的膈穹窿可分别高达第4或第5肋间隙水平,回肠等腹腔脏器也经常进入盆腔,所以腹腔的实际范围要大大超过腹部的体表境界。腹腔以小骨盆入口为界可分为上方的固有腹腔和下方的盆腔。腹腔内有消化系统的大部分和泌尿系统的一部分,以及脾、肾上腺、血管、神经、淋巴管和淋巴结等,大部分腹腔脏器的表面和腹壁的内表面有腹膜覆盖。

腹膜作为全身最大和配布最为复杂的浆膜,由衬贴于腹壁、盆壁内面的壁腹膜和腹、盆腔脏器表面的脏腹膜组成。脏、壁腹膜相互延续而围成的不规则的潜在性腔隙,称为腹膜腔。腹膜腔可分为大腹膜腔和小腹膜腔。小腹膜腔即网膜囊,位于胃和小网膜的后方;大腹膜腔为网膜裂以外的腹膜腔,二者借网膜孔相交通。腹膜由壁层移行于脏层或由一个脏器移行至另一个脏器的过程中形成网膜、系膜、韧带和皱襞等。在整体标本上观察腹膜形成的结构,在典型层面对照腹部的断层和影像学图像进行观察。

通常以横结肠及其系膜为界,将腹膜腔分为结肠上区和结肠下区。结肠上区介于膈与横结肠及其系膜之间,又称膈下间隙。此间隙又被肝分为肝上间隙和肝下间隙。肝上间隙被镰状韧带和左三角韧带分为右肝上间隙、左肝上前间隙和左肝上后间隙;肝下间隙被肝圆韧带分为右肝下间隙和左肝下间隙,后者又被小网膜和胃分成左肝下前间隙和左肝下后间隙(网膜囊)。在整体标本上观察腹膜腔的分区和各个间隙,结合断层和影像学图像观察腹部主要结构的位置及毗邻关系。

二、腹部标本和 CT 图像连续横断层观察

通过腹部连续横断层标本和高清晰 CT 图像,结合数字人虚拟教学软件断层解剖观察腹部主要结构在横断层的变化规律。重点观察典型层面的主要结构,如第二肝门、肝门静脉、肠系膜上动脉、肾等重点断层。通过上、下连续追踪同一器官的形态特点、位置、毗邻及影像学表现,把握变化规律。因个体形态之间的差异,要学会举一反三,以断层标本图像的不变应临床影像学图像的万变。

1. 第二肝门层面　关键结构:第二肝门,胃,冠状韧带。

此层面经第 10 胸椎椎体上份。膈以"穹窿"形态将胸腔、腹腔分隔,此横断层上可以看到膈内侧为腹腔,外侧为胸腔。椎体前方可见食管和主动脉呈前后排列,肝左外叶和胃底首次出现,在此横断层可观察到部分右心室。第二肝门的出现是本层面的重要特征,位于肝腔静脉沟上份,通过肝左、中、右静脉出肝处可确定第二肝门。肝右静脉出肝后开口于下腔静脉右壁,肝左、中静脉共同开口于下腔静脉左前壁。肝冠状韧带和肝裸区被切及,右肝上间隙位于膈与右肝叶之间(图 4-1-1)。

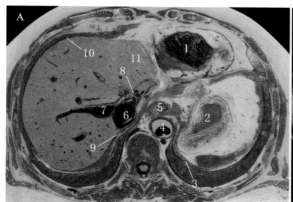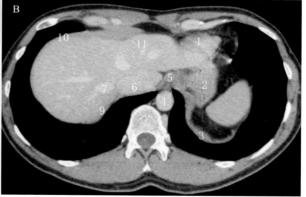

1—右心室;2—胃底;3—膈;4—胸主动脉;5—食管;6—下腔静脉;7—肝右静脉;8—肝左、中静脉共干;

9—冠状韧带上层;10—右肝上间隙;11—肝左内叶

图 4-1-1　第二肝门层面

A. 标本图像;B. CT 增强图像

2.胃贲门层面 关键结构:胃贲门,肝裸区,胃裸区。

此层面经第11胸椎椎体上份。心已基本消失,或可见小部分右心室。左、右肺仅余下叶的一小部分,肋胸膜和膈胸膜之间可见肋膈隐窝。肝呈楔形占据腹腔右前方,肝实质中可见长轴指向下腔静脉的肝左、中、右静脉。肝尾叶较上一层面为大,其前面与左外叶之间可见静脉韧带裂,围绕肝尾状叶的">"形间隙的是网膜囊上隐窝。冠状韧带上、下层之间,腹膜未覆盖的部分为肝裸区。食管腹部段连于胃贲门,其右可见胃膈韧带续于小网膜的后层,腹膜未覆盖的胃裸区增大且清晰(图4-1-2)。

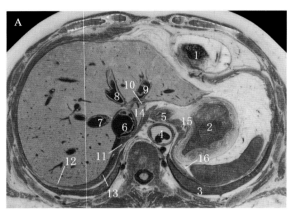
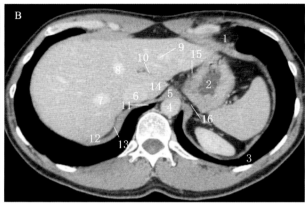

1—右心室;2—胃底;3—肺下叶;4—胸主动脉;5—食管;6—下腔静脉;7—肝右静脉;8—肝中静脉;9—肝左静脉;10—静脉韧带裂;
11—冠状韧带上层;12—冠状韧带下层;13—肝裸区;14—肝尾状叶;15—胃裸区;16—胃膈韧带

图4-1-2 胃贲门层面
A.标本图像;B.CT增强图像

3.肝门静脉左支角部层面 关键结构:肝门静脉左支角部,肝,胃,脾。

此层面经第11胸椎椎体下份。胸腔内肺已消失,可更加清晰地观察到肋膈隐窝。腹腔内从右往左可观察到肝、胃底、脾,脾在胃后方呈"新月"状。肝门静脉左支角部首先出现在这个断层,肝门静脉左支由上至下分为角部、横部(起始-矢状部)、囊部。肝左静脉上、下根出现,肝门静脉左内支在其后,肝中、左静脉之间有肝门静脉右前上支的分支(图4-1-3)。

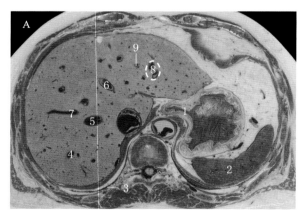
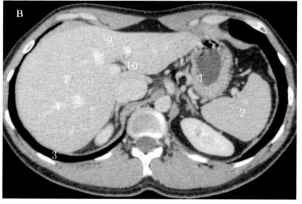

1—胃贲门;2—脾;3—肋膈隐窝;4—肝门静脉右后上支;5—肝右静脉;6—肝中静脉;7—肝门静脉右前上支;
8—肝左静脉上、下根;9—肝门静脉左外上支;10—肝门静脉左支角部

图4-1-3 肝门静脉左支角部层面
A.标本图像;B.CT增强图像

4.肝门静脉左支矢状部层面 关键结构:肝门静脉左支矢状部,肝,胃,脾。

此层面经第12胸椎椎体上份。肝门静脉左支矢状部是本层面的重要特征。肝实质内可看到肝内的门静脉支和肝静脉支相间出现。脾的断面变大,膈脾韧带将其固定于膈肌,在胃和脾之间可见胃脾韧带(内有胃短动脉穿行)。网膜囊脾隐窝出现在胃脾韧带前方,其后外侧可见胃脾隐窝。膈脚与椎体前方为膈脚后间隙,其内可见奇静脉、半奇静脉、胸导管。左肾上腺相较于右肾上腺先出现,位于胃后壁、膈、脾围成的三角形区域内(图4-1-4)。

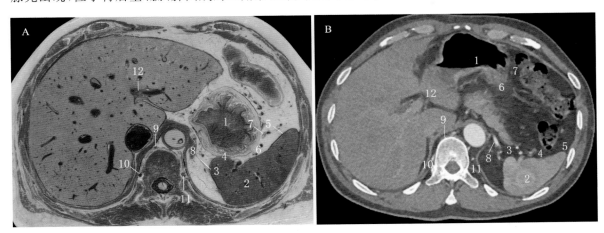

1—胃贲门;2—脾;3—膈脾韧带;4—脾隐窝;5—胃脾隐窝;6—胃脾韧带;7—胃短动脉;8—左肾上腺;9—胸导管;
10—奇静脉;11—半奇静脉;12—肝门静脉左支矢状部

图4-1-4　肝门静脉左支矢状部层面

A. 标本图像;B. CT增强图像

5. 肝门层面　关键结构:肝门静脉右支,肝胃韧带,右三角韧带。

此层面经第12胸椎椎体下份。肝门静脉及其右支是本层面的特征,它们是肝门出现的标志,位于下腔静脉前方或右方。肝尾状突前方横沟内可观察到肝门静脉左支横部和右支主干的分叉处。经肝门向左,肝胃韧带行经静脉韧带裂连于胃小弯,内有胃左动脉、胃左静脉、淋巴结和脂肪组织,有时迷走肝左动脉亦居其中。胆囊出现于肝门静脉右支前方,其左侧可见肝左、右管,右侧可见肝固有动脉右支。肝圆韧带裂经肝门向前延伸。肝尾状叶被一弓状切迹分成左侧部的肝乳头突和右侧部的肝尾状突。右肾上腺位于下腔静脉、肝裸区、膈肌三者围成的三角形区域内(图4-1-5)。

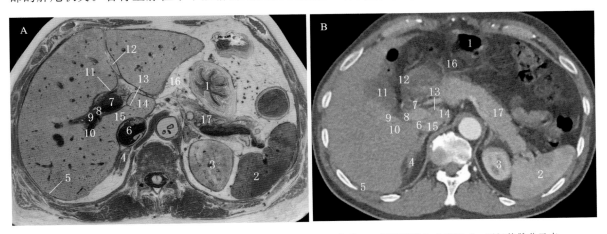

1—胃体;2—脾;3—左肾;4—右肾上腺;5—右三角韧带;6—下腔静脉;7—肝门静脉左支横部;8—肝门静脉分叉点;
9—肝门静脉右支;10—肝门静脉右后支;11—胆囊;12—肝圆韧带裂;13—弓状切迹;
14—肝乳头突;15—肝尾状突;16—肝胃韧带;17—胰腺

图4-1-5　肝门层面

A. 标本图像;B. CT增强图像

6. 肠系膜上动脉层面　关键结构:肠系膜上动脉,门腔间隙,胰腺,网膜囊。

此层面经第1腰椎椎体下份。椎体前方可追踪到腹主动脉发出的肠系膜上动脉,十二指肠上部、胃幽门部可被切及,肝逐渐缩小,可观察到肝门右切迹。肝门静脉与下腔静脉之间的空隙称为门腔间隙,在此层面可看到"哑铃"形状的门腔淋巴结,注意结合上、下层观察门腔间隙内容物的逐层变化。胆囊底、右肾开始出现,左肾门内结构可清晰辨识。胰腺开始清晰,胰头、体、尾出现,胰尾抵达脾门(图4-1-6)。

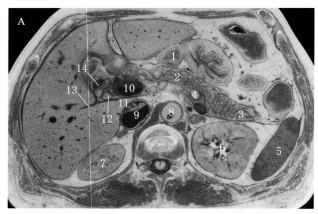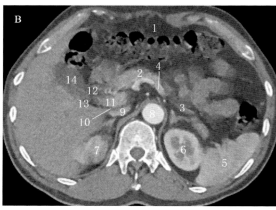

1—胃幽门部;2—胰体;3—胰尾;4—脾动脉;5—脾;6—左肾门;7—右肾;8—腹主动脉;9—下腔静脉;10—肝门静脉;
11—门腔间隙;12—门腔淋巴结;13—肝门右切迹;14—胆囊底

图 4-1-6 肠系膜上动脉层面

A. 标本图像;B. CT 增强图像

7. 肾门中份层面 关键结构:胰头,胰钩突,十二指肠空肠曲,肾门。

此层面经第2腰椎椎体下份。脊柱后外部可见右侧的肋膈隐窝(左侧相对已消失)。椎体前方可见左、右膈脚断面,腹主动脉和下腔静脉之间可见主动脉肾神经节。右肾静脉相较左肾静脉短且粗,同名动脉(即左、右肾动脉)不在同一水平面上。十二指肠空肠曲出现,胰头位于十二指肠空肠曲和十二指肠降部之间。胆总管下行于胰头的后方,下腔静脉的前方(图4-1-7)。

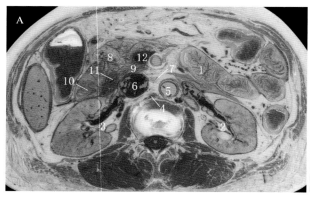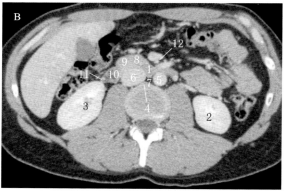

1—十二指肠空肠曲;2—左肾门;3—右肾门;4—右膈脚;5—腹主动脉;6—下腔静脉;7—主动脉肾神经节;8—胰头;
9—胰钩突;10—十二指肠降部;11—胆总管;12—肠系膜上静脉

图 4-1-7 肾门中份层面

A. 标本图像;B. CT 增强图像

8. 胰头下份层面 关键结构:胰头,胆总管,肠系膜上动、静脉。

此层面经第3腰椎椎体上份。此层面可清晰地看到脊柱前方的腹主动脉、下腔静脉和腰交感干。左、右膈脚逐渐消失,腰大肌逐渐明显。左肾内侧输尿管出现并走向腰大肌前方,右肾盂离开肾门。肝右叶明显变小,十二指肠升部和十二指肠降部同时出现。腹部脏器自右向左依次为结肠右曲、十二指肠降部、胃体、十二指肠升部、横结肠、空肠、降结肠。胰头逐渐消失,胰头右后缘和十二指肠之间可看到胆总管末段。值得注意的是,肠系膜动、静脉是中腹部的重要血管,二者位于腹主动脉前方偏左。肠系膜动脉位于肠系膜静脉的左后方,且其管径小于肠系膜静脉。在肠系膜上静脉和下腔静脉之间可确定胰钩突的位置(图 4-1-8)。

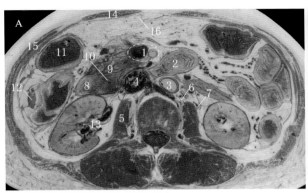
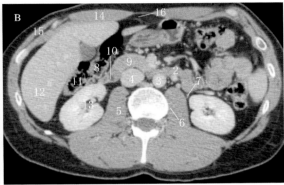

1—肠系膜上动、静脉;2—十二指肠升部;3—腹主动脉;4—下腔静脉;5—腰大肌;6—腰交感干;7—左输尿管;8—十二指肠降部;
9—胰头;10—胆总管末段;11—结肠右曲;12—肝右叶;13—右肾盂;14—腹直肌;
15—从外向内:腹外斜肌、腹内斜肌、腹横肌;16—肝圆韧带

图 4-1-8 胰头下份层面
A. 标本图像;B. CT 增强图像

9. 左肾下极层面 关键结构:左、右肾,肠系膜,左、右结肠旁沟。

此层面经过第 4 腰椎椎体上份。左、右肾明显变小,左肾接近消失。此层面主要看到的是胃肠道的断面,其配布特点为:左、右分别为升、降结肠;前方为横结肠、胃、大网膜、空肠;中间为十二指肠降部、水平部的移行部和肠系膜。另外,肠系膜中可见肠系膜动、静脉分支、属支及其分散的多个椭圆形淋巴结(图 4-1-9)。

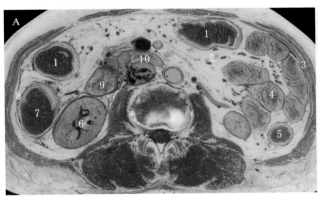
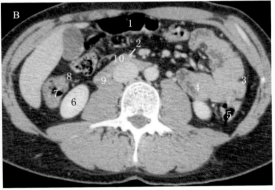

1—横结肠;2—肠系膜及其内部淋巴结;3—左结肠旁沟;4—空肠;5—降结肠;6—右肾;7—升结肠;
8—右结肠旁沟;9—十二指肠降部;10—十二指肠水平部

图 4-1-9 左肾下极层面
A. 标本图像;B. CT 增强图像

10. 右肾下极层面 关键结构:腹前外侧壁,右肾,下腔静脉。

此层面经第 4 腰椎椎体中份。此层面腹壁结构显示最为清晰,自腹中线(腹白线)向外可观察到腹直肌、腹直肌鞘以及腹外侧壁由外向内依次排列的三层阔肌(腹外斜肌、腹内斜肌、腹横肌)。左肾已消失,可见小部分右肾下极,腹主动脉和下腔静脉之间可见中间腰淋巴结(图 4-1-10)。

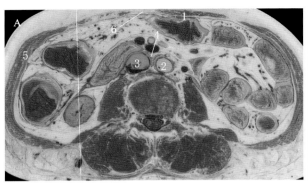 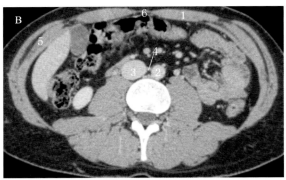

1—腹直肌；2—腹主动脉；3—下腔静脉；4—中间腰淋巴结；5—从外向内：腹外斜肌、腹内斜肌、腹横肌；6—腹白线

图 4-1-10　右肾下极层面

A.标本图像；B.CT 增强图像

三、病例讨论

病例 1：男，73 岁，因胃反酸行胃镜检查发现胃贲门肿物 4 天。

动脉增强 CT 表现：胃贲门旁胃壁明显异常增厚，累及胃小弯侧，呈肿块样突入腔内。胃周脂肪间隙模糊，胃贲门右侧、胃小弯侧、腹腔干旁及主动脉周围可见多发肿大淋巴结，部分明显肿大。肝左叶、贲门右肿大淋巴结局部与胃壁分界不清，腹腔干旁肿大淋巴结与左侧肾上腺、腹膜及左侧肾静脉分界不清。肝表面光滑，密度均匀，各叶比例未见异常改变。肝实质内可见低密度灶，大小约 6 mm，增强扫描后未见明显强化。肝内、外胆管未见扩张，肝裂不宽，肝门结构正常。肝增强扫描动脉期、门脉期均未见明显异常强化影。脾的形态、密度未见异常。腹膜后未见明显肿大淋巴结。双肾可见囊状低密度影，增强扫描后未见明显强化。扫描层面胰腺未见异常，增强扫描未见明显异常强化（图 4-1-11）。

诊断为胃癌，结合胃的应用解剖和断层解剖，探讨胃的毗邻关系，包括胃前方的毗邻和胃后方的毗邻。根据胃的毗邻关系，思考胃病变有可能侵及哪些器官？有可能出现哪些临床症状？

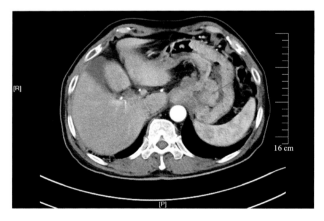

图 4-1-11　病例 1 的 CT 图像

病例 2：女，57 岁，因腹痛、输尿管结石就诊。

增强 CT 影像学表现：肝表面光滑，密度普遍减低，各叶比例未见异常改变。肝左叶可见类圆形低密度影，直径约 11 mm。腹膜后未见明显肿大淋巴结。扫描层面胰腺、双侧肾上腺未见异常；右肾可见类圆形混杂密度影，长约 46 mm，突出肾轮廓外。增强扫描后，皮质期实质部分明显强化，其内可见斑片状无强化区，实质期强化稍降低，延迟期强化减低。左肾可见类圆形无强化低密度影，直径为 23 mm，囊壁可见钙化灶。中上腹腔内可见局灶性脂肪密度增高，肠系膜根部血管集聚（图 4-1-12）。

诊断：考虑右肾透明细胞癌，左肾复杂性囊肿。结合肾的断层解剖，探讨肾的位置及毗邻关系。思考肾病变有可能影响其邻近的哪些器官？有可能出现哪些临床症状？

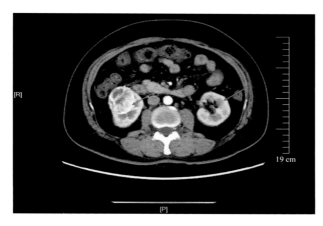

图 4-1-12　病例 2 的 CT 图像

【思考题】

一、名词解释

（1）网膜囊：

（2）肝肾隐窝：

二、简答题

简述肝门平面在腹部横断层中的标志性意义。

三、填图题

请指认下图胰头下份层面标本中数字位置对应的结构。

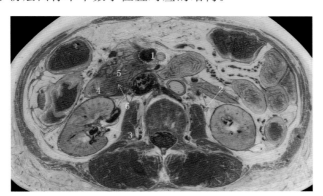

1. _____　　　　2. _____　　　　3. _____

4. _____　　　　5. _____　　　　6. _____

（王　悦）

实验二　上腹部连续矢状、冠状断层解剖

【学习目标】

（1）知识目标：掌握正常状态下上腹部脏器——肝、胃、胆囊、胰腺、脾、肾和肾上腺等结构在矢状断层和冠状断层的形态、位置和毗邻；肝内门静脉和肝静脉的走行、分支和分布；腹膜形成的结构，肝的韧带和网膜囊的位置。熟悉腹膜腔的分区，腹腔干主要分支和分布。了解上腹部的重要淋巴结和上腹部的标志性结构及其临床意义。

（2）能力目标：培养自主学习能力、敏锐的观察能力和规范描述正常结构的能力。在此基础上培养综合分析判断、解决问题的能力。通过病例讨论，锻炼归纳总结能力和将断层解剖知识与临床实际紧密联系的思维能力。

（3）素质目标：夯实理论基础，培养创新科研思维、严谨求实的科学精神、良好的职业心理素质和职业责任感。同时，塑造健全的人格和树立良好的健康服务意识。

【实验准备】

（1）上腹部脏器——肝、胃、胆囊、胰腺、脾的游离标本，上腹部整体结构标本，网膜和网膜囊模型。

（2）上腹部矢状断层和冠状断层标本。

（3）上腹部 X 线、CT 图像，肝、胃、胆囊、胰腺、脾的超声图像。

（4）数字人虚拟教学软件。

（5）结合理论课内容，对照上腹部标本、X 线及 CT 图像，分组进行上腹部断层标本的观察。

【实验内容】

一、上腹部的整体观

（1）在整体标本上观察腹膜形成的结构以及结肠上区的各个间隙。

（2）结合游离标本，在整体标本上观察上腹部脏器——肝、胃、胆囊、胰腺、脾的位置及毗邻结构。

（3）观察肝门结构。肝的脏面横沟亦称肝门或第一肝门，有肝左管、肝右管、肝门静脉左支、肝门静脉右支、肝固有动脉左支、肝固有动脉右支、淋巴管及神经等出入。这些出入肝门的结构总称为肝蒂，走行于肝十二指肠韧带内。在肝门处，一般肝左、右管在前，肝固有动脉左、右支居中，肝门静脉左、右支在后。此外，肝左、右管的汇合点最高，紧贴横沟；肝门静脉的分叉点稍低，距横沟稍远；肝固有动脉的分叉点最低，一般相当于胆囊管与肝总管汇合部的水平。在肝十二指肠韧带内，胆总管位于肝门静脉右前方、肝固有动脉的右侧。

二、上腹部矢状断层和 CT 图像观察

通过上腹部矢状断层标本，结合数字人虚拟教学软件观察上腹部主要结构在矢状断层解剖平

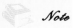

面的变化规律。利用 CT 影像学图像,对照上腹部的矢状断层标本,在相对应的典型层面上观察上腹部主要结构的影像学形态特点、位置及毗邻关系。注意标本图像与活体影像学图像之间存在个体差异,要学会举一反三,以断层标本图像的不变应影像学图像的万变。

1. 经胰尾矢状断层　关键结构:脾动、静脉,胃底,网膜囊。

胃底居腹腔的上部,上邻膈,后方与脾相邻,其间有胃脾韧带,共同围成胃脾隐窝。脾后方邻膈,下方与左肾相邻,其间为脾肾隐窝。胃底下壁与横结肠之间为网膜囊,胰尾呈椭圆形位于左肾上份的前方,胰尾前上方借网膜囊和胃底相邻。脾静脉走行在胰尾后上方与脾门之间,并与脾动脉伴行(图 4-2-1)。

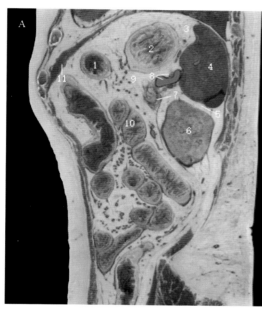
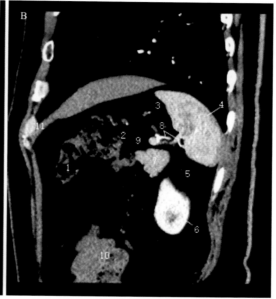

1—横结肠;2—胃底;3—胃脾隐窝;4—脾;5—脾肾隐窝;6—左肾;7—胰尾;8—脾动、静脉;9—网膜囊;10—空肠;11—膈

图 4-2-1　经胰尾矢状断层
A. 标本图像;B. CT 图像

2. 经左肾窦矢状断层　关键结构:肝左外叶,胰体,左肾。

肝左外叶出现,位于膈与胃之间,其后缘借肝左三角韧带附着于膈左穹窿。肝上面与膈之间被肝左三角韧带分为左肝上前间隙和左肝上后间隙,肝下面与胃之间为胃肝隐窝。胃底在肝左外叶与脾之间上抵膈左穹窿。脾前面、胃后面与胃脾韧带上方之间为胃脾隐窝。左肾上端、脾与脾肾韧带后方之间为脾肾隐窝。胰体呈三角形,其前上方隔网膜囊与胃后壁相邻,前下方有横结肠系膜附着并与空肠相邻,后方靠近左肾上份及左肾窦。网膜囊位于胃的后下方,前界为大网膜前两层,上界为胃,下界由大网膜后两层、横结肠及其系膜、胰体和脾蒂构成,后界由胃脾韧带和脾肾韧带构成。脾静脉位于脾动脉的前下方并嵌于胰体后缘的脾静脉沟内走行。左肾窦内可见肾盂及许多肾动、静脉的断面(图 4-2-2)。

3. 经腹部正中矢状断层　关键结构:肝左外叶,胃幽门部,胰体。

肝左外叶膈面邻膈左穹窿,脏面与胃幽门部相邻,后方隔膈肌与食管相邻。肝面与胃之间为胃肝隐窝,此隐窝向后上方伸入肝左外叶后方与小网膜之间。网膜囊位于胃后方与横结肠及其系膜之间,向后上方延伸到胃和胰腺之间,继而向上延续为网膜囊上隐窝。十二指肠水平部位于肠系膜上动脉夹角处向左走行。腹主动脉在主动脉裂孔处续于胸主动脉。胰体平第 12 胸椎椎体和第 1 腰椎椎体上半部高度,网膜囊和胃位于其前方,后方有腹主动脉向下穿行。腹腔干在第 12 胸椎高度起自腹主动脉并发出脾动脉和肝总动脉,其中脾动脉与下方的脾静脉伴行并紧贴胰体后下方向左横行,肝总动脉在胰腺的后上向右后上方走行。肠系膜上动脉在第 1 腰椎高度起自腹主动

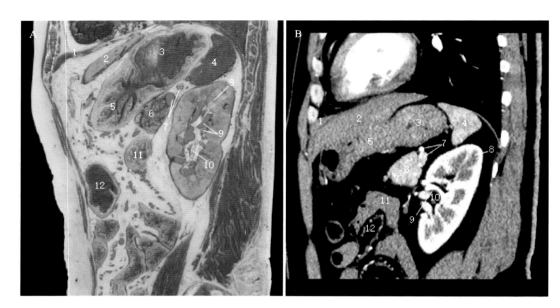

1—膈；2—肝左外叶；3—胃底；4—脾；5—胃体；6—胰体；7—脾动、静脉；8—肾锥体；9—左肾动、静脉分支；
10—左肾盂；11—空肠；12—横结肠

图 4-2-2　经左肾窦矢状断层

A.标本图像；B.CT 图像

脉，下方可见左肾静脉即将向右注入下腔静脉。肝左外叶上段近膈处可见肝左静脉紧贴其后上方穿出肝组织，即将注入下腔静脉，此区无腹膜覆盖，为肝裸区（图 4-2-3）。

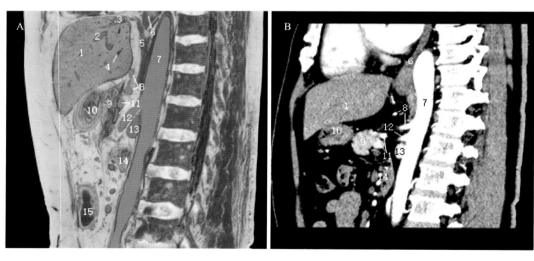

1—肝左外叶；2—肝中间静脉；3—肝左静脉；4—肝门静脉左外上支；5—膈；6—食管；7—腹主动脉；
8—腹腔干和肝总动脉；9—胰体；10—胃幽门部；11—脾动、静脉；12—肠系膜上动脉；
13—左肾静脉；14—十二指肠水平部；15—横结肠

图 4-2-3　经腹部正中矢状断层

A.标本图像；B.CT 图像

4. 经下腔静脉和肝门静脉矢状断层　关键结构：下腔静脉，肝尾状叶，肝门静脉。

下腔静脉肝后段穿过肝尾状叶上份，可见下腔静脉前壁和肝门静脉后壁之间的肝尾状突，一部分肝尾状叶组织位于下腔静脉的后方。肝内可见肝中间静脉走向右后上方并即将汇入下腔静脉，肝门静脉左支横部向左走行并转弯延续为角部。肝左内叶下方邻胃幽门管，其后方的肝门静脉主干位于小网膜前、后层之间，与其前上方的肝固有动脉相伴走向右后上方并即将进入肝门。此断层胰头较大，前邻胃幽门管、空肠及肠系膜上动、静脉，后方有下腔静脉向上走行，上方有肝门静脉和肝固有动脉,下方有十二指肠水平部横行。肝尾状叶腔静脉后突的后下方与膈之间的右膈下腹膜外间隙内有右肾上腺,可见右肾上腺静脉直接汇入下腔静脉(图 4-2-4)。

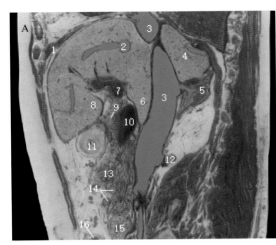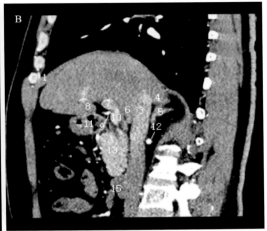

1—膈;2—肝中间静脉;3—下腔静脉;4—肝尾状叶腔静脉后突;5—右肾上腺;6—肝尾状突;7—肝门静脉左支;
8—肝方叶;9—肝固有动脉;10—肝门静脉主干;11—胃幽门管;12—右肾动脉;13—胰头;
14—肠系膜上动、静脉;15—十二指肠水平部;16—横结肠

图 4-2-4　经下腔静脉和肝门静脉矢状断层
A. 标本图像;B. CT 图像

5. 经右肾窦矢状断层　关键结构:肝门静脉,十二指肠,右肾。

肝右叶的上面后 1/3、后面和下面为肝裸区。肝裸区隔着膈与其后方和上方的肋膈隐窝、右肺下叶以及胸膜腔相对。肝门处有门静脉和肝固有动脉入肝,肝门前下方可见肝总管。肝门前方为肝方叶,肝内可见肝中间静脉属支和走行于肝的后上部的肝右静脉,有数支肝门静脉左内支走行于肝前下部的左内叶中,肝门静脉右后上支走行于肝的右后部。胃幽门部位于肝方叶下方,向后续为十二指肠上部。十二指肠降部呈"C"形由后方包绕胰头。右肾的上方紧贴肝裸区,后方依靠膈、第 12 肋与腰方肌,前方有十二指肠降部向下移行。右肾窦内充满脂肪,并有右肾盂和若干条右肾动、静脉穿行(图 4-2-5)。

6. 经胆囊和肝门静脉右前支矢状断层　关键结构:肝右叶,胆囊,右肾。

肝右叶上方为右肝上间隙,下方为右肝下间隙,右肝下间隙向下延续为肝肾隐窝。在肝内,肝中间静脉穿行于肝前下部,其前方为肝左内叶,其后上方为肝右前叶。肝门静脉左内支和右前下支分别走行于肝左内叶和肝右前叶后部。肝右静脉前上方为肝右前叶,下方为肝右后叶。胆囊位于胆囊窝中,其下方为结肠右曲。右肾位于肝右后叶下方的脂肪囊中(图 4-2-6)。

三、上腹部冠状断层和 CT 图像观察

通过上腹部冠状断层标本,结合数字人虚拟教学软件上腹部主要结构在冠状断层解剖平面的变化规律。利用 CT 影像学图像,对照上腹部冠状断层标本,在相对应的典型层面上观察上腹部主要结构的影像学形态特点、位置及毗邻关系,注意标本图像与活体影像学图像之间存在个体差异。

1. 经肝门静脉左支囊部冠状断层　关键结构:肝门静脉,胃,十二指肠。

肝上方,冠状韧带和左三角韧带之间为肝裸区,两侧分别是左肝上前间隙和右肝上间隙。肝下面,肝圆韧带裂左侧为肝左外叶,右侧为肝左内叶。肝内可见肝圆韧带裂上方为肝门静脉左支

103

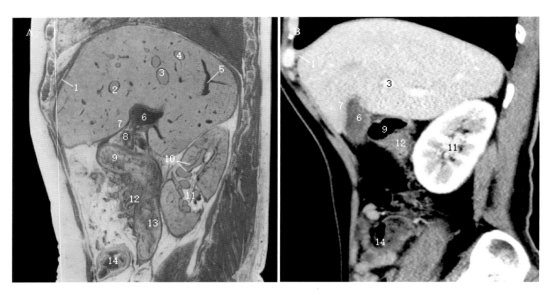

1—膈；2—肝中间静脉左根；3—肝中间静脉；4—肝右静脉；5—肝门静脉右后上支；6—肝门静脉右支及肝固有动脉右支；

7—肝方叶；8—肝总管；9—十二指肠上部；10—右肾动、静脉分支；11—右肾盂；

12—胰头；13—十二指肠降部；14—横结肠

图 4-2-5　经右肾窦矢状断层

A.标本图像；B.CT 图像

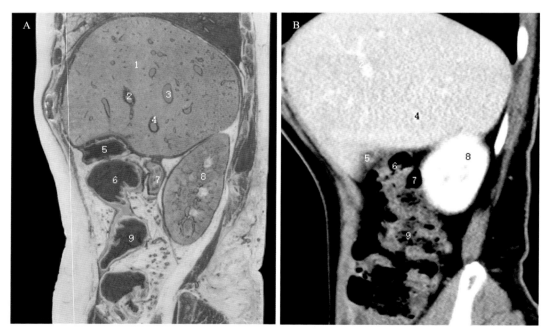

1—肝右叶；2—肝中间静脉和肝门静脉左内支；3—肝右静脉；4—肝门静脉右前支；5—胆囊；

6—结肠右曲；7—十二指肠；8—右肾；9—升结肠

图 4-2-6　经胆囊和肝门静脉右前支矢状断层

A.标本图像；B.CT 图像

囊部及分支，肝门静脉左支囊部左侧肝左静脉向右上方汇集，肝门静脉左支囊部右侧肝中间静脉和肝右静脉属支向左上方汇集，并均指向下腔静脉。肝圆韧带裂的延长线分隔相互延续的右肝下间隙和左肝下前间隙。右侧肝下面的胆囊窝内可见胆囊体，它向左依次邻接十二指肠上部、胃幽门部和胃体。胃和十二指肠上部与前下方的横结肠之间，为大网膜前两层和后两层之间向下延续的网膜囊下隐窝（图 4-2-7）。

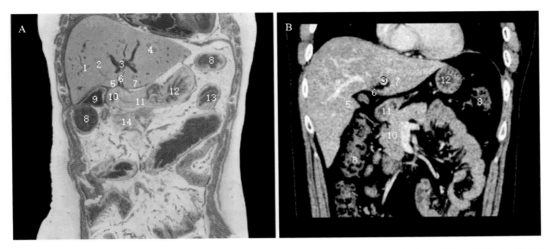

1—肝右静脉属支；2—肝中间静脉属支；3—肝门静脉左支囊部；4—肝左静脉属支；5—肝左内叶；6—肝圆韧带裂；7—肝左外叶；
8—横结肠；9—胆囊体；10—十二指肠上部；11—胃幽门部；12—胃体；13—降结肠；14—胰头

图 4-2-7　经肝门静脉左支囊部冠状断层
A. 标本图像；B. CT 图像

2. 经肝门静脉右前支冠状断层　关键结构：肝门静脉，肝尾状叶，胃。

右肝上间隙和右肝下间隙在肝右前叶的外侧相互延续，右肝上间隙和右肋膈隐窝有重要的毗邻关系，二者之间仅隔膈和两层浆膜。肝胃韧带伸入静脉韧带裂内，分隔肝左叶和肝尾状叶。肝内可见肝门静脉右前支及其分支，其左下方为肝方叶。肝中间静脉和肝左静脉的两大属支均向下腔静脉方向汇集，是冠状面上划分肝段的标志性结构。在肝下方的第一肝门处可见肝门静脉入肝，其左上肝尾状叶几乎呈游离状，仅在右上方和肝右叶相连，左上和右下均为网膜囊上隐窝且呈"U"形围绕着肝尾状叶。在肝门静脉右侧，肝方叶的下方与十二指肠降部之间可见胆囊颈，肝门静脉左侧和胰体之间可见脾动、静脉和肠系膜上动脉。肝门静脉和十二指肠降部下方是胰头，胰头右侧在肝右叶下方可见结肠右曲和横结肠，胰头下方可见十二指肠水平部向左延续为十二指肠升部和空肠起始部（图 4-2-8）。

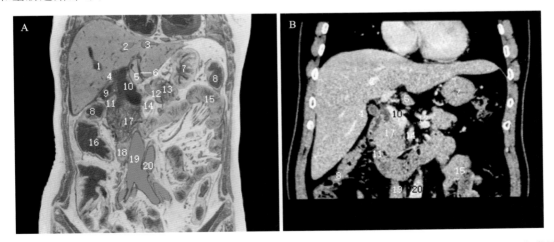

1—肝门静脉右前支；2—肝中间静脉；3—肝左静脉；4—肝方叶；5—肝尾状叶；6—静脉韧带裂；7—胃；8—横结肠；9—胆囊颈；
10—肝门静脉；11—十二指肠降部；12—脾动、静脉；13—胰体；14—肠系膜上动脉；15—空肠；16—升结肠；
17—胰头；18—十二指肠水平部；19—下腔静脉；20—腹主动脉

图 4-2-8　经肝门静脉右前支冠状断层
A. 标本图像；B. CT 图像

3. 经肝门静脉主干冠状断层　关键结构:肝门静脉,胰腺,十二指肠。

肝胃韧带伸入静脉韧带裂内达下腔静脉的左缘,左侧为肝左叶,右侧是肝尾状叶。肝尾状叶左上和右下均是网膜囊上隐窝,肝胃韧带分隔网膜囊上隐窝和左肝下前间隙。肝尾状叶右侧可见肝门静脉主干入第一肝门后,左支起始部和右支主干分别走向左前上方和右外上方。静脉韧带裂右上方可见肝中间静脉和肝左静脉各自注入下腔静脉。肝门静脉的右侧可见肝固有动脉,再往右,肝方叶的下方与十二指肠降部之间可见胆囊管。在肝门静脉和十二指肠降部之间,胰颈的上方可见胆总管。肝门静脉的左侧由上向下分别为肝总动脉和肠系膜上动脉,再往左,有脾动脉和脾静脉。在十二指肠降部和胰头的右侧,肝右叶的下方是横结肠,胰头的下方是十二指肠水平部,胰头的左侧是下腔静脉,可见左肾静脉即将注入下腔静脉,再往左,可见十二指肠升部和空肠起始部延续为空肠(图4-2-9)。

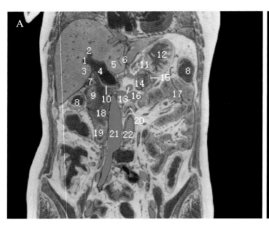
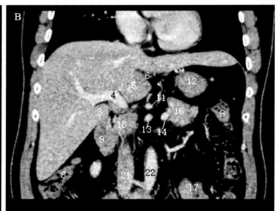

1—肝门静脉右前下支;2—肝门静脉右前上支;3—肝方叶;4—肝门静脉主干;5—肝尾状叶;6—静脉韧带裂;7—胆囊管;

8—横结肠;9—十二指肠降部;10—肝固有动脉;11—肝总动脉;12—胃;13—肠系膜上动脉;

14—脾动脉和脾静脉;15—胰体;16—左肾静脉;17—空肠;18—胰头;19—十二指肠水平部;

20—十二指肠升部;21—下腔静脉;22—腹主动脉

图 4-2-9　经肝门静脉主干冠状断层

A.标本图像;B.CT 图像

4. 经下腔静脉中份及肝右静脉冠状断层　关键结构:下腔静脉,腹主动脉,肾动脉。

本断层切及下腔静脉和肝右静脉的主干。肝右静脉是右叶间裂出现的标志,位于右外上方的是肝右前叶,位于肝右静脉和下腔静脉之间的是肝右后叶。肝右叶内可见肝门静脉右支的分支,肝右叶上、下方的右肝上间隙、右肝下间隙与结肠右侧的右结肠旁沟相互连通,肝下方结肠的左侧为十二指肠降部和水平部。该断层可见肝尾状叶位于下腔静脉左侧,呈半月形,网膜囊上隐窝围绕其上、下和左侧。肝尾状叶左侧左、右膈脚之间的主动脉裂孔有主动脉通过,可见左、右肾动脉注入腹主动脉。左、右膈脚之间的上方可见食管即将穿过膈肌,左膈下可见胃底和其下方的胰尾,再往左,可见脾开始出现(图4-2-10)。

5. 经左、右肾门前份冠状断层　关键结构:肾,膈脚,第1腰椎。

本断层切及左、右肾门。右膈下肝右后叶内可见肝门静脉右后分支,肝尾状叶及网膜囊上隐窝消失。左膈下可见胃底和脾,脾门处有脾血管出入。左、右肾呈"八"字形位于脊柱的两侧,右肾位置稍低,左、右肾门平第1腰椎高度,左、右肾窦内肾动脉的分支和肾静脉的属支清晰可见。左肾上腺位于左肾的内上方,右肾上腺位于右肾的内上方。升、降结肠仅剩下后份,分别位于右肾和左肾的外下方(图4-2-11)。

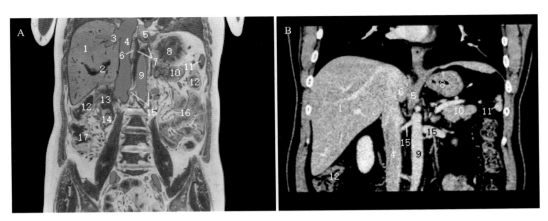

1—肝右叶；2—肝门静脉右支；3—肝右静脉；4—下腔静脉；5—食管；6—肝尾状叶；7—左、右膈脚；8—胃底；9—腹主动脉；
10—胰尾；11—脾；12—横结肠；13—十二指肠降部；14—十二指肠水平部；15—左、右肾动脉；16—空肠；17—升结肠

图 4-2-10　经下腔静脉中份及肝右静脉冠状断层
A. 标本图像；B. CT 图像

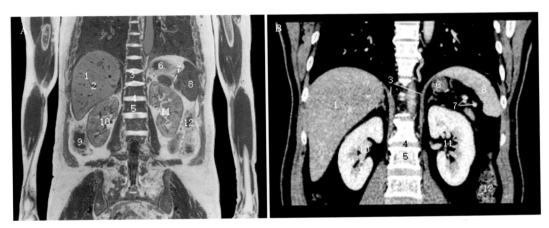

1—肝右叶；2—肝门静脉右后分支；3—左、右膈脚；4—椎间盘；5—第 1 腰椎；6—胃底；7—脾血管；8—脾；
9—升结肠；10—右肾窦；11—左肾窦；12—降结肠

图 4-2-11　经左、右肾门前份冠状断层
A. 标本图像；B. CT 图像

四、病例讨论

女性，45 岁，因"上腹部隐痛伴随饱胀不适 3 个月"入院，患者半年来持续有上腹部不适和乏力感，近 3 个月饱胀不适加重并伴有上腹部隐痛及腰背部疼痛。半年来体重减轻约 10 kg，食欲一般。查体发现皮肤、巩膜黄染，小便色黄，大便颜色浅。同时，患者伴有皮肤瘙痒症状，并可见抓挠的痕迹，无恶心呕吐，胃镜检查未见异常。腹部 CT 显示胰头增大，局部密度不均，肝内、外胆管及胰管扩张，胰腺周围有少许渗出；增强 CT 显示胰头存在一边界不清的略低密度影病灶，与正常胰腺组织分界不清（图 4-2-12）。其他指标：甲胎蛋白为 12.90 ng/mL↑，癌胚抗原为 8.06 ng/mL↑，糖类抗原 19-9 为 483.00 U/mL↑，总胆红素为 130.0 μmol/L↑，直接胆红素为 122.4 μmol/L↑，天冬氨酸氨基转移酶为 434.5 U/L↑，丙氨酸氨基转移酶为657.9 U/L↑。

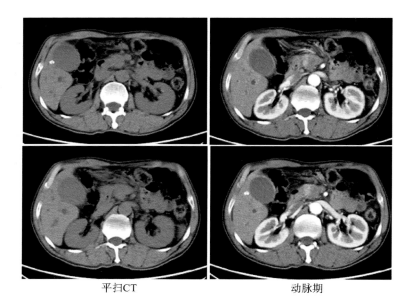

平扫CT   动脉期

图 4-2-12   患者腹部 CT 图像

问题讨论：

（1）该疾病最可能的诊断是什么？请给出诊断依据，并描述该患者出现这些症状和体征的原因。

（2）根据胰腺的位置和形态，胰腺肿瘤常见于什么部位？描述其周围的毗邻结构及其临床意义。

（3）胰腺癌细胞可向哪些部位转移？

【思考题】

一、名词解释

（1）网膜囊：

（2）肝静脉：

（3）肝门静脉：

（4）冠状韧带：

（5）右肝下间隙：

二、简答题

（1）简述上腹部腹膜形成的网膜、系膜、韧带。

（2）简述结肠上区的间隙。

（3）胰头癌患者为何会出现黄疸、腹水、下肢水肿及肠梗阻等症状？

（4）胃后壁溃疡穿孔时，胃内容物可通过哪些途径蔓延到什么部位？

三、填图题

写出下图中数字所标记的结构名称。

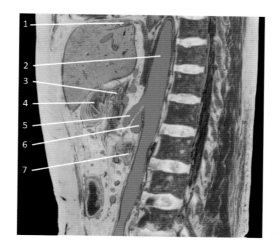

1. _____ 2. _____ 3. _____
4. _____ 5. _____ 6. _____
7. _____

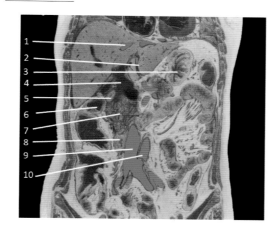

1. _____ 2. _____ 3. _____
4. _____ 5. _____ 6. _____
7. _____ 8. _____ 9. _____
10. _____

（刘朝晖）

在线答题

实验三　肝段与肝内管道的应用解剖

【学习目标】

(1)知识目标:掌握肝内管道系统,包括 Glisson 系统、肝静脉的分布、走行规律;熟悉肝裂的位置及肝段的划分及其临床意义;了解不同影像学方法对肝内管道显示的差异。

(2)能力目标:培养自主学习能力、敏锐的观察能力和规范描述(包括语言和手绘)正常结构的能力,以及运用基础知识理解、解答临床问题的能力。

(3)素质目标:提升空间想象力和培养严谨求实的科学精神。

【实验准备】

(1)肝整体观标本,肝、胆囊的断层标本。

(2)肝的 CT 图像,肝、胆的超声图像。

(3)数字人虚拟教学软件。

(4)结合理论课内容,对照肝胆标本、肝的 CT 及超声图像,分组进行肝内管道的观察及肝段的辨认。

【实验内容】

一、肝及肝内管道整体观

肝外观呈楔形,肝右叶大而厚,肝左叶小而薄,肝后缘内有下腔静脉通过,形成较宽的腔静脉沟。肝面中部有三条沟,略呈"H"形。左纵沟较窄且深,由前部的肝圆韧带裂和后部的静脉韧带裂构成,分别有肝圆韧带和静脉韧带通过。右纵沟较浅且宽,由前部的胆囊窝和后部的腔静脉沟构成,分别容纳胆囊和下腔静脉。左、右纵沟正中的横沟为肝门,介于肝方叶与肝尾状叶之间,有肝左管、肝右管、肝固有动脉左支、肝固有动脉右支、肝门静脉左支、肝门静脉右支、神经和淋巴管出入,也称第一肝门(图 4-3-1)。

肝内两大管道系统包括 Glisson 系统和肝静脉系统。Glisson 系统包含三种管道,即肝门静脉、肝动脉和肝管,它们被共同的血管周围纤维囊包裹,在肝内的行径一致(图 4-3-2),故肝裂位于肝内无该管道系统分布的部位。肝静脉系统主要包括肝左、中、右静脉和数目较多的肝小静脉。

为了方便临床实际应用,Couinaud 根据 Glisson 系统及肝静脉在肝内的分布规律,将肝分为左、右半肝及五个叶、八个段。Glisson 系统走行在肝段内,肝静脉走行在肝段之间相应的肝裂中,最后在腔静脉沟上端汇入下腔静脉。

二、肝内管道、肝段的超声斜断层图像观察

肝内管道在肝内呈一定角度走行,CT 断层图像常难以显示较长管道,但超声检查可以灵活多角度斜断层扫查,在显示肝内管道方面有优势。超声图像可以显示肝门静脉和肝静脉,肝内胆管及肝动脉分支正常时不易显示。

1.第一肝门斜断层　肝门静脉左支及其各分支共同形成"工"字形结构(图 4-3-3)。肝门静脉

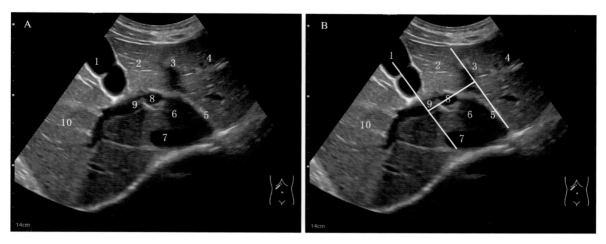

1—胆囊;2—肝方叶;3—肝圆韧带;4—肝左叶;5—静脉韧带;6—肝尾状叶;7—下腔静脉;8—肝门静脉左支;
9—肝门静脉右支;10—肝右叶

图 4-3-1 超声右肋下斜断层图像可显示肝面的"H"形沟及第一肝门
A.第一肝门右肋下斜断层超声图像;B.第一肝门及"H"形沟

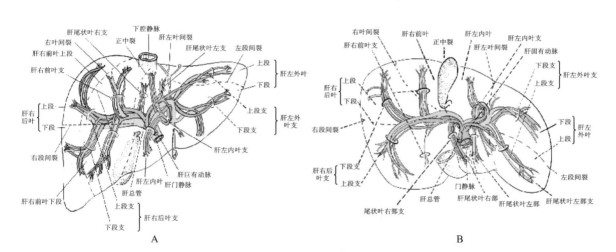

图 4-3-2 Glisson 系统线条图
A.前面观;B.下面观

左支进入肝门向左延伸为肝门静脉左支横部,走行于左横沟内,继续向左前转角形成肝门静脉左支矢状部。其在转角处发出左外上支进入肝左外叶上段(Ⅱ段)。肝门静脉左支矢状部行于肝圆韧带裂内,向前延伸为肝门静脉左支囊部,向左发出左外下支进入肝左外叶下段(Ⅲ段);同时向右下发出左内支,进入肝左内叶(Ⅳ段)。肝圆韧带连于此部。

2.肝门静脉右支斜断层 肝门静脉右支粗而短,沿横沟右行,分为肝门静脉右前支和右后支。肝门静脉右前支分出右前上支和右前下支,分别进入肝右前叶上段(Ⅷ段)和肝右前叶下段(Ⅴ段)。肝门静脉右支主干向右后延续为右后支,主要分出肝右后叶上支和肝右后叶下支,分别进入肝右后叶上段(Ⅶ段)和肝右后叶下段(Ⅵ段)(图 4-3-4)。

3.第二肝门斜断层 三支肝静脉分别注入下腔静脉(图 4-3-5A);或肝左静脉和肝中静脉汇合后与肝右静脉分别注入下腔静脉,此型最为多见(图 4-3-5B);肝左静脉也可以先与肝尾状叶静脉汇合,再与肝中静脉汇合(图 4-3-5C),然后与肝右静脉一起注入下腔静脉。肝左静脉远端是肝左外叶段间分界标志,行于肝左外叶的段间裂内。肝中静脉是肝左内叶和肝右前叶的分界标志,行于正中裂的上 1/3~2/3 内。肝右静脉是肝右前叶和肝右后叶的分界标志,近端近侧 4/5 走行于右叶间裂

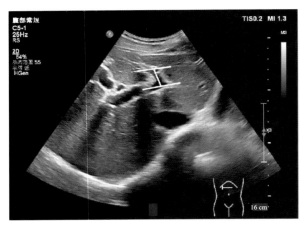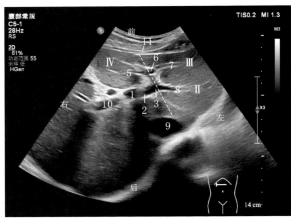

1—肝门静脉左支主干;2—肝门静脉左支横部;3—肝门静脉左支角部;4—肝门静脉左支矢状部;5—左内支;6—肝门静脉左支囊部;

7—肝门静脉左外下支;8—肝门静脉左外上支;9—下腔静脉;10—肝门静脉右支;11—左叶间裂;

Ⅱ—肝左外叶上段;Ⅲ—肝左外叶下段;Ⅳ—肝左内叶

图 4-3-3 超声剑突下斜断层显示第一肝门及肝门静脉左支

A.肝门静脉左支"工"字形;B.肝门静脉左支的分支及左叶间裂

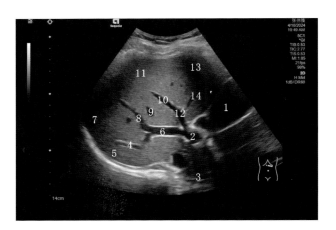

1—胆囊;2—肝门静脉右支;3—肝右静脉;4—肝门静脉右后上支;5—Ⅵ段;6—肝门静脉右后支;7—Ⅶ段;

8—肝门静脉右后下支;9—肝右静脉属支;10—肝门静脉右前上支;11—Ⅷ段;

12—肝门静脉右前支;13—Ⅴ段;14—肝门静脉右前下支

图 4-3-4 超声肝门静脉右支斜断层图像

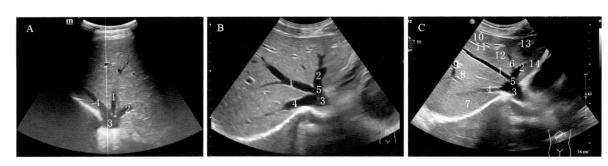

1—肝中静脉;2—肝左静脉;3—下腔静脉;4—肝右静脉;5—肝中静脉与肝左静脉合干;6—肝尾状叶静脉;7—肝右后叶;

8—肝右前叶;9—肝门静脉右支;10—肝左内叶;11—肝门静脉左支;12—肝尾状叶;13—肝左外叶下段;14—肝左外叶上段

图 4-3-5 超声第二肝门斜断层图像

A.三支肝静脉分别注入下腔静脉;B.肝左静脉与肝中静脉汇合后再与肝右静脉一起注入下腔静脉;

C.肝左静脉先与肝尾状叶静脉汇合,再与肝中静脉汇合,然后与肝右静脉一起注入下腔静脉内。此断层是肝叶定位的主要断层,也是右心衰、布-加综合征时观察肝静脉的重要断层。

在肝的高位横断层上,肝静脉多位于下腔静脉的周围,呈圆形或椭圆形。若经下腔静脉中心,作相互垂直的矢状轴和冠状轴,则肝左、中、右静脉的方位分别是在左前 45°、右前 60° 和右后 15° 的位置。利用三大肝静脉与下腔静脉的方位关系,较容易判断肝裂的位置并进行分叶(图 4-3-6)。

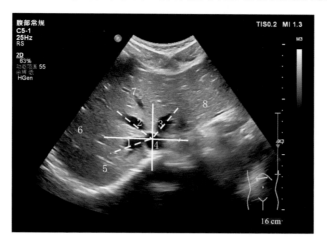

1—肝右静脉;2—肝中静脉;3—肝左静脉;4—下腔静脉;5—肝右后叶;6—肝右前叶;7—肝左内叶;8—肝左外叶

图 4-3-6　第二肝门横断层上肝静脉与下腔静脉的方位关系

三、肝内管道、肝段断层与 CT 图像观察

通过肝断层标本,结合数字人虚拟教学软件断层解剖及 CT 图像,观察肝段在横断层的划分。

1. 第二肝门层面　关键结构:第二肝门。

此层面可见三支肝静脉单独或者部分汇合后开口于下腔静脉。肝中静脉将肝分为左、右两半肝。肝左静脉近端和肝左叶间裂将左半肝分为肝左内叶和肝左外叶,肝右静脉将右半肝分为肝右前叶和肝右后叶(图 4-3-7)。

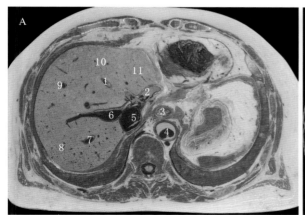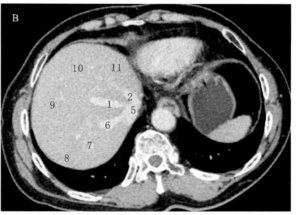

1—肝中静脉;2—肝左静脉;3—食管;4—腹主动脉;5—下腔静脉;6—肝右静脉;7—肝右静脉属支;8—肝右后叶;
9—肝右前叶;10—肝左内叶;11—肝左外叶

图 4-3-7　第二肝门层面

A. 标本图像;B. CT 图像

2. 三大肝静脉层面　关键结构:三支肝静脉,正中裂,右叶间裂,左叶间裂。

本层面是三支肝静脉分隔肝叶、段的最典型断层。从下腔静脉左前壁引出一条虚线,经肝中静脉长轴向前外延伸为正中裂,分隔肝右前叶上段(Ⅷ段)和肝左内叶(Ⅳ段);从下腔静脉右侧壁,经肝右静脉长轴向外引一条虚线为右叶间裂,分隔肝右前叶上段(Ⅷ段)与肝右后叶上段(Ⅶ段);沿肝左静脉长轴引出一条虚线,将肝左叶分为肝左内叶(Ⅳ段)和肝左外叶上段(Ⅱ段)(图4-3-8)。

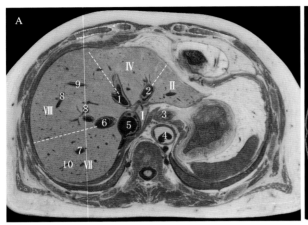
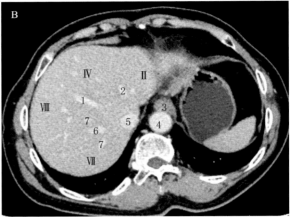

1—肝中静脉;2—肝左静脉;3—食管;4—腹主动脉;5—下腔静脉;6—肝右静脉;7—肝右静脉属支;8—肝门静脉右前上支;
9—肝中静脉属支;10—肝门静脉右支后上支;Ⅱ—肝左外叶上段;Ⅳ—肝左内叶;Ⅶ—肝右后叶上段;Ⅷ—肝右前叶上段

图4-3-8 三大肝静脉层面
A.标本图像;B.CT图像

3.肝门静脉左支矢状部层面 关键结构:左叶间裂。

肝门静脉左支矢状部是左半肝分段的转折平面,即在矢状部及其以上断层中,肝左内叶为左内叶段a,肝左外叶为上段和下段;在矢状部以下断层中,肝左内叶为肝左内叶段b,肝左外叶全为下段。从矢状部中点向外经肝左静脉引一条虚线,表示肝左外叶的左段间裂,以区分上段和下段。断层中其他叶、段的划分同上一层面(图4-3-9)。

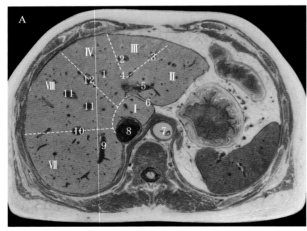
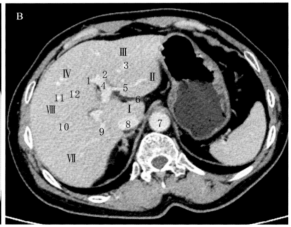

1—肝门静脉左内支;2—肝门静脉左外下支;3—肝左静脉;4—肝门静脉矢状部;5—肝门静脉左外上支;6—静脉韧带裂;
7—腹主动脉;8—下腔静脉;9—肝门静脉右后上支;10—肝右静脉;11—肝门静脉右前上支;12—肝中静脉;
Ⅰ—肝尾状叶;Ⅱ—肝左外叶上段;Ⅲ—肝左外叶下段;Ⅳ—肝左内叶;Ⅶ—肝右前叶上段;Ⅷ—肝右后叶上段

图4-3-9 肝门静脉左支矢状部层面
A.标本图像;B.CT图像

4.肝门静脉分叉部层面 关键结构:肝门,肝左、右静脉分叉,横沟。

肝门静脉左支横部走行于横沟内,而背裂位于肝门横沟的后缘。因此,肝门静脉左支后缘或肝门横沟的后缘均可被用来划分前方的肝左内叶和后方的肝尾状叶。肝门前方可借下腔静脉左前壁与肝中静脉的延线,分隔肝左内叶与肝右前叶。在矢状部以下断层中,常可见到肝圆韧带裂,用以分隔肝左内叶与肝左外叶下段。右半肝前、后叶可由肝右静脉长轴来划分,如肝右静脉消失,则可沿肝门静脉右支或肝门横沟长轴向外的延线来划分。肝门静脉右支或肝门横沟也是右段间裂出现的标志,即肝门横沟及其以上断层的右半肝为上段,以下的部分为下段(图 4-3-10)。

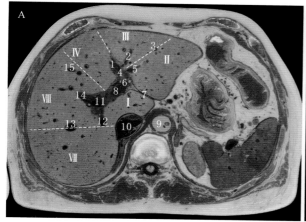
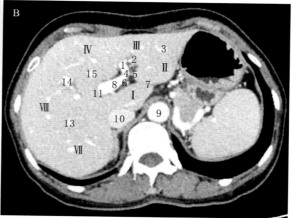

1—肝门静脉左支囊部;2—肝门静脉左外下支;3—肝左静脉;4—肝门静脉左支矢状部;5—肝门静脉左外上支;
6—肝门静脉左支角部;7—静脉韧带裂;8—肝门静脉左支;9—腹主动脉;10—下腔静脉;11—肝门静脉右支;
12—肝门静脉右后支;13—肝右静脉;14—肝门静脉右前支;15—肝中静脉;
Ⅰ—肝尾状叶;Ⅱ—肝左外叶上段;Ⅲ—肝左外叶下段;Ⅳ—肝左内叶;Ⅶ—肝右后叶上段;Ⅷ—肝右前叶上段

图 4-3-10 肝门静脉分叉部层面
A. 标本图像;B. CT 图像

5. 胆囊层面 关键结构:胆囊,下腔静脉。

本层面通过肝门下方,其中线与下腔静脉左前壁的连线为正中裂。右半肝内的肝右静脉变得细小,其与下腔静脉右前壁的连线为右叶间裂。由于右叶间裂在肝面连于肝门右切迹,因此,该裂亦可从此切迹向外经肝右静脉表示,以分隔肝右前叶下段(Ⅴ段)和肝右后叶下段(Ⅵ段)。本层面肝尾状突位于肝门静脉与下腔静脉之间,左半肝大部分已不可见(图 4-3-11)。

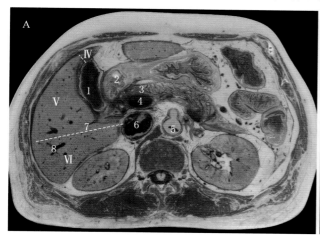
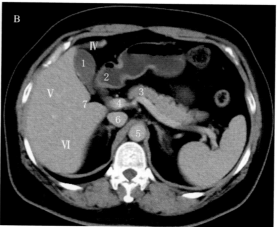

1—胆囊;2—十二指肠上部;3—胰腺;4—肝门静脉;5—腹主动脉;6—下腔静脉;7—肝门右切迹;8—肝门静脉右后下支;
Ⅳ—肝左内叶;Ⅴ—肝右前叶下段;Ⅵ—肝右后叶下段

图 4-3-11 胆囊层面
A. 标本图像;B. CT 图像

四、肝 CT 和超声图像实验

选用高清的影像学图像,对照肝的五个断层标本,找到相对应的典型层面,以此层面上、下连

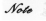

续追踪观察肝的管道系统的影像学走行和分布特点、肝静脉和肝门静脉的位置关系,识别各肝裂,指出肝段及其分隔边界。注意标本图像与活体影像学图像之间存在差异。

选用典型断层的肝超声图像观察肝内结构的形态特点,结合断层标本和肝游离标本,理解超声平面的肝图像特点,识别对应的管道结构、肝裂,指出每个断层的肝叶、肝段。

五、病例讨论

男性,49 岁,肝超声体检时发现肝囊肿(cy),如图 4-3-12 所示。

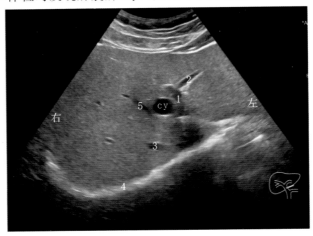

1—肝门静脉左支矢状部;2—肝门静脉左外叶下段支;3—肝静脉右支;4—膈肌;5—肝静脉中间支

图 4-3-12　患者肝超声图像

(1)请根据本节肝内管道与肝段的关系,指出该病灶位于哪个肝段。

(2)请给出定位思路。

【思考题】

一、名词解释

(1)肝门:

(2)正中裂:

(3)肝段:

二、填图题

请指认下图肝标本中数字位置对应的结构。

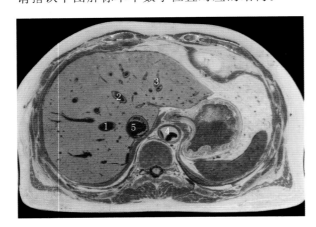

1. _____　　2. _____

3. _____　　4. _____

5. _____

（郑　凯）

第五章　盆部和会阴

实验一　女性盆部和会阴的断层解剖

扫码看课件

【学习目标】

(1)知识目标:熟悉女性盆部、会阴的构成及特点;熟悉盆部、会阴的连续断层解剖及 CT、MRI 图像;了解盆部、会阴的横断层解剖及其 CT、MRI 图像。

(2)能力目标:培养对盆部、会阴结构断层解剖特征的敏锐的观察能力、规范的描述能力,以及空间方位辨别能力。

(3)素质目标:把盆部、会阴的断层解剖与 X 线、CT 和 MRI 图像结合起来,培养以临床应用为宗旨的思维方式,以比较和鉴别为基础,树立严谨求实的阅片意识。

【实验准备】

(1)盆部、会阴的连续横断层标本。
(2)盆部、会阴的 X 线、CT 和 MRI 图像。
(3)数字人虚拟教学软件。

【实验内容】

一、盆部和会阴的断层解剖观察

1. 第 5 腰椎椎间盘层面　关键结构:髂血管,卵巢血管,输尿管。

肠管集中于断层前半部,左髂窝处有乙状结肠,右髂窝内为盲肠,二者之间小肠断面大多为回肠,只是近乙状结肠处有空肠断面。大血管集中于椎体与腰大肌之间,左侧自内向外为左髂总静脉、左髂内动脉和左髂外动脉;右侧自内向外为右髂内动脉、右髂总静脉及右髂外动脉。髂外动脉外侧、腰大肌前方有卵巢动脉、卵巢静脉的细小断面。输尿管断面在髂内动脉前方,贴于腹膜壁层后面(图 5-1-1)。

2. 第 1 骶椎上份层面　关键结构:髂血管,卵巢血管,输尿管。

该层面前 1/3 主要有肠管和血管等,后 2/3 有骨与肌。左侧为乙状结肠,右侧为盲肠,二者之间的肠管主要为回肠。腰大肌前方为卵巢动、静脉和输尿管,在腰大肌内侧与椎体之间的夹角处,左为左髂总静脉,右为右髂内动、静脉。靠近腰大肌后缘处有股神经,后缘与内侧缘交点处为闭孔神经(图 5-1-2)。

Note

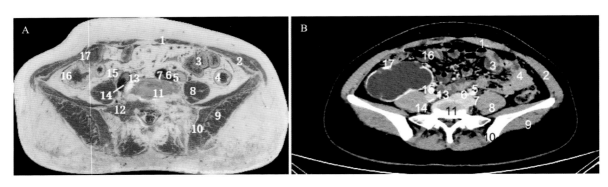

1—腹直肌；2—腹内、外斜肌；3—空肠；4—降结肠；5—左髂外动脉；6—左髂内动脉；7—左髂总静脉；8—腰大肌；9—臀中肌；
10—髂骨翼；11—第5腰椎～第1骶椎椎间盘；12—骶骨侧部；13—右髂内动脉；14—右髂总静脉；15—右髂外动脉；16—盲肠；17—回肠

图 5-1-1　第 5 腰椎椎间盘层面

A. 标本图像；B. CT 图像

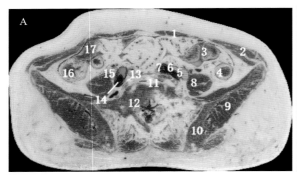
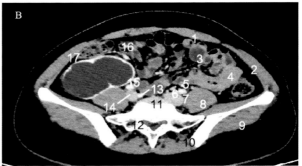

1—腹直肌；2—腹内、外斜肌；3—空肠；4—降结肠；5—左髂外动脉；6—左髂内动脉；7—左髂总静脉；8—腰大肌；9—臀中肌；
10—髂骨翼；11—第1骶椎；12—骶骨侧部；13—右髂内动脉；14—右髂总静脉；15—右髂外动脉；16—盲肠；17—回肠

图 5-1-2　第 1 骶椎上份层面

A. 标本图像；B. CT 图像

3. 第 1 骶椎下份层面　关键结构：髂血管，输尿管。

该层面骶骨后移，前半部主要为肠管和腰大肌。左髂窝内为乙状结肠，右髂窝内为盲肠，其余均为回肠。输尿管移向腰大肌前内方，髂总静脉被髂内静脉、髂外静脉代替（图 5-1-3）。

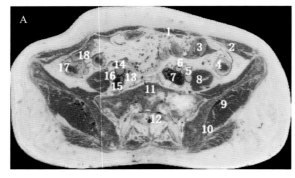
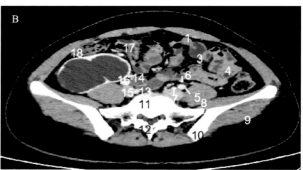

1—腹直肌；2—腹内、外斜肌；3—空肠；4—降结肠；5—左髂外动脉；6—左髂内动脉；7—左髂总静脉；8—腰大肌；9—臀中肌；
10—髂骨翼；11—第1骶椎；12—马尾；13—右髂内动脉；14—右髂外静脉；15—右髂内静脉；16—右髂外动脉；17—盲肠；18—回肠

图 5-1-3　第 1 骶椎下份层面

A. 标本图像；B. CT 图像

4. 第 2 骶椎层面　关键结构：髂血管，卵巢血管，输尿管。

肠管除左侧部为乙状结肠外，其余均为回肠。肠系膜根连于右侧腰大肌前方的腹膜壁层上，内有肠系膜下动脉、肠系膜下静脉分支的细小断面。两侧骶髂关节前方至腰大肌内方由后向前分别有髂内静脉、髂内动脉、输尿管、髂外静脉、髂外动脉和卵巢动、静脉的断面(图 5-1-4)。

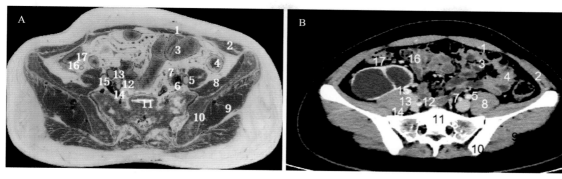

1—腹直肌；2—腹内斜肌；3—空肠；4—降结肠；5—左髂外动脉；6—左髂外静脉；7—左髂内动脉；8—腰大肌；9—臀中肌；
10—髂骨翼；11—第 2 骶椎；12—右髂内动脉；13—右髂外静脉；14—右髂内静脉；15—右髂外动脉；16—盲肠；17—回肠

图 5-1-4　第 2 骶椎层面
A. 标本图像；B. CT 图像

5. 第 3 骶椎上份层面　关键结构：髂血管，卵巢血管，输尿管。

乙状结肠被切为两个断面，一个呈圆形位于肠管左侧，另一个为"S"形，居于断面中央，其余肠管均为回肠。腰大肌前内方由后向前为髂外静脉、髂外动脉、卵巢动脉及卵巢静脉丛。腰大肌与髂肌二者之间有股神经。在髂肌后端的内方为输尿管和闭孔神经。输尿管 CT 平扫为两个低密度的圆点，直径约 4 mm，增强后呈明显的高密度影(充满含造影剂的尿液)。骶髂关节前方有髂内动、静脉分支(图 5-1-5)。

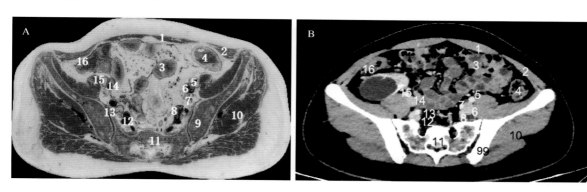

1—腹直肌；2—腹内斜肌；3—空肠；4—降结肠；5—左髂外动脉；6—左髂外静脉；7—左髂内动脉；8—左髂内静脉；9—髂骨翼；
10—臀中肌；11—第 3 骶椎；12—右髂内静脉；13—右髂内动脉；14—右髂外静脉；15—右髂外动脉；16—回肠

图 5-1-5　第 3 骶椎上份层面
A. 标本图像；B. CT 图像

6. 第 3 骶椎下份层面　关键结构：子宫，卵巢，髂血管，输尿管。

此层面为女性盆部第二段的开始，乙状结肠被切为前、后两个断面。直肠位于椎体右前方，并与乙状结肠直接相连。回肠集中于断层的右前部。子宫底位于断层中央，两侧为子宫阔韧带和卵巢，但子宫和卵巢的大小、形态及位置与年龄、功能状态及生育史密切相关，变化很大(图 5-1-6)。

7. 第 4 骶椎层面　关键结构：肠管，子宫，卵巢，输卵管，输尿管，髂血管。

回肠位于断层前部右份，乙状结肠被切为前、后两个椭圆形的断面，分别位于子宫前方和后方。直肠呈卵圆形，居于乙状结肠断面的后方，其两侧有直肠上动、静脉。子宫体断面两侧为卵巢及子宫阔韧带。子宫阔韧带内可见子宫圆韧带及输尿管峡。卵巢后方尚可见输卵管漏斗及输卵管伞。输尿管位于卵巢后方的腹膜外间隙内(图 5-1-7)。

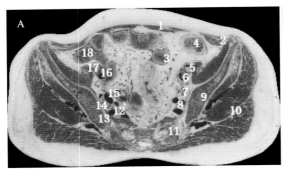
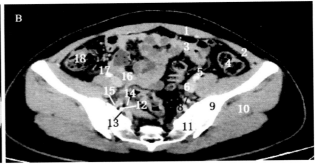

1—腹直肌;2—腹横肌;3—空肠;4—乙状结肠;5—左髂外动脉;6—左髂外静脉;7—左髂内动脉;8—左臀上动脉;
9—髂骨翼;10—臀中肌;11—第 3 骶椎;12—右臀下动脉;13—右臀上静脉;14—右臀上动脉;
15—右臀下静脉;16—右髂外静脉;17—右髂外动脉;18—回肠

图 5-1-6　第 3 骶椎下份层面
A. 标本图像;B. CT 图像

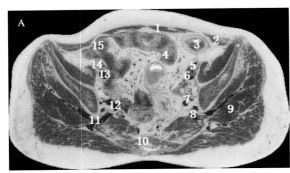
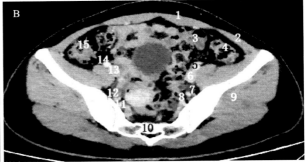

1—腹直肌;2—腹横肌;3—回肠;4—乙状结肠;5—左髂外动脉;6—左髂外静脉;7—左臀下动脉;8—左臀上动脉;9—臀中肌;
10—第 4 骶椎;11—右臀上静脉;12—右臀下静脉;13—右臀外静脉;14—右髂外动脉;15—回肠

图 5-1-7　第 4 骶椎层面
A. 标本图像;B. CT 图像

8. 第 5 骶椎上份层面　关键结构:乙状结肠,直肠,子宫,直肠子宫陷凹,卵巢。

子宫体居中,左前方为乙状结肠,右前方均为回肠。子宫后方可见直肠。子宫两侧可见含有大小不等卵泡的卵巢断面。输卵管位于子宫断面后外方,其稍外侧有子宫动脉、子宫静脉断面。髂腰肌的前内方自内向外分别为髂外静脉、髂外动脉及股神经。梨状肌前内侧缘贴有腰骶干及第1、2、3 骶神经。在骶骨前方为椎外静脉丛(图 5-1-8)。

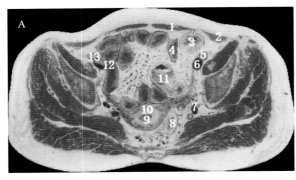
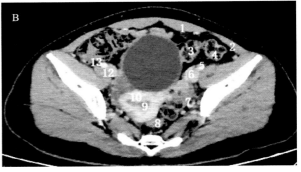

1—腹直肌;2—腹内斜肌;3—回肠;4—乙状结肠;5—左髂外动脉;6—左髂外静脉;7—左臀下静脉;
8—直肠;9—子宫腔;10—子宫体;11—乙状结肠;12—右髂外静脉;13—右髂外动脉

图 5-1-8　第 5 骶椎上份层面
A. 标本图像;B. CT 图像

9. 第 5 骶椎下份层面　关键结构：乙状结肠，膀胱，子宫，直肠。

膀胱出现是本层面的特征，位于子宫右前方。子宫断面位于体与颈交界处，两侧数目众多的小血管为子宫阴道静脉丛及子宫动脉的分支，后方圆形的为直肠，二者之间可见腹膜反折形成的直肠子宫陷凹。MRI 图像上直肠内气体呈黑色，盆腔坐骨肛门窝内脂肪呈白色，直肠壁在 T_1WI 和 T_2WI 图像上呈灰色。左、右输尿管呈小圆形，位于子宫侧方，左靠前，右靠后（图 5-1-9）。

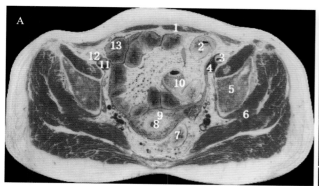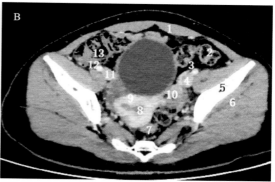

1—腹直肌；2—乙状结肠；3—左髂外动脉；4—左髂外静脉；5—髂骨体；6—臀小肌；7—直肠；8—子宫腔；
9—子宫体；10—乙状结肠；11—右髂外静脉；12—右髂外动脉；13—回肠

图 5-1-9　第 5 骶椎下份层面
A. 标本图像；B. CT 图像

10. 髋臼上缘层面　关键结构：膀胱，子宫，直肠，子宫阴道静脉丛，直肠静脉丛，输尿管。

该层面为女性盆部第三段开始，由前向后由膀胱、子宫和直肠所占据。子宫位于子宫颈阴道部与子宫颈阴道上部之间，内腔即子宫颈管。子宫两侧有细小的子宫阴道静脉丛，后方呈弧形的裂隙是阴道穹后部（图 5-1-10）。

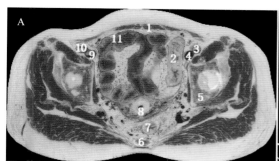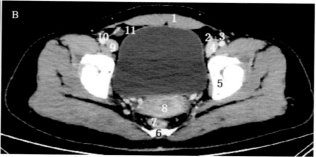

1—腹直肌；2—乙状结肠；3—左股动脉；4—左股静脉；5—坐骨头；6—尾骨；7—直肠；
8—子宫体；9—右股静脉；10—右股动脉；11—回肠

图 5-1-10　髋臼上缘层面
A. 标本图像；B. CT 图像

11. 股骨头上份层面　关键结构：膀胱，子宫颈，阴道穹后部，直肠，子宫阴道静脉丛。

该层面由前至后是膀胱、子宫和直肠。子宫的断面为子宫颈部，其两侧可见输尿管断面以及子宫阴道静脉丛的无数小断面。子宫断面中央有不规则的子宫颈管，其后方可见弧形裂隙状阴道穹后部。尾骨前外方直肠两侧有肛提肌（5-1-11）。

12. 股骨头中份层面　关键结构：膀胱，子宫颈，阴道穹，直肠。

子宫断面为子宫颈部，其后部可见呈弧形裂隙状的阴道穹后部和侧部。子宫两侧有子宫阴道静脉丛。子宫前方的膀胱壁内可见左、右输尿管（壁内段）。直肠两侧可见倒"八"字形的肛提肌（5-1-12）。

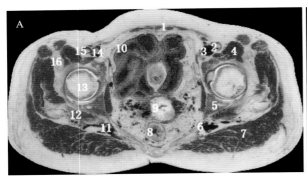
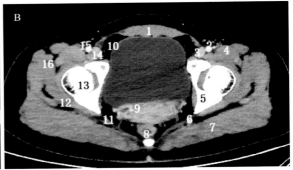

1—腹直肌；2—左股动脉；3—左股静脉；4—髂腰肌；5—坐骨体；6—左臀下动、静脉；7—臀大肌；8—直肠；9—子宫颈；10—回肠；11—右臀下动脉；12—肛提肌；13—股骨头；14—右股静脉；15—右股动脉；16—股直肌

图 5-1-11　股骨头上份层面
A. 标本图像；B. CT 图像

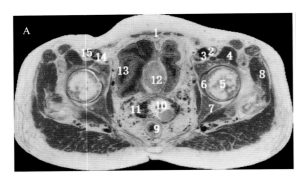
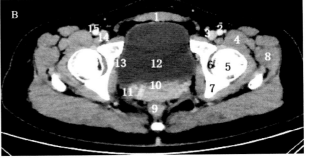

1—腹直肌；2—左股动脉；3—左股静脉；4—髂腰肌；5—股骨头；6—股骨头韧带；7—坐骨体；8—臀中肌；9—直肠；10—子宫颈管；11—子宫阴道静脉丛；12—膀胱；13—回肠；14—右股静脉；15—右股动脉

图 5-1-12　股骨头中份层面
A. 标本图像；B. CT 图像

13. 股骨头下份层面　关键结构：膀胱，阴道，阴道静脉丛，直肠，肛提肌。

断层中部由前至后依次可见膀胱、阴道和直肠。阴道为中段断面，其周围可见无数大小不等的子宫阴道静脉丛。CT 横断图像上阴道表现为类圆形软组织阴影，偶见当中的低密度区，代表阴道腔隙及分泌液。MRI 横断层图像对阴道显示欠佳，冠状断层和矢状断层效果较好，能清晰分辨阴道与膀胱、直肠的关系。在 T_2WI 图像上，低信号的阴道壁易于同高信号的含有黏液的中心区及周围脂肪相区别。在 T_1WI 图像上，不能区分阴道壁与中心区，但阴道壁与外周脂肪有优良的对比。在 T_2WI 图像上，阴道表现与子宫颈相似，中心部位的高信号为阴道上皮组织及黏液，周围环以低信号壁。阴道可分为上、中、下三段，而分别以阴道穹侧部、膀胱底和尿道为标志。直肠后方可见小圆形的尾骨，肛提肌从尾骨前外方开始向前外方延伸，直达闭孔内肌内侧缘（图 5-1-13）。

14. 耻骨联合上份层面　关键结构：膀胱，阴道，阴道静脉丛，肛管，肛提肌。

此层面为女性盆部第四段开始，耻骨联合的后方从前向后依次为膀胱、阴道和直肠。在 CT 图像上，正常状态下适度扩张的膀胱壁光滑均匀，其厚度一般不超过 3 mm。膀胱和阴道的周围，可见无数膀胱静脉丛和阴道静脉丛。直肠已为肛管，呈卵圆形管状结构。两侧肛提肌围成"V"形，绕于脏器的后方和两侧（图 5-1-14）。

15. 耻骨联合中份层面　关键结构：尿道，阴道，阴道静脉丛，肛管，肛提肌。

耻骨联合的后方由前至后依次排列着尿道、阴道和肛管。尿道和阴道周围分别有膀胱静脉丛

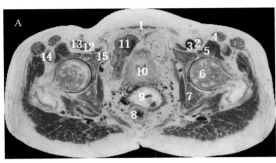
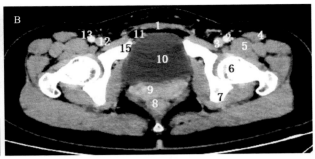

1—腹直肌；2—左股动脉；3—左股静脉；4—缝匠肌；5—髂腰肌；6—股骨头；7—坐骨体；8—直肠；9—子宫颈；
10—膀胱；11—回肠；12—右股静脉；13—右股动脉；14—股直肌；15—耻骨体

图 5-1-13　股骨头下份层面

A. 标本图像；B. CT 图像

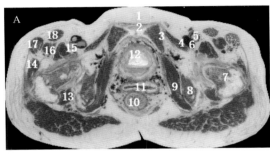
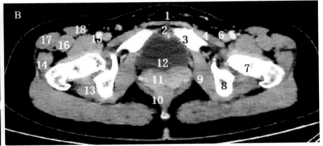

1—阴阜；2—耻骨联合；3—耻骨上支；4—耻骨肌；5—股动脉；6—股静脉；7—股骨颈；8—坐骨结节；9—闭孔内肌；10—肛管；
11—阴道；12—膀胱；13—股方肌；14—臀中肌；15—股深动脉；16—股直肌；17—阔筋膜张肌；18—缝匠肌

图 5-1-14　耻骨联合上份层面

A. 标本图像；B. CT 图像

和阴道静脉丛。肛管呈矢状位，为卵圆形管状结构。Benson 等用超声研究了女性盆底的解剖结构，指出：在静息状态下，正常人痔环的位置与坐骨结节平齐或稍高；静息状态下的肛直角为钝角，但不超过 130°（图 5-1-15）。

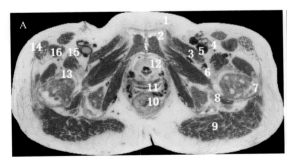
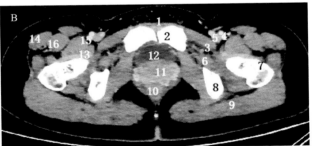

1-阴阜；2—耻骨联合；3—耻骨肌；4—股动脉；5—股静脉；6—闭孔外肌；7—股骨；8—坐骨结节；9—臀大肌；
10—肛管；11—阴道；12—膀胱颈；13—臀中肌；14—阔筋膜张肌；15—股深动脉；16—股直肌

图 5-1-15　耻骨联合中份层面

A. 标本图像；B. CT 图像

16. 耻骨联合下份层面　关键结构：尿道，肛门，阴道静脉丛，阴部静脉丛。

耻骨联合后方，由前至后有尿道、阴道、肛门排列。此层面阴道为阴道下段，尿道和阴道周围可见大量阴部静脉丛及阴道静脉丛。Hennigan 和 Dubose 研究了正常女性尿道的超声解剖结构，在膀胱颈正下方，尿道的前后径为 1～1.5 cm，横径稍大，经此点的超声横断影像上，成年女性尿道若呈卵圆形,尿道常常突入膀胱,会被误诊为膀胱肿瘤(图 5-1-16)。

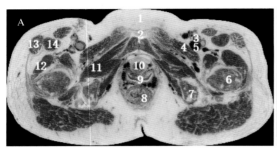
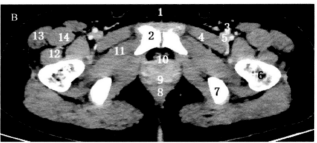

1—阴阜;2—耻骨联合;3—股动脉;4—耻骨肌;5—股静脉;6—股骨体与小转子;7—坐骨结节;8—肛管;
9—阴道;10—尿道;11—闭孔外肌;12—股外侧肌;13—阔筋膜张肌;14—股直肌

图 5-1-16 耻骨联合下份层面
A.标本图像;B.CT 图像

17. 耻骨弓层面 关键结构:尿道,前庭球,阴道,阴道静脉丛。

两侧耻骨下支呈"八"字形居于断层中央部的前份,两侧前庭球断面亦呈"八"字形,贴于耻骨后方。断层中央部可见尿道与阴道,二者周围仍有丰富的静脉丛。前庭球侧方可见坐骨海绵体肌的条索状断面,两侧亦呈"八"字形配布(图 5-1-17)。

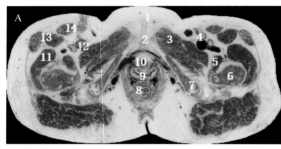
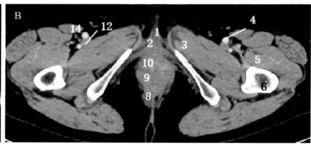

1—阴阜;2—阴蒂;3—长、短收肌;4—股动脉;5—髂腰肌;6—股骨体;7—坐骨结节;8—肛管;9—阴道;
10—尿道;11—股外侧肌;12—股静脉;13—股直肌;14—缝匠肌

图 5-1-17 耻骨弓层面
A.标本图像;B.CT 图像

18. 阴蒂上份层面 关键结构:大阴唇,阴蒂,阴蒂海绵体,阴道前庭。

断层可明显分为三部分,两侧为股部结构,中部仅剩阴道前庭,阴蒂的后方有阴蒂海绵体,阴道前庭呈纵裂隙状位于断层中央(图 5-1-18)。

19. 阴蒂下份层面 关键结构:大、小阴唇,阴蒂。

断层的中央前份为大阴唇、小阴唇和阴蒂的断面,两侧为股部(图 5-1-19)。

20. 大阴唇下份层面 关键结构:大阴唇。

该层面为女性盆部的最后一个层面。该层面的中央为大阴唇,两侧为股部(图 5-1-20)。

二、X 线、CT 和 MRI 影像学图像观察

在熟悉了盆部和会阴各个横断层解剖结构的位置和配布特点后,请对应相应部位的 X 线、CT 和 MRI 图像,以每个部位的关键结构为核心,开展以下主要工作:①把影像学图片与横断层对应起来;②按照每个横断层的关键结构,在影像学图像上逐一寻找和辨认;③理解这些结构的空间位置关系。

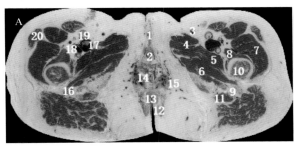
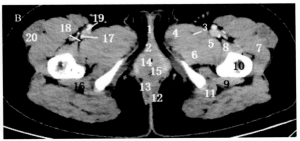

1—阴蒂;2—尿道;3—大隐静脉;4—长收肌;5—耻骨肌;6—大收肌;7—股外侧肌;8—股中间肌;9—股二头肌长头;
10—股骨;11—半腱肌;12—肛门外括约肌;13—肛门;14—阴道;15—阴道静脉丛;
16—坐骨神经;17—股静脉;18—股深静脉;19—股动脉;20—阔筋膜张肌

图 5-1-18　阴蒂上份层面

A.标本图像;B.CT 图像

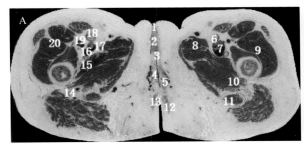
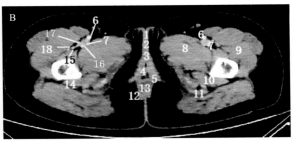

1—阴蒂;2—阴蒂海绵体;3—尿道;4—阴道前庭;5—阴道静脉丛;6—股动脉;7—股静脉;8—长收肌;9—股外侧肌;
10—大收肌;11—半腱肌;12—肛门外括约肌;13—肛门;14—坐骨神经;15—股深动脉;16—股深静脉;
17—旋股外侧静脉降支;18—旋股外侧动脉降支

图 5-1-19　阴蒂下份层面

A.标本图像;B.CT 图像

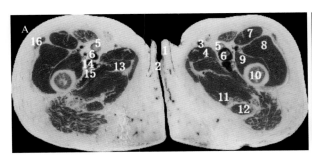
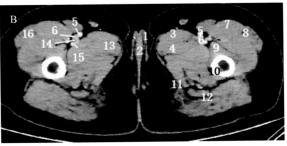

1—大阴唇;2—小阴唇;3—大隐静脉;4—长收肌;5—股动脉;6—股静脉;7—股直肌;8—股外侧肌;9—股中间肌;10—股骨;
11—大收肌;12—半腱肌;13—短收肌;14—股深静脉;15—股深动脉;16—阔筋膜张肌

图 5-1-20　大阴唇下份层面

A.标本图像;B.CT 图像

三、病例讨论

患者,陈某,女,40 岁。

主诉:臀部跌伤疼痛,活动受限 2 小时。

现病史:今天下午 4 时许从高处坠落,臀部着地。盆部、会阴疼痛,不能活动。无胸腹疼痛,无头痛、昏迷及呕吐。由出租车送来医院。

既往史:否认患有"高血压、冠心病、糖尿病"等慢性疾病,否认"肝炎、结核病、伤寒"等传染病史,否认有手术史、输血史。否认有食物、药物过敏史,预防接种史随当地。

个人史:出生并生长于原籍,无外地久居史,无血吸虫及疫水接触史,无烟、酒等不良嗜好。适龄婚配,配偶体健。

家族史:否认有家族性遗传病史。

体格检查:T 36.2 ℃,P 85 次/分,R 25 次/分,BP 125/80 mmHg。头颅、眼、耳、鼻、口无异常。颈部无异常。胸廓无压痛。心率为 85 次/分,律齐。余无异常。腹部平软,无压痛及反跳痛。肝、脾未触及肿大。肾区无压痛、叩痛。肠鸣音正常,移动性浊音阴性。神经反射无异常。

专科情况:臀部会阴肿胀,伴有局部压痛,活动受限,肢体长度不对称。

辅助检查 X 线摄片:如图 5-1-21 所示。

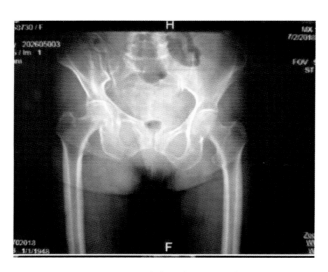

图 5-1-21 患者臀部 X 线图像

问题:

(1)该患者的诊断是什么?

(2)临床表现是什么?

【思考题】

一、名词解释

(1)子宫峡:

(2)坐骨神经:

二、简答题

(1)简述臀大肌的位置及其作用。

(2)简述子宫的位置、形态及其毗邻。

三、填图题

下图为女性盆部经股骨头上份的断层解剖图像,请写出数字标注所代表的解剖结构。

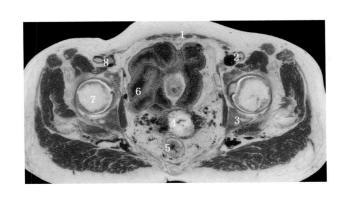

1. _____ 2. _____ 3. _____ 4. _____
5. _____ 6. _____ 7. _____ 8. _____

（李严兵　梁海彬）

Note

实验二　男性盆部和会阴的断层解剖

【学习目标】

（1）知识目标：掌握盆壁的解剖结构；掌握男性盆部和会阴的连续横断层解剖及 MRI 图像；掌握前列腺的分区解剖知识。了解男性盆腔内筋膜及筋膜间隙。

（2）能力目标：培养自主学习能力，对男性盆部及会阴结构的敏锐观察能力，对正常和异常结构的辨识能力，以及规范描述正常解剖结构的能力。

（3）素质目标：培养创新科研思维和比较鉴别、严谨求实的科学精神，树立健康服务意识。

【实验准备】

（1）盆部和会阴整体标本，骨盆标本，男性泌尿生殖器官的游离标本。

（2）男性盆部和会阴连续横断层标本。

（3）男性盆部和会阴 MRI 图像。

（4）数字人虚拟教学软件。

（5）结合理论课内容，对照盆部、会阴标本及 MRI 图像，分组进行盆部断层标本的观察学习。

【实验内容】

一、男性盆部和会阴的整体观

（1）盆部的标志性结构辨识，包括耻骨联合、耻骨嵴、耻骨结节、髂前上棘、髂嵴、髂后上棘、髂结节、坐骨结节、骶正中嵴和尾骨尖。耻骨联合是骨盆入口的标志，其向后延伸与尾骨尖在同一水平面上。

（2）在男性盆部标本上观察盆壁的组成。盆部与会阴的骨性基础为骨盆，骨盆由髋骨和骶尾骨围成。坐骨、耻骨和髂骨在髋臼处融合。盆壁肌包括梨状肌、尾骨肌和肛提肌。盆腔的底为盆膈，观察盆膈和尿生殖膈的构成和位置关系。

（3）在男性盆部和会阴整体标本上，结合器官游离标本观察盆部器官的位置、形态及毗邻关系。

男性盆部和会阴脏器主要包括消化系统的盲肠、阑尾、空肠、回肠、乙状结肠、直肠、肛管，生殖系统的精索、输精管、射精管、精囊、前列腺、阴囊、睾丸、阴茎，以及泌尿系统的输尿管、膀胱、尿道。观察各器官的形态、位置及毗邻关系。

通过男性骨盆整体标本和模型的观察，对盆腔内结构的位置和形态形成完整的立体概念，以便于在断层上进行准确辨识。养成"整体—断层—整体"的断层解剖学思维模式，掌握重要结构的形态、位置及毗邻关系在连续断层上的变化规律，以适应不同个体及不同扫描图像的变化。

二、男性盆部和会阴标本图像及 MRI 图像连续横断层观察

通过男性盆部和会阴连续横断层标本，结合数字人虚拟教学软件观察男性主要盆部和会阴结构在横断层的变化规律。选用高清的影像学图像，对照盆部的横断层标本，找到相对应的典型层面，如经股骨头、耻骨联合及耻骨弓层面等，上、下连续追踪观察盆部主要结构的影像学形态特点、位置及毗邻关系。注意标本图像与活体影像学图像存在个体差异，要学会举一反三，以断层标本图像的不变应影像学图像的万变。

在股骨头中份以上层面,男性盆部结构与女性相似,请参考女性盆部横断层图像。

1.股骨头中份层面　关键结构:髋臼,闭孔内肌,膀胱,直肠,输精管壶腹,精囊。

该层面骨盆侧壁由髋臼构成,髋臼外侧呈"C"形,由两个三角形骨块构成,前为耻骨体,向前伸出的突起为耻骨上支;后为坐骨体,向后伸出的突起为坐骨棘。髋臼与股骨头构成关节,二者之间有股骨头韧带相连。髋臼内侧面有闭孔内肌附着。骨盆后方为尾骨,其与坐骨棘之间有尾骨肌附着。盆腔内从后向前为直肠和膀胱,在膀胱的后方和后外侧有输精管壶腹和精囊(图 5-2-1)。

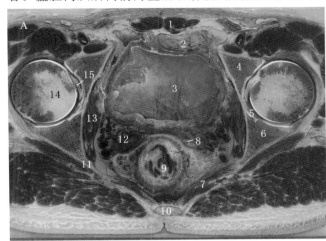
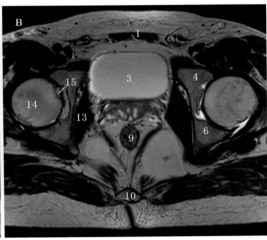

1—腹直肌;2—回肠;3—膀胱;4—耻骨体;5—髋臼;6—坐骨体;7—尾骨肌;8—输精管;9—直肠;
10—尾骨;11—坐骨棘;12—精囊;13—闭孔内肌;14—股骨头;15—股骨头韧带

图 5-2-1　股骨头中份层面

A.标本图像;B. MRI T$_1$WI 图像

2.股骨头下份和股骨颈层面　关键结构:膀胱,直肠,闭膜管,坐骨肛门窝。

该层面髋臼向后伸出坐骨支,向前伸出耻骨上支。髋臼内面有闭孔内肌附着,其肌腱向后穿坐骨小孔出盆腔止于转子窝。闭孔内肌与耻骨上支间的凹陷为闭膜管,内有闭孔神经和血管穿出盆腔。尾骨尖前方依次为直肠和膀胱,在膀胱的后方和后外侧有输精管壶腹和精囊,直肠的后外侧为肛提肌。肛提肌、闭孔内肌和臀大肌之间为坐骨肛门窝。坐骨肛门窝内有大量脂肪组织填充,其外侧壁上可见走行在阴部管内的阴部内动、静脉和阴部神经(图 5-2-2)。

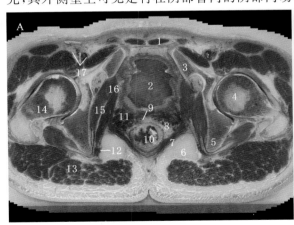
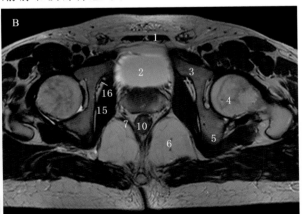

1—腹直肌;2—膀胱;3—耻骨上支;4—股骨头;5—坐骨支;6—坐骨肛门窝;7—肛提肌;8—精囊;9—输精管;10—直肠;
11—膀胱静脉丛;12—阴部内血管和阴部神经;13—臀大肌;14—股骨颈;15—闭孔内肌;
16—闭孔血管和神经;17—股神经和股动、静脉

图 5-2-2　股骨头下份和股骨颈层面

A.标本图像;B. MRI T$_1$WI 图像

3.耻骨联合上份层面　关键结构:耻骨联合,膀胱,闭孔内肌,肛提肌。

该层面经耻骨联合上份。耻骨联合及耻骨上支呈"M"形,其前外侧皮下组织内可见精索。耻骨与坐骨间有闭孔膜,闭孔膜内、外分别有闭孔内、外肌附着。盆腔内脏器从前向后为膀胱、输精管末端、精囊以及肛管。该层面已达膀胱颈下端,向下将移行为尿道内口。肛管后外侧为肛提肌及坐骨肛门窝(图 5-2-3)。

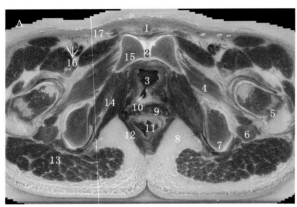
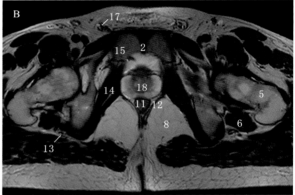

1—阴茎悬韧带;2—耻骨联合;3—膀胱;4—闭孔外肌;5—股骨颈;6—股方肌;7—坐骨结节;8—坐骨肛门窝;9—精囊;10—尿道内口;
11—直肠;12—肛提肌;13—坐骨神经;14—闭孔内肌;15—耻骨上支;16—股神经和股动、静脉;17—精索;18—前列腺

图 5-2-3　耻骨联合上份层面

A. 标本图像;B. MRI T$_1$WI 图像

4.耻骨联合中份层面　关键结构:前列腺,肛管,精索。

该层面盆腔前壁为耻骨联合中份,其前方皮下组织内可见精索和阴茎悬韧带。盆腔侧壁由闭孔膜及闭孔内、外肌构成。盆腔中央出现前列腺,其前方有尿道前列腺部穿过,后方有射精管穿行。前列腺前方为耻骨后间隙内的脂肪组织和部分膀胱壁,后方为肛管。肛提肌、闭孔内肌和臀大肌间为坐骨肛门窝(图 5-2-4)。

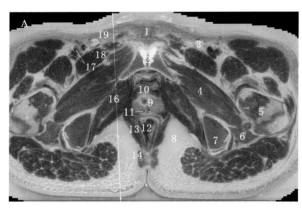
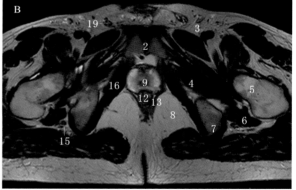

1—阴茎悬韧带;2—耻骨联合;3—腹股沟浅淋巴结;4—闭孔外肌;5—股骨颈;6—股方肌;7—坐骨结节;8—坐骨肛门窝;
9—前列腺;10—尿道前列腺部;11—射精管;12—肛管;13—肛提肌;14—肛门外括约肌;
15—坐骨神经;16—闭孔内肌;17—股动、静脉;18—大隐静脉;19—精索

图 5-2-4　耻骨联合中份层面

A. 标本图像;B. MRI T$_1$WI 图像

5.耻骨联合下份层面　关键结构:肛管,前列腺,精索,阴茎。

盆腔前壁为耻骨联合下缘,其前方为阴茎,前外侧为精索。盆腔侧壁前部为耻骨下支,后部为坐骨支和坐骨结节,耻骨、坐骨间为闭孔,闭孔内、外侧有闭孔内、外肌,闭孔内肌断面变小。盆腔脏器从前向后为前列腺尖和肛管,前列腺内有尿道穿过(图 5-2-5)。

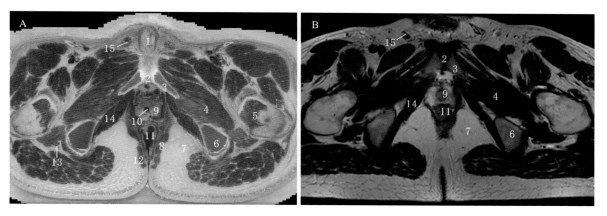

1—阴茎;2—耻骨联合;3—耻骨下支;4—闭孔外肌;5—股骨颈;6—坐骨结节;7—坐骨肛门窝;8—肛提肌;9—前列腺;
10—尿道前列腺部;11—肛管;12—肛门外括约肌;13—坐骨神经;14—闭孔内肌;15—精索

图 5-2-5　耻骨联合下份层面
A. 标本图像;B. MRI T_1WI 图像

6. 耻骨弓与坐骨结节层面　关键结构:阴茎海绵体,肛管,肛门外括约肌,耻骨弓。

此层面以下为男性会阴。在此层面中,耻骨下支与坐骨支形成"八"字形,其间的结构前份为尿生殖三角,前列腺消失,可见会阴深横肌及尿道膜部。后份为肛三角,内有肛管通过,肛管周围为肛门外括约肌。此层面前部可见阴茎海绵体、阴囊及其内的精索(图 5-2-6)。

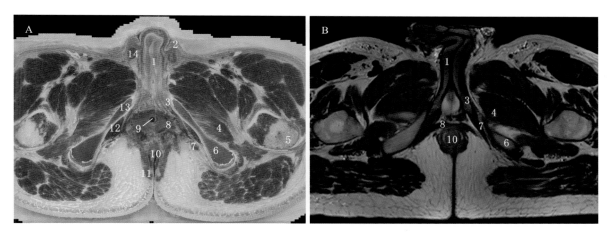

1—阴茎;2—阴囊肉膜;3—阴茎脚;4—闭孔外肌;5—大转子;6—坐骨支;7—坐骨海绵体肌;8—尿生殖膈;
9—尿道膜部;10—肛管;11—肛门外括约肌;12—闭孔内肌;13—耻骨下支;14—精索

图 5-2-6　耻骨弓与坐骨结节层面
A. 标本图像;B. MRI T_1WI 图像

三、前列腺 MRI 横断层图像观察

结合 MRI 图像学习前列腺的分区、分叶。在 Lowsley 的五叶分法中,前列腺以尿道和射精管为界,被分为前叶、中叶、后叶和两个侧叶。在 Franks 的内、外腺分法中,将前列腺分为内腺组和外腺组,内腺组集中在尿道黏膜和黏膜下层,外腺组构成前列腺的主要部分,含有长而分支的主腺。McNeal 分区法则将前列腺分为前列腺前纤维肌肉间质区、尿道周围组织、前列腺移行区、前列腺中央区和前列腺外周区。在前列腺的 MRI 图像上观察 McNeal 分区法中各区的信号特点和位置。MRI T_1WI 图像上只能显现前列腺的轮廓,不能区分其带区,而在 T_2WI 图像上可分

辨前列腺各带区。前列腺前纤维肌肉间质区居于前列腺前方,在 T_2WI 图像上呈明显低信号。尿道前列腺部表现为前列腺前 1/3 内的高信号区,前列腺移行区和前列腺中央区在 T_2WI 图像上均为低信号,不易区分。前列腺外周区在前列腺后外侧,在 T_2WI 图像上呈明显高信号(图 5-2-7)。

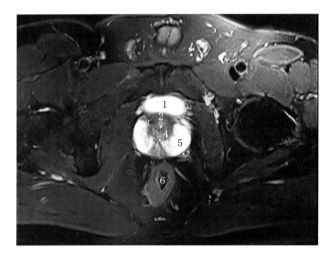

1—膀胱;2—前列腺前纤维肌肉间质区;3—尿道前列腺部;4—前列腺移行区;5—前列腺外周区;6—肛管

图 5-2-7　前列腺体的脂肪抑制(FS)-T_2WI 层面

病例讨论
答案

四、病例讨论

患者,男性,65 岁,一年前无明显诱因开始出现尿频、尿急、排尿困难,表现为尿线细、尿等待、尿不尽,夜尿次数为 2~3 次。近半月症状加重遂来院就诊。患者无血尿,无尿痛。查体示膀胱区无压痛,双肾区无叩痛,双输尿管行径区无叩痛。直肠指诊发现前列腺中央沟变浅,质地中等,表面光滑。实验室检查:血常规、尿常规、肝肾功能、前列腺特异性抗原(PSA)等指标均在正常范围内。磁共振检查结果如图 5-2-8 所示。

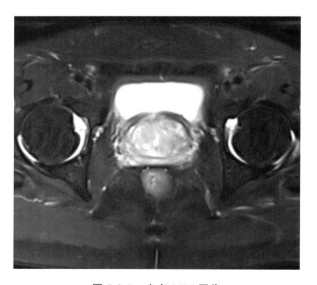

图 5-2-8　患者 MRI 图像

(1)描述该平面出现的主要结构。

(2)简述病变位置,推测其最可能的疾病诊断,并给出诊断依据。

思考题答案

【思考题】

一、名词解释

(1)坐骨肛门窝：

(2)精索：

(3)闭膜管：

二、简答题

(1)简述男性盆部和会阴的横断层解剖结构及影像学表现。

(2)简述前列腺的 McNeal 分区及在影像学上的表现。

三、填图题

请写出下图中数字标注的结构名称。

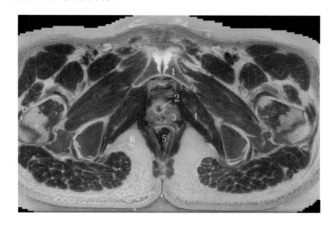

1. _____　　2. _____　　3. _____

4. _____　　5. _____　　6. _____

在线答题

（吴凤霞）

第六章 脊 柱 区

实验一 脊柱区颈段和胸段断层解剖

【学习目标】

（1）知识目标：掌握椎体的一般形态结构、椎间盘的组成以及其 CT、MRI 表现。了解前纵韧带、后纵韧带、黄韧带、棘间韧带和项韧带的形态及其 CT、MRI 表现。掌握脊柱区颈段的横断层解剖及其 CT、MRI 影像学表现。了解椎管内结构的组成。了解颈椎、胸椎关节突关节的形态。了解钩椎关节、寰枢关节和寰枕关节的构成及其 CT、MRI 表现。了解脊柱区胸段的横断层解剖结构及其 CT、MRI 影像学表现。

（2）能力目标：提高自主学习能力，敏锐的观察能力，以及熟练、规范描述正常结构的能力。增强人文关怀意识，提升沟通能力及团队协作能力。

（3）素质目标：提升创新科研思维（尤其是批判性思维）、综合分析能力，培养比较鉴别、严谨求实的科学精神，树立健康服务意识。

【实验准备】

（1）脊柱的整体观标本。
（2）脊柱区颈段和胸段连续横断层标本。
（3）脊柱区颈段和胸段 CT 及 MRI 图像。
（4）数字人虚拟教学软件。
（5）结合理论课内容，对照脊柱区颈段和胸段标本、CT 及 MRI 图像，分组进行脊柱区颈段和胸段断层标本的观察学习。

【实验内容】

一、脊柱区的整体观

（1）脊柱前部：脊柱前部约呈圆柱状，由椎体和其连结组成。椎体呈短圆柱形，前面凸，后面凹或平，上、下面的周缘光滑而中央较粗糙。椎间盘连结相邻椎体，由髓核、纤维环、Sharpey 纤维和透明软骨终板组成。前纵韧带较紧地连于椎体和椎间盘的前面，在颈段较窄，位于两侧颈长肌之间；在胸段较厚，尤其是在上胸段，与颈长肌肌腱融合。后纵韧带薄而窄，宽、窄不一，在椎间盘后面较宽,与椎间盘和椎体上、下缘紧密连结;在椎体后面较窄,连结较为疏松,借椎体后静脉相隔。

(2)脊柱后部:形态不规则,由椎弓及其连结组成。观察椎弓根、椎弓板、横突、棘突、关节突的位置和形态。椎弓间的连结包括黄韧带、棘间韧带、横突间韧带、棘上韧带和关节突关节。椎间孔共有 24 对,位于椎体、椎间盘和关节突关节之间,其上、下壁分别由相邻椎骨的椎弓根构成。

(3)椎管及其内容:椎管由各椎骨的椎孔连结而成,前壁由椎体、椎间盘和后纵韧带构成,后壁为椎弓板及黄韧带,后外侧壁为关节突关节,两侧壁为椎弓根和椎间孔。观察椎管内脊髓及其被膜、脊神经根、血管和脂肪组织等结构。

(4)通过对脊柱整体标本和模型的观察,形成对脊柱结构的位置和形态完整的立体概念,以便于在断层中进行辨识。养成"整体—断层—整体"的断层解剖学思维模式,掌握重要结构的形态、位置及毗邻关系在连续断层的变化规律,以适应不同个体及不同扫描图像的变化。

二、脊柱区颈段标本和 CT、MRI 图像连续横断层观察

通过脊柱区颈段连续横断层标本和高清的 CT、MRI 图像,结合数字人虚拟教学软件观察脊柱区颈段的主要结构在横断层的变化规律。重点观察典型层面的主要结构,如椎体、椎间盘、椎管等,通过上、下连续追踪观察脊柱区主要结构的形态特点、位置、毗邻关系及影像学表现,把握其规律。学习过程中注意标本图像与活体影像学图像之间存在个体差异,学会举一反三,以断层标本图像的不变应影像学图像的万变。

1. 经寰椎横断层　关键结构:寰椎,寰枢正中关节,硬膜囊。

寰椎无椎体,由前弓和后弓构成。寰椎椎孔呈椭圆形,分为前、后两部,前部由寰枢正中关节所占据,该关节由枢椎齿突、寰椎前弓和寰椎横韧带构成;后部容纳脊髓及其被膜等结构。硬膜囊约呈横椭圆形,脊髓位于硬膜囊中央,也呈横椭圆形。蛛网膜下隙在枕骨大孔至枢椎平面的区域较大。当寰椎横韧带断裂或枢椎齿突骨折后移时,可压迫脊髓导致高位截瘫(图 6-1-1)。

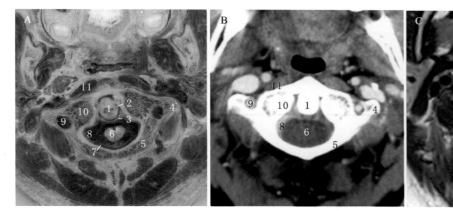
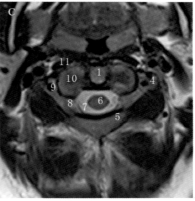

1—枢椎齿突;2—寰枢正中关节;3—寰椎横韧带;4—寰椎横突;5—寰椎后弓;6—脊髓;7—蛛网膜下隙;
8—硬膜外隙;9—椎动、静脉;10—寰椎前弓;11—颈长肌、头长肌

图 6-1-1　经寰椎横断层
A. 标本图像;B. CT 图像;C. MRI T_2WI 图像

2. 经第 4 颈椎椎体横断层　关键结构:颈椎椎体,横突,椎管。

颈椎体较小,呈横椭圆形,其横径大于矢径,椎体下面的矢、横径大于上面的矢、横径。椎弓根较短,与矢状面约成 45°角。横突中,除了第 1、7 颈椎的横突较长外,其余的宽而短;横突孔位于椎体的两侧和横突根部,有椎动、静脉通过;横突末端分为前、后结节;横突上面的脊神经沟供脊神经前支通过。椎弓板长而窄。椎管近似三角形,其横径大于矢径。矢径是评价颈椎管大小的重要指

标,若矢径小于 12 mm,则应考虑椎管狭窄。硬膜囊约呈横椭圆形,前扁后凸。脊髓呈横椭圆形,位于硬膜囊中央。硬膜外隙内的脂肪较少,主要位于间隙的后部和侧部,椎内静脉丛前部较发达(图 6-1-2)。

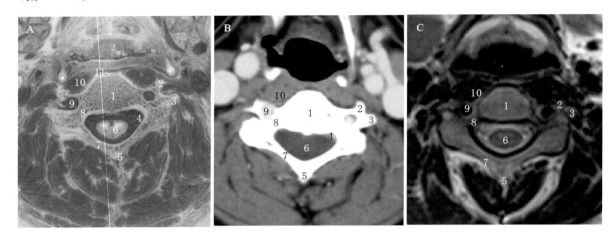

1—第 4 颈椎椎体;2—横突前结节;3—横突后结节;4—椎内静脉丛前部;5—棘突;6—脊髓;

7—椎弓板;8—椎弓根;9—椎动、静脉;10—颈长肌;11—前纵韧带

图 6-1-2 经第 4 颈椎体横断层

A. 标本图像;B. CT 图像;C. MRI T$_2$WI 图像

3. 经第 4、5 颈椎椎间孔上部横断层 关键结构:椎间孔,前纵韧带,黄韧带。

颈椎间孔共有 6 对,其前壁由上位椎体下部、椎间盘和下位椎体的椎体钩组成,后壁主要为上关节突,上、下壁分别为相邻椎骨的椎弓根。颈椎间孔和第 7 颈椎至第 1 胸椎椎间孔可分为上、下部,上部容有椎间静脉和脂肪,下部有颈神经根通过,常低于椎间盘平面。颈椎间孔长 4~5 mm,其长轴与冠状面约成 45°角。前纵韧带在颈段较窄,位于两侧颈长肌之间。在 MRI 图像上,前纵韧带与椎体前面的骨密质难以区分。黄韧带呈低信号,与周围高信号的脂肪易于区分(图 6-1-3)。

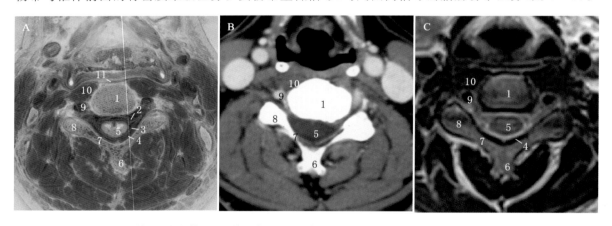

1—第 4 颈椎椎体;2—颈神经前根;3—颈神经后根;4—黄韧带;5—脊髓;6—棘突;

7—椎弓根;8—下关节突;9—椎动、静脉;10—颈长肌;11—前纵韧带

图 6-1-3 经第 4、5 颈椎椎间孔上部横断层

A. 标本图像;B. CT 图像;C. MRI T$_2$WI 图像

4. 经第 4、5 颈椎椎间盘横断层 关键结构:颈椎间盘,关节突复合体,关节突关节。

第 1、2 颈椎间无椎间盘,其余位于相邻椎体之间。颈椎椎间盘较小,厚度介于胸、腰部椎间盘之间,其前部较后部厚,其形态与颈椎椎体基本一致,但横径较椎体的小。尽管颈椎椎间盘周围有韧带、肌和椎体钩等结构的保护,但由于颈部的活动度较大,也可发生椎间盘突出的现象,以第 5

颈椎椎间盘多见。该椎间盘后面侧方有椎体钩,二者形成钩椎关节。钩椎关节外侧与椎血管相邻,后外侧邻颈神经根。该层面经过第4、5颈椎椎间盘,可见椎体钩、横突和关节突共同构成椎体钩、横突、关节突复合体(unco-transverso-articular-complex,UTAC)。该层面经过椎间孔下部,可见颈神经根向前外下行,穿椎间孔。关节突粗短,该断层经关节突关节,关节腔呈横位,上关节突在关节腔之前,下关节突位于其后(图6-1-4)。

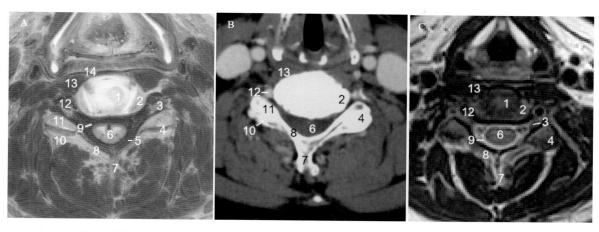

1—第4、5颈椎椎间盘;2—椎体钩;3—颈神经;4—关节突关节;5—黄韧带;6—脊髓;7—棘突;8—椎弓根;
9—蛛网膜下隙;10—下关节突;11—上关节突;12—椎动、静脉;13—颈长肌;14—前纵韧带

图6-1-4　经第4、5颈椎椎间盘横断层

A.标本图像;B.CT图像;C.MRI T$_2$WI图像

5.经第7颈椎棘突横断层面　关键结构:第7颈椎,椎弓板,棘突。

椎体呈横椭圆形,椎管呈三角形,椎弓板较长且窄,其中央部向后延伸出棘突。第1颈椎无棘突,第7颈椎棘突长且不分叉,第7颈椎又称为隆椎。其余棘突呈分叉状,其中以第2颈椎的棘突最为粗大。棘上韧带位于棘突末端,在颈部向后扩展为项韧带(图6-1-5)。

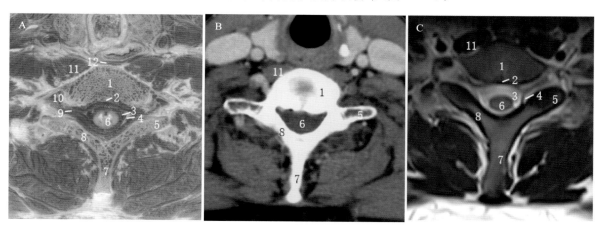

1—第7颈椎椎体;2—后纵韧带;3—蛛网膜下隙;4—硬膜外隙;5—横突;6—脊髓;7—棘突;
8—椎弓板;9—颈神经;10—椎动、静脉;11—头长肌;12—前纵韧带

图6-1-5　经第7颈椎棘突横断层

A.标本图像;B.CT图像;C.MRI T$_2$WI图像

三、脊柱区胸段连续横断层标本图像观察

通过脊柱区胸段连续横断层标本和高清的CT、MRI图像,结合数字人虚拟教学软件观察脊柱区胸段主要结构在横断层的变化规律。重点观察典型层面的主要结构,如椎体、椎间盘、椎管和椎

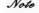

骨的连结等,通过上、下连续追踪观察脊柱区主要结构的形态特点、位置、毗邻关系及影像学表现,把握规律。学习过程中注意标本图像与活体影像学图像存在个体差异,学会举一反三,以断层标本图像的不变应影像学图像的万变。

1. 经第 7 胸椎椎体上份横断层 关键结构:上肋凹,肋头关节,肋横突关节,胸椎棘突。

该断层经第 7 胸椎椎体上份,在椎体两侧可见上肋凹以及第 7 肋,二者形成肋头关节。椎弓根短而窄。横突粗而长,伸向后外上方,其末端前面与同序数肋构成肋横突关节。由于胸椎棘突呈叠瓦状排列,断层中有时可见到两个棘突断面,上位胸椎的棘突较小,居于后方;而下位胸椎的棘突较大,位于前方。该断层尚未切及完整的椎弓板,椎管后壁为椎弓板和黄韧带,其后方呈三角形的部位为第 6 胸椎棘突断面(图 6-1-6)。

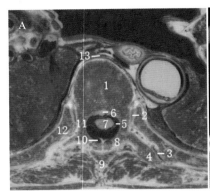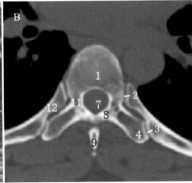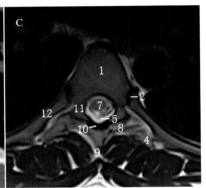

1—第 7 胸椎椎体;2—肋头关节;3—肋横突关节;4—横突;5—蛛网膜下隙;6—后纵韧带;7—脊髓;
8—椎弓板;9—第 6 胸椎棘突;10—黄韧带;11—椎弓根;12—第 7 肋;13—前纵韧带

图 6-1-6 经第 7 胸椎椎体上份横断层

A. 标本图像;B. CT 图像;C. MRI T₂WI 图像

2. 经第 7 胸椎椎体中份横断层 关键结构:胸椎椎体,椎体静脉,胸椎间孔。

胸椎椎体横断面呈心形,矢径略大于横径,前凸后凹。椎体主要由骨松质构成,表面的骨密质很薄,是负重的主要部分。在 MRI 图像上,前纵韧带与椎体前面的骨密质难以区分,而后纵韧带可以通过一薄层低信号带与高信号的椎内静脉丛进行分辨。椎体静脉在椎体中部向后汇入椎体后静脉。在高分辨 CT 扫描图像中,椎体静脉常见于椎体中部,表现为一个长裂状、树状或"Y"形的低密度影,注意与骨折、骨质疏松等进行鉴别。椎管近似圆形,中部有硬膜囊和脊髓。胸椎间孔呈横向,前壁为椎体和椎间盘,后壁为上关节突,上、下壁分别为相邻椎骨的椎弓根。胸神经根通过椎间孔上部,其中第 1~11 对胸神经根通过同序数椎间孔,第 12 对胸神经根通过第 12 胸椎至第 1 腰椎椎间孔。此断层经椎间孔上部,可见第 7 胸神经根横行向后外侧穿出椎间孔(图 6-1-7)。

3. 经第 7 胸椎椎体下份横断层 关键结构:下肋凹,硬膜囊,硬膜外隙。

椎体呈心形,椎体侧面后方可见下肋凹,与第 8 肋的肋头借肋头关节相连。椎弓板向内延伸汇合,向后延续为棘突根部,第 6 胸椎棘突末端位于其后,二者之间有棘间韧带。椎管近似圆形,其矢径为 14~15 mm,第 4~10 胸椎平面的椎管最小。硬膜囊呈圆形。脊髓位于硬膜囊中央,呈圆形或椭圆形。腰骶膨大主要位于第 11、12 胸椎平面。硬膜外隙窄,硬膜外脂肪较少,主要分布在两侧椎弓和硬膜之间。此断层切及椎间孔下部,位于椎体下份和关节突关节之间,其内有血管和脂肪,其外侧与肋颈相邻(图 6-1-8)。

4. 经第 7、8 胸椎椎间盘横断层 关键结构:椎间盘,关节突关节。

胸椎椎间盘的横断面形态和大小基本与相邻椎体一致,呈心形。胸椎椎间盘最薄,髓核位于中央,周围是同心圆排列的纤维环。在 CT 图像上,椎间盘的密度低于椎体,髓核和纤维环难以区分。在 MRI T₂WI 图像上,髓核呈明显的高信号。椎间盘两侧面后方与相应的肋头相连接,参与

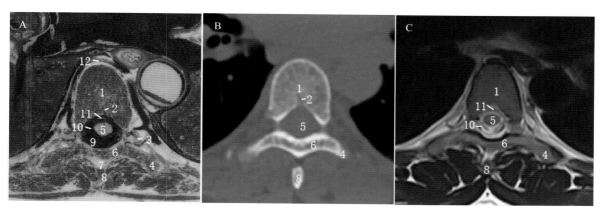

1—第 7 胸椎椎体；2—椎体静脉；3—胸神经；4—横突；5—脊髓；6—椎弓板；7—棘间韧带；

8—第 6 胸椎棘突；9—硬膜外隙；10—蛛网膜下隙；11—后纵韧带；12—前纵韧带

图 6-1-7　经第 7 胸椎椎体中份横断层

A. 标本图像；B. CT 图像；C. MRI T₂WI 图像

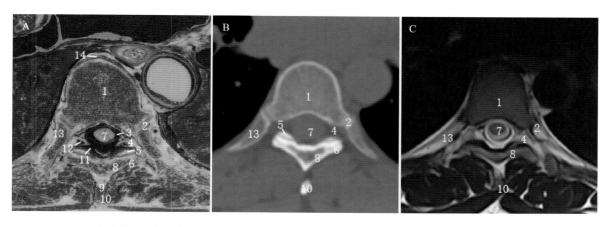

1—第 7 胸椎椎体；2—肋头关节；3—蛛网膜下隙；4—硬膜外隙；5—上关节突；6—下关节突；7—脊髓；8—椎弓板；

9—棘间韧带；10—第 6 胸椎棘突；11—黄韧带；12—椎内静脉丛；13—第 8 肋；14—前纵韧带

图 6-1-8　经第 7 胸椎椎体下份横断层

A. 标本图像；B. CT 图像；C. MRI T₂WI 图像

构成肋头关节，故肋头可作为显示胸椎椎间盘的重要标志。关节突较扁薄，此断层经关节突关节，关节腔呈横位，上关节突在关节腔之前，下关节突在其后（图 6-1-9）。

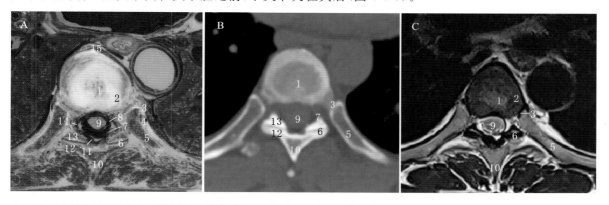

1—第 7、8 胸椎椎间盘髓核；2—纤维环；3—肋头关节；4—肋间后动脉；5—第 8 肋；6—关节突关节；7—硬膜外隙；8—蛛网膜下隙；

9—脊髓；10—第 7 胸椎棘突；11—黄韧带；12—下关节突；13—上关节突；14—椎内静脉丛；15—前纵韧带

图 6-1-9　经第 7、8 胸椎椎间盘横断层

A. 标本图像；B. CT 图像；C. MRI T₂WI 图像

四、脊柱区颈胸段正中矢状断层观察

关键结构:椎体,椎间盘,椎管,脊髓。

　　正中矢状断层为椎体正中线所在的层面,主要特征是有连续的脊髓断层。主要观察椎体、椎间盘、椎管及脊髓等,为临床影像学定位诊断提供形态学基础。第 1 颈椎(即寰椎)可见前、后弓,无椎体,无关节突,寰椎的前、后弓与枕骨大孔前、后缘之间分别有寰枕前、后膜。第 2 颈椎(即枢椎)有一向上的齿突,其与寰椎前弓和寰椎横韧带构成寰枢正中关节,第 3～7 颈椎椎体逐渐增大。第 7 颈椎棘突长,末端不分叉,称为隆椎。颈段椎间盘后缘平直,前份较后份厚。椎管前壁为椎体、椎间盘和后纵韧带,后壁为椎弓板及黄韧带。脊髓位于椎管内,平第 5、6 颈椎椎体处有颈膨大。胸椎椎体自上而下逐渐增大,略呈长方形,并与胸椎椎间盘构成向前凹的生理性胸曲,其后凸尖位于第 6～9 胸椎。椎间盘厚度自上而下逐渐增大,与相邻椎体相似。胸椎棘突较长,呈叠瓦状排列(图 6-1-10)。

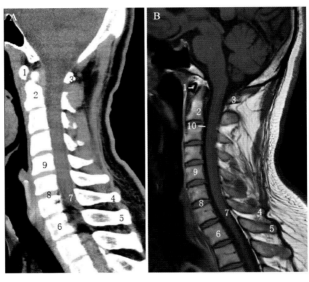

1—寰椎前弓;2—枢椎;3—寰椎后弓;4—第 7 颈椎棘突;5—第 1 胸椎棘突;6—第 1 胸椎椎体;

7—脊髓;8—椎间盘;9—第 5 颈椎椎体;10—蛛网膜下隙

图 6-1-10　脊柱区颈胸段正中矢状断层
A. CT 图像;B. MRI T$_1$WI 图像

五、病例讨论

　　患者,男性,60 岁,常感到颈部疼痛,脖子僵硬,活动受限,并伴有上肢沉重和无力、手指麻木及头晕、恶心等症状。CT 及 MRI 检查见图 6-1-11。

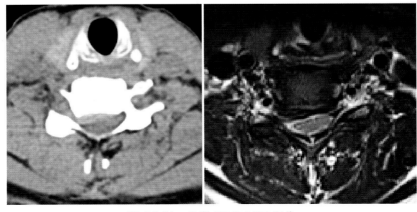

图 6-1-11　患者 CT 及 MRI 图像

（1）简述病变位置，描述该平面出现的主要结构，判断该疾病最可能的诊断，并给出诊断依据。

（2）若患者近期出现头晕、听力下降等临床症状，最可能的原因是什么？

【思考题】

一、名词解释

（1）椎间盘：

（2）椎内静脉丛：

（3）钩椎关节：

（4）UTAC：

二、简答题

（1）简述椎间盘的组成和CT、MRI影像学表现。

（2）简述椎静脉系的组成、交通及临床意义。

（3）简述横断层上脊柱区颈段的特征性解剖结构及CT、MRI影像学表现。

三、识图选择题

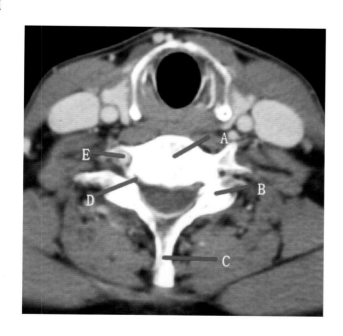

（1）某人骨质增生，压迫到脊神经，从断层图像上分析，最可能的受损部位是（　　　）。

（2）某人被诊断为椎动脉型颈椎病，从断层图像上分析，最可能的病变部位是（　　　）。

（3）某人受了外伤，诊断为椎体压缩性骨折，从断层图像上分析，承担重量的结构主要是（　　　）。

（冯　蕾）

实验二　脊柱区腰段和骶段断层解剖

【学习目标】

（1）知识目标：掌握腰椎椎体、骶椎椎体、尾骨、椎间盘、黄韧带、椎管及内容物、侧隐窝、硬膜囊、腰神经通道、椎间孔及神经根的形态特点，能够在横断层和矢状断层上辨认以上结构。

（2）能力目标：结合影像图像以及实物图像提高自主学习能力，能够规范描述（包括语言和手绘）正常结构的能力，并针对不同来源的图像资料能够准确判断结构和层面。

（3）素质目标：培养解决临床问题的能力、创新科研思维和比较鉴别、严谨求实的科学精神，同时要强化同理心，树立健康服务意识。

【实验准备】

（1）脊柱腰、骶段标本。

（2）脊柱腰、骶段横断层及矢状断层标本。

（3）脊柱腰、骶段 X 线、CT 和 MRI T_2 图像。

（4）数字人虚拟教学软件。

（5）结合理论课内容，对照胸部标本、X 线、CT 及 MRI 图像，分组观察脊柱腰、骶段断层标本。

【实验内容】

一、脊柱区连续横断层及影像观察

椎体：腰椎椎体呈肾形，并且自上而下其椎体宽度逐渐增加。椎弓根宽大。横突以第 3 腰椎最长。横突根部有一向后的突起，称为副突。椎弓板短而厚。关节突后方有一突起，称为乳突。棘突水平向后。

椎间盘：椎间盘形态与椎体相似，呈肾形。腰部椎间盘最厚，且前厚后薄。随着年龄的增长，椎间盘退行性变化可导致矢状面上椎间高度降低。横断层上可见椎间盘膨出或突出，常见于腰骶和第四腰椎椎间盘。

椎管及其内容物：椎管形态与部位有关，第 1、2 腰椎平面呈卵圆形，即横径大于矢径；第 3、4 腰椎平面呈三角形，横径较大；第 5 腰椎平面呈三叶草形。

侧隐窝位于椎孔的外侧，其前壁为椎体后外侧面，后壁为上关节突根部，外侧壁为椎弓根内侧面，内侧壁为上关节突前内侧面。侧隐窝内常有神经根通过，以第 5 腰椎最为明显，因此侧隐窝狭窄是临床腰椎管狭窄的常见分型之一。

硬膜囊位于椎管中央，其前面与椎管前壁相贴，在椎体中部与椎体分离，后面与椎弓板上部相贴，与黄韧带之间有脂肪填充。

硬膜囊外填充着脂肪，在 MRI T_1WI 影像上呈白色高信号，主要作用是保护、固定椎管内容物。

椎管静脉丛位于硬膜囊前方和外侧。

第1腰椎平面可见脊髓圆锥,其下可见终丝和马尾,该区域为蛛网膜下隙最宽处,也被称为终池。

黄韧带紧贴椎管后部内侧面,临床影像上常可见增厚或骨化的黄韧带。

腰神经通道:腰神经通道是指腰神经根从离开硬膜囊至椎间孔所经过的一条骨性纤维管道,分为神经根管和椎间管两段。该通道内的病变可刺激或压迫神经根引起根性疼痛。

神经管通道较短,起点为硬膜囊,终点为椎间管内口,包含4处狭窄:椎间盘与黄韧带之间的盘黄间隙;上关节突内缘浅沟;侧隐窝;椎弓根内下缘与椎间盘之间的椎弓根下沟。

椎间管为由内上斜向外下方向的通道,前壁为椎体和椎间盘,后壁为上关节突和黄韧带,上壁和下壁为相邻椎骨的椎弓根。椎间管上部宽、下部窄,其中上部位于椎体和关节突之间,有腰神经根、腰动脉脊支以及椎间静脉上支通过,神经根的压迫常发生在此位置;下部位于椎间盘和上关节突根部之间,只有椎间静脉下支通过。

经第1腰椎椎体中份平面横断层可见椎体呈肾形,横径大于矢径,第1腰椎最小,向下逐渐增大,中份矢径、横径最小,椎体前面凸,后面略凹。椎弓根宽大,第1腰椎横突最长。上关节突与矢状面约成45°角。硬膜外脂肪较多,主要分布在硬膜的前外侧和后方(图6-2-1)。

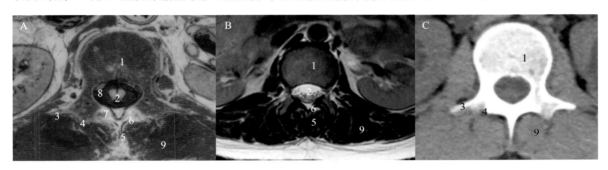

1—椎体;2—脊髓;3—横突;4—上关节突;5—棘突;6—黄韧带;7—脂肪;8—椎内静脉丛;9.竖脊肌

图6-2-1 经第1腰椎椎体中份平面横断层

A.标本图像;B.MRI图像;C.CT图像

经第3、4腰椎椎体椎间盘平面横断层可见椎体较第1椎体增大,椎体前面凸,后面略凹。该层面未见横突,但此节段横突最长,上关节突逐渐接近冠状位,椎间盘与椎体相似,呈肾形,椎管呈卵三角形,横径大于矢径(图6-2-2)。

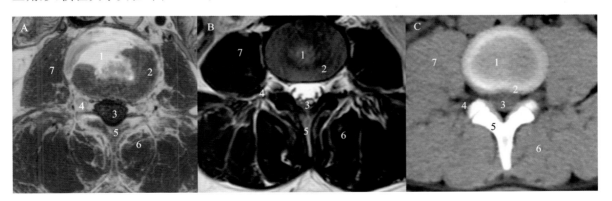

1—椎间盘;2—椎体;3—马尾;4—脊神经根;5—椎板;6—竖脊肌;7—腰大肌

图6-2-2 经第3、4腰椎椎间盘平面横断层

A.标本图像;B.MRI图像;C.CT图像

经第5腰椎椎体中份平面横断层可见椎体形态不规则,横突最短,椎管形态呈现三叶草形,侧隐窝位于椎孔外侧份,是椎管的狭窄部位,内有神经根通过。硬膜囊缩小,位于椎管后部,脂肪填充较多(图 6-2-3)。

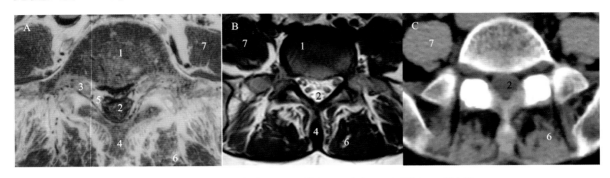

1—椎体;2—马尾;3—脊神经根;4—棘突;5—脂肪;6—竖脊肌;7—腰大肌

图 6-2-3　经第 5 腰椎椎体中份平面横断层

A. 标本图像;B. MRI 图像;C. CT 图像

　　骶骨:骶骨呈三角形,底向上,尖向下。骶骨前面凹陷,其上缘中份向前凸起,称为岬。骶骨背面粗糙,有 5 个隆起,分别是中间的骶正中嵴以及两侧的骶中间嵴和骶外侧嵴。骶骨盆面前方有 4 对骶前孔;背面骶外侧有 4 对骶后孔,有骶神经前、后支和血管通过,内有脂肪填充。骶前、后孔均与骶管相通。骶骨外侧上份有耳状面,与髂骨的耳状面构成骶髂关节,该关节腔狭窄,其矢径自上而下逐渐增大,关节面凹凸不平。关节前、后和骶髂骨之间分别有骶髂前韧带、骶髂后韧带以及骶髂骨间韧带加强。

　　骶管及其内容物:骶管位于椎体后方,自上而下逐渐缩小,形态由三角形逐渐变为扁平形,向上与腰椎管相通,向下终于骶管裂孔,骶管两侧借椎间孔连通骶前、后孔。硬膜囊在骶管内明显缩小,下端达第 2 骶椎平面,硬膜囊内有终丝、马尾和脑脊液。骶神经根在骶管内呈"V"形排列,骶管内有丰富的脂肪和静脉丛。

　　尾骨:尾骨自上而下逐渐缩小,形态由横椭圆形逐渐变为圆形。第 1 尾椎上部横径较骶骨尖大,是区分骶、尾骨的重要标志。

　　第 1 骶骨平面可见骶骨翼宽大,前外侧与髂骨翼之间为骶髂关节,骶管位于椎体后方,呈三叶草形,内容纳马尾神经,硬膜囊明显缩小,椎间孔穿行第 5 腰神经,棘突两侧可见竖脊肌,椎体前方两侧可见腰大肌(图 6-2-4)。向下至第 5 骶椎中份平面层面时,可见位于盆后壁中央的第 5 骶椎,以及两侧的臀大肌和前方的梨状肌(图 6-2-5)。

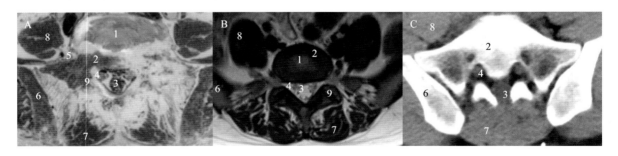

1—椎间盘;2—椎体;3—马尾;4—第 1 骶神经;5—第 5 腰神经;6—髂骨翼;7—竖脊肌;8—腰大肌;9—关节突关节

图 6-2-4　经第 1 骶椎平面横断层

A. 标本图像;B. MRI 图像;C. CT 图像

二、脊柱区正中矢状断层观察

　　脊柱矢状面可见脊柱有颈、胸、腰、骶 4 个生理弯曲,其中颈曲和腰曲凸向前,胸曲和骶曲凸向后,腰椎前凸的顶点在第 3、4 腰椎平面。腰椎椎体呈长方形,其矢径大于纵径,前、后较高,中间凹

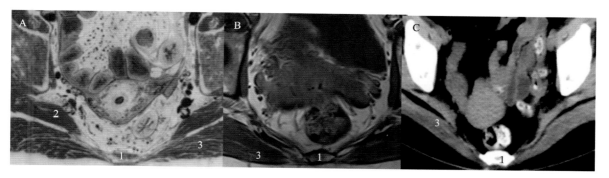

1—第 5 骶椎；2—梨状肌；3—臀大肌

图 6-2-5　经第 5 骶椎中份平面横断层

A. 标本图像；B. MRI 图像；C. CT 图像

陷。椎间盘较厚，腰椎椎间盘厚度自上而下逐渐增加，髓核位于中后部，椎间盘的前高大于后高。硬膜囊自上而下逐渐缩小且后移，囊内的脊髓圆锥、终丝和马尾均位于囊后部。蛛网膜下隙可见膨大的终池。硬膜外隙后部在椎弓板平面有椎内静脉丛，在黄韧带平面填充了较多脂肪；硬膜外隙前部自上而下增宽，内有丰富的椎内静脉丛。黄韧带较厚，棘突呈长方形，水平向后，棘突间隙较大。

骶椎椎体呈长方形，矢径自上而下逐渐变小。椎间盘自上而下逐渐变薄。第 1 骶椎和第 5 腰椎通过腰骶关节相连。3～4 块尾椎融合成一块尾骨，尾骨自上而下逐渐变小，通过骶尾关节与骶骨相连，尾骨尖朝前下方。骶管上宽下窄，在第 4 骶椎平面终于骶管裂孔。硬膜囊下方终于第 2 骶椎平面，内有马尾、终丝和脑脊液。

三、脊柱区旁正中矢状断层观察

腰椎外侧部可见椎体、椎间盘、腰椎椎间管、腰骶椎间管、神经根、关节突关节以及关节囊。

骶椎外侧部可见第 1、2 骶神经根，呈椭圆形。骶椎间孔自上而下逐渐缩小，内有神经根、血管和脂肪。椎间孔分别与前下和后上的骶前孔和骶后孔相连，骶前、后孔内有骶神经和血管通行，且容有脂肪（图 6-2-6）。

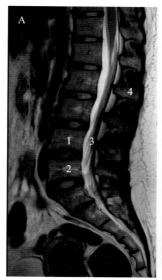
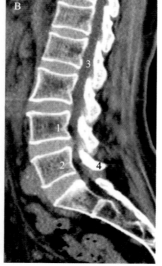

1—第 4 腰椎椎体；2—第 5 腰椎椎体；3—椎管；4—棘突

图 6-2-6　脊柱正中矢状断层

A. MRI 图像；B. CT 图像

四、病例讨论

患儿,男,5 岁,因"发热、头痛伴喷射状呕吐"急诊入院,既往有结核病接触史。体格检查:一般状况差,神志模糊,有时惊厥,颈部强直,角弓反张,腱反射亢进,凯尔尼格征、布鲁津斯基征及巴宾斯基征阳性。经腰椎穿刺被确诊为结核性脑膜炎。请问:

(1)腰椎穿刺的最合适位置在哪?

(2)脑脊液位于哪两层膜结构之间?

(3)含脑脊液的膜囊最下端在哪里?

【思考题】

简答题

(1)腰椎穿刺和硬膜外隙穿刺分别需要经过哪些结构? 分析术中需要注意的问题。

(2)椎管内容物包含哪些结构? 椎间盘突出受压部位可能涉及哪些结构?

(钱　蕾)

第七章 上 肢

实验一 肩部、臂部、肘部的断层解剖

【学习目标】

(1)知识目标:熟悉肩、肘关节的构成及特点;熟悉肩、肘关节的连续断层解剖及 CT、MRI 图像。了解臂部的横断层解剖及 CT、MRI 图像。

(2)能力目标:培养对肩、肘关节结构断层解剖特征的敏锐的观察能力、规范的描述能力以及空间方位辨别能力。

(3)素质目标:把肩、肘关节的断层解剖与 CT 和 MRI 图像结合起来,培养以临床应用为宗旨的思维方式,以比较和鉴别为基础,树立严谨求实的阅片意识。

【实验准备】

(1)肩、肘关节的离体标本。

(2)肩、臂、肘部的连续横断层标本。

(3)肩、肘关节的 CT 和 MRI 胶片。

(4)数字人虚拟教学软件。

【实验内容】

一、肩关节的整体观

肩关节由肱骨头及肩胛骨关节盂构成。

(1)先取未切开关节囊的标本观察,可见关节囊的内侧端附于肩胛骨关节盂的周围,外侧端附着于肱骨头周围。关节囊上部较紧,下部松弛。在肩关节的上方,有一横架在肩峰与喙突之间的韧带,称为喙肩韧带。在肱骨结节间沟内有一自关节囊内穿出的结构是肱二头肌长头腱(图 7-1-1)。肩关节的前、后、上方有肌腱跨过,由起于肩胛骨、止于肱骨上端的冈上肌、冈下肌、小圆肌和肩胛下肌的肌腱构成,上述 4 块肌肉的肌腱在经过肩关节的上、后、前方时与肩关节囊紧贴,并互相连接形成一近似环形的腱板围绕肩关节,即肌腱袖(图 7-1-2)。由于肩关节囊较为松弛,肩关节周围这些肌肉的收缩可保持肱骨头与肩胛骨的关节盂相接触,对肩关节的稳定起着重要的作用。肩关节脱位或扭伤时,常会导致肌腱袖破裂,从而影响肩关节的运动。关节囊的下方没有肌肉和韧带,是关节囊的薄

弱点。如果肩部受到外力作用,肱骨头通常会从前下方离开肩胛骨关节盂,造成肩关节脱位。

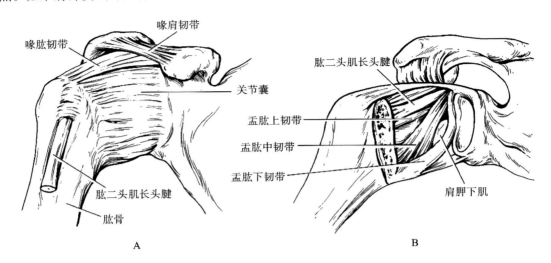

图 7-1-1　肩关节(关节囊未切开)

A. 前面;B. 后面

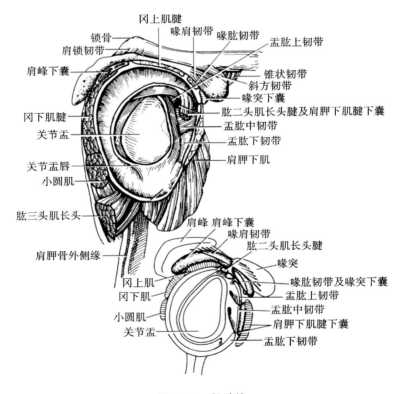

图 7-1-2　肌腱袖

　　(2)取切开肩关节囊的标本进行观察(图 7-1-3)。首先观察关节面,可见关节面非常光滑;再观察关节面的形状,可见肱骨头的凸面大大超出关节盂的凹面,在关节盂的周围还可见到一圈纤维软骨环,被称为盂唇;再观察关节囊的内表面和外表面,可见内表面光滑,为滑膜层;外表面粗糙,为纤维层。

二、肘关节的解剖学特征

　　肘关节是由肱骨、尺骨和桡骨构成的复合关节。

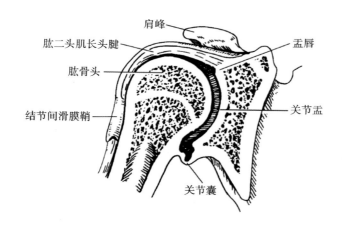

图 7-1-3　肩关节冠状切面（关节囊未切开）

（1）取已切开关节囊的标本观察关节面（图 7-1-4），可见肘关节包括 3 组关节：肱尺关节、肱桡关节和桡尺近侧关节。①肱尺关节：由肱骨滑车与尺骨滑车切迹构成。②肱桡关节：由肱骨小头与桡骨关节凹构成。③桡尺近侧关节：由桡骨头环状关节面与尺骨桡切迹构成。

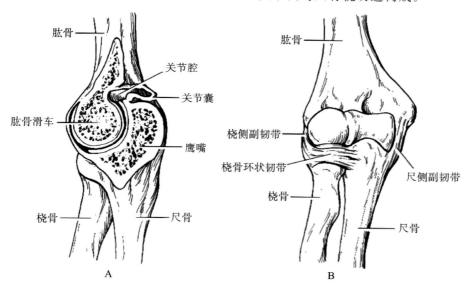

图 7-1-4　肘关节（关节囊已切开）
A. 矢状切面；B. 前面

（2）再取未切开关节囊的标本进行观察，可见关节囊前、后壁薄而松弛，但其两侧较厚。关节囊纤维层的环形纤维于桡骨头处较为发达，因此形成了一条坚韧的桡骨环状韧带，包绕桡骨头的环状关节面。桡骨环状韧带的前、后端分别附着于尺骨桡切迹的前、后方，桡骨环状韧带和尺骨桡切迹围成一个形似漏斗状的结构，将桡骨头限制其内。在幼年时期，桡骨头尚未发育且桡骨环状韧带较为松弛，所以桡骨头在外力的作用下，容易从漏斗状的桡骨环状韧带内拉出，进而形成桡骨头半脱位。

（3）屈肘关节时，肘部能触摸到三个明显的骨性隆起，分别为尺骨鹰嘴、肱骨内上髁和肱骨外上髁。体验这三者之间的几何形态，并观察在伸肘关节时它们发生了怎样的变化。如果此关系因损伤因素而改变，应该考虑什么？

三、肩关节的断层解剖观察

1. 经肩关节上份横断层　关键结构：肱骨头，肩胛冈，肱二头肌长头腱，锁骨下动脉，臂丛。

观察肩关节上份横断层的标本和 MRI 图像(图 7-1-5),可见肩胛骨的肩胛冈、喙突、关节盂及肱骨头的横断面,其中关节盂与肱骨头内侧的关节面构成肩关节。关节的前面、外侧及后面被三角肌包绕。肩关节前方与三角肌之间有肱二头肌长头腱。肩关节后方与三角肌之间有冈下肌及其肌腱。肩胛冈位于肩关节的后内侧,前方为肩胛下肌和冈上肌,后方为冈下肌。胸大肌和锁骨的后方可见锁骨下动脉及其后方的臂丛。

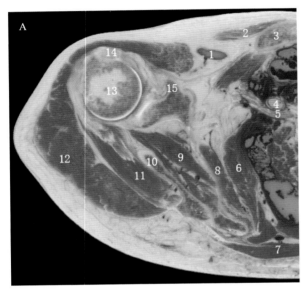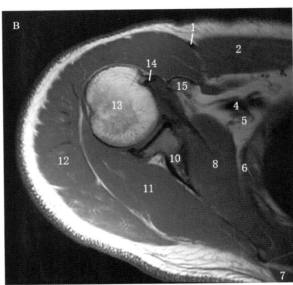

1—头静脉;2—胸大肌;3—锁骨;4—锁骨下动脉;5—臂丛;6—前锯肌;7—斜方肌;8—肩胛下肌;9—冈上肌;
10—肩胛冈;11—冈下肌;12—三角肌;13—肱骨头;14—肱二头肌长头腱;15—喙突

图 7-1-5 经肩关节上份横断层

A. 标本图像;B. MRI 图像

2. 经肩关节中份横断层 关键结构:肱骨头,关节盂,肩关节周围肌,腋血管,臂丛。

观察肩关节中份横断层的标本和 MRI 图像(图 7-1-6),可见外侧部三角肌呈"C"形包裹肩关节。肩胛下肌和冈下肌分别越过肩关节前方和后方止于肱骨小结节或大结节。肱二头肌长头腱行于肱骨大、小结节间的结节间沟内。三角肌前缘与胸大肌交界处为三角肌胸大肌间沟,内有头静脉走行。肩关节与胸外侧壁之间的三角形间隙为腋窝,其前壁为胸大肌和胸小肌,后壁为肩胛下肌,内侧壁为前锯肌及胸壁。腋窝内可见腋动脉、腋静脉、臂丛各束以及尖淋巴结。腋窝内的其余空间被疏松结缔组织及脂肪填充。

3. 经肩关节下份横断层 关键结构:肱骨,肩胛骨,腋血管,正中神经,尺神经,桡神经,腋神经。

观察肩关节下份横断层的标本和 MRI 图像(图 7-1-7),可见此断层经肱骨上份。可见三角肌呈"C"形包绕肱骨上份前、后、外侧三面。肩胛下肌、冈下肌分别位于肩胛骨前、后方;肱骨后外侧有肱三头肌长头通过。肱骨的前内侧可见肱二头肌长头腱、喙肱肌及肱二头肌短头。腋窝的中央有腋动、静脉以及臂丛的分支,这些结构紧邻,内侧为腋静脉,外侧为腋动脉,正中神经位于腋动脉前面,桡神经和腋神经位于腋动脉后面,尺神经位于腋动脉后内侧。在肱骨后外侧与三角肌之间还可见旋肱后动、静脉。

四、臂部的断层解剖观察

1. 经臂部上份横断层 关键结构:肱骨,肱动脉,正中神经,尺神经,桡神经。

观察臂部上份的横断层标本和 MRI 图像(图 7-1-8)。此断层上可见皮肤深面的浅筋膜,断层的前份偏外侧有头静脉走行。浅筋膜深面有深筋膜层包绕臂部肌肉和肩肌中的三角肌,并把臂肌

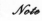

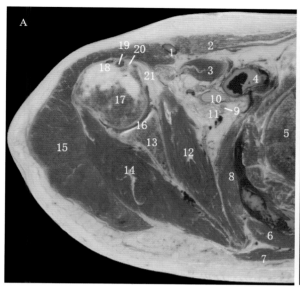
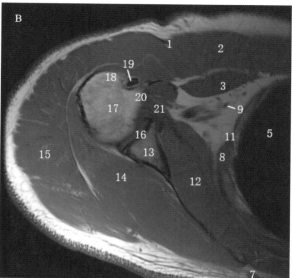

1—头静脉;2—胸大肌;3—胸小肌;4—腋静脉;5—肺;6—菱形肌;7—斜方肌;8—前锯肌;9—尖淋巴结;10—腋动脉;
11—臂丛;12—肩胛下肌;13—肩胛骨;14—冈下肌;15—三角肌;16—关节盂;17—肱骨头;
18—肱骨大结节;19—肱二头肌长头腱;20—肱骨小结节;21—肩胛下肌肌腱

图 7-1-6 经肩关节中份横断层

A. 标本图像;B. MRI 图像

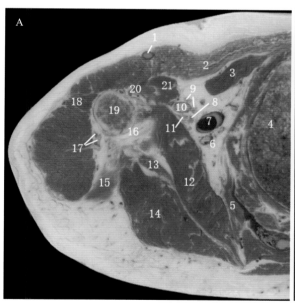
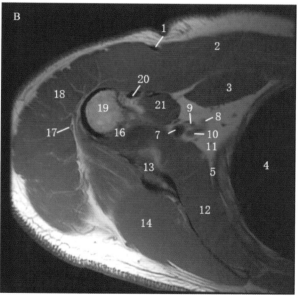

1—头静脉;2—胸大肌;3—胸小肌;4—肺;5—前锯肌;6—肩胛下动脉;7—腋静脉;8—尺神经;9—正中神经和肌皮神经;10—腋动脉;
11—桡神经和腋神经;12—肩胛下肌;13—肩胛骨;14—冈下肌;15—肱三头肌长头;16—关节盂;17—旋肱后动、静脉;
18—三角肌;19—肱骨;20—肱二头肌长头腱;21—喙肱肌与肱二头肌短头

图 7-1-7 经肩关节下份横断层

A. 标本图像;B. MRI 图像

分隔成前面的屈肌和后面的伸肌。前群的肱二头肌位于肱骨的前内侧,后方为喙肱肌;后群的肱
三头肌位于肱骨的后方,其中肱三头肌内侧头紧贴肱骨后面。肱骨的外侧为三角肌。从腋窝移行
到臂部的血管神经束主要沿肱骨内侧走行,位于臂肌前、后群之间的深筋膜中。自前向后依次排

Note

列的为肌皮神经、正中神经、肱静脉、肱动脉和尺神经。而分布到臂肌后群的桡神经及肱深动、静脉则行于肱三头肌内侧头与长头之间,桡神经位于内侧,肱深血管位于外侧。

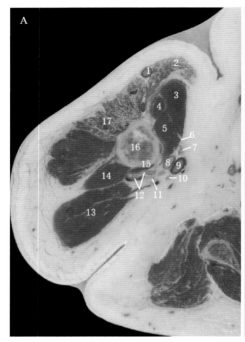
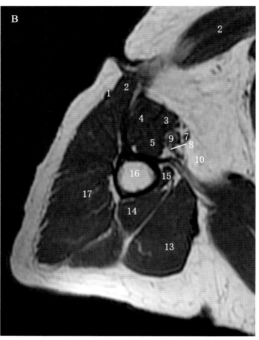

1—头静脉;2—胸大肌;3—肱二头肌短头;4—肱二头肌长头;5—喙肱肌;6—肌皮神经;7—正中神经;
8—肱动脉;9—肱静脉;10—尺神经;11—桡神经;12—肱深动、静脉;13—肱三头肌长头;
14—肱三头肌外侧头;15—肱三头肌内侧头;16—肱骨体;17—三角肌

图 7-1-8 经臂部上份横断层
A. 标本图像;B. MRI 图像

2. 经臂部中份横断层 关键结构:肱骨,肱二头肌,肱三头肌,肱动、静脉,正中神经,尺神经,桡神经。

臂部中份横断层是臂部结构配布的典型层面(图 7-1-9)。与臂部上份相比较,该断层内的结构及形态变化较大。三角肌于该层面消失,肱骨周围完全被臂肌的前群和后群占据,且二者之间存在典型的从深筋膜延伸至肱骨骨膜侧面的臂内、外侧肌间隔分隔。臂肌前群的喙肱肌于该层面消失,出现肱肌;肱二头肌长、短头汇合,位于肱骨的前面。肱骨后面为臂肌后群的肱三头肌断面,肱三头肌三个头在该层面已融合成一完整肌腹。由上一断层延续而来的臂部的主要神经、血管(如正中神经、肱静脉、前臂内侧皮神经、肱动脉、尺神经等)以及穿入深筋膜的贵要静脉和发自肱动脉的尺侧上副动脉仍位于肱骨的内侧,行于臂内侧肌间隔中。桡神经及肱深血管已沿肱骨背面的桡神经沟移行至此断层肱骨的外侧,行于臂外侧肌间隔中。肌皮神经已进入肱肌与肱二头肌之间。头静脉位于肱二头肌前外侧的浅筋膜内。

3. 经臂部下份横断层 关键结构:肱骨,肱动、静脉,正中神经,尺神经,桡神经。

此断层经肱骨内、外上髁上方。观察臂部下份横断层的标本(图 7-1-10),皮肤深面的浅筋膜中可见浅静脉和皮神经,浅筋膜前份有头静脉,内侧份有贵要静脉及其伴行的前臂内侧皮神经。肱骨下端切面呈略向前凸的扁条形。肱骨下段前方为肱肌和肱二头肌,后方为肱三头肌,在肱肌外侧有肱桡肌和桡侧腕长伸肌。从臂部中份延续而来的神经、血管主干多沿肱肌前面的深筋膜继续下行,如正中神经、肱静脉、肱动脉行于肱肌内侧面;桡神经和与其伴行的桡侧返血管位于肱肌外侧面与肱桡肌之间。尺神经移至肱三头肌内侧,其位置较表浅。

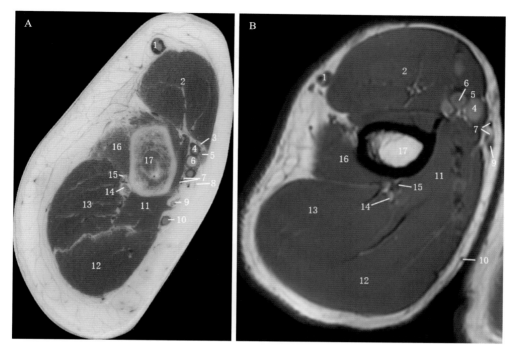

1—头静脉;2—肱二头肌;3—肌皮神经;4—肱静脉;5—正中神经;6—肱动脉;7—尺侧上副动、静脉;
8—前臂内侧皮神经;9—尺神经;10—贵要静脉;11—肱三头肌内侧头;12—肱三头肌长头;
13—肱三头肌外侧头;14—桡神经;15—桡侧副动脉;16—肱肌;17—肱骨

图 7-1-9 经臂部中份横断层
A. 标本图像;B. MRI 图像

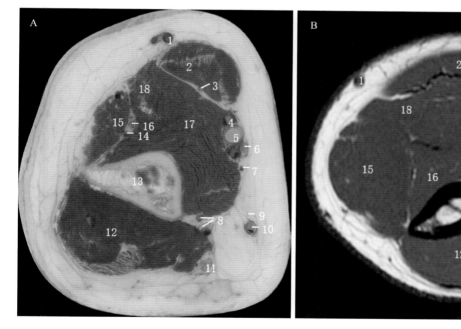

1—头静脉;2—肱二头肌;3—肌皮神经;4—肱静脉;5—肱动脉;6—正中神经;7—尺侧下副静脉;8—尺侧上副动、静脉;
9—前臂内侧皮神经前支;10—贵要静脉;11—尺神经;12—肱三头肌;13—肱骨;14—桡侧返血管;
15—桡侧腕长伸肌;16—桡神经;17—肱肌;18—肱桡肌

图 7-1-10 经臂部下份横断层
A. 标本图像;B. MRI 图像

五、肘部的断层解剖观察

1. 经肱尺关节横断层　关键结构：肱骨内、外上髁，尺骨鹰嘴，肱动、静脉，正中神经，桡神经，尺神经。

此断层经肘关节上份，肱骨内、外上髁平面。断层的中心部位为肱骨下端，中央凸向前，其内、外侧的突起分别为肱骨内、外上髁，后缘中部的凹陷为鹰嘴窝，鹰嘴窝后方为尺骨鹰嘴，被肘关节囊包绕（图 7-1-11）。肱骨的前方为肘窝，内侧界为旋前圆肌，外侧界为肱桡肌，底为肱肌。肘窝内由桡侧向尺侧依次为：位于肱桡肌和肱肌之间的桡神经和桡侧返血管、肱肌前方的肱二头肌肌腱和腱膜、肱肌内侧的肱动脉和肱静脉、肱静脉内侧的正中神经。尺神经在此平面走行于尺神经沟内，位于肱骨内上髁的后方，与尺侧返血管伴行。浅筋膜内有头静脉、贵要静脉和前臂内侧皮神经的前支。

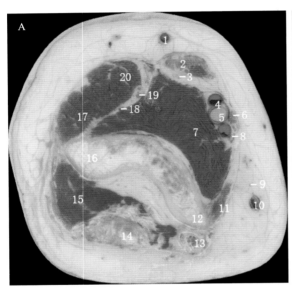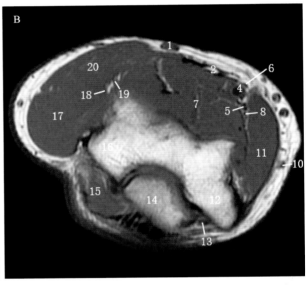

1—头静脉；2—肱二头肌；3—肌皮神经；4—肱静脉；5—肱动脉；6—正中神经；7—肱肌；8—尺侧下副动脉；
9—前臂内侧皮神经前支；10—贵要静脉；11—旋前圆肌；12—肱骨内上髁；13—尺神经；14—尺骨鹰嘴；
15—肱三头肌；16—肱骨外上髁；17—桡侧腕长、短伸肌；18—桡侧返血管；19—桡神经；20—肱桡肌

图 7-1-11　经肱尺关节横断层
A. 标本图像；B. MRI 图像

2. 经桡尺近侧关节横断层　关键结构：尺骨鹰嘴，桡骨头，桡骨环状韧带，桡尺近侧关节，肱动脉，正中神经，尺神经。

此断层位于肘关节远侧份，经桡尺近侧关节平面。观察该层面的标本（图 7-1-12），可见后半部被内侧的尺骨鹰嘴和外侧的桡骨头断层占据，尺骨和桡骨形成桡尺近侧关节，桡骨头被桡骨环状韧带包绕。桡尺近侧关节是肘关节的一部分，被肘关节囊包绕。鹰嘴外侧有肘肌，内侧有指深屈肌、尺侧腕屈肌和指浅屈肌依次排列，在尺侧腕屈肌和尺骨之间有尺神经。与上一断层相似，桡尺近侧关节的前方为肘窝。除桡神经已分为深、浅两支及前臂外侧皮神经穿出深筋膜外，肘窝内其他结构及其排列关系无明显变化。尺骨和桡骨内侧为肱肌，位于肘窝中心的为肱二头肌肌腱，切面的最前方为肱桡肌和桡侧腕长、短伸肌。肱桡肌、桡侧腕长伸肌和桡侧腕短伸肌与肱肌之间有桡神经浅支、深支以及桡侧返血管走行；肱二头肌肌腱内侧可见肱动脉，尺动脉和正中神经。浅筋膜内分布有头静脉、贵要静脉和前臂正中静脉。

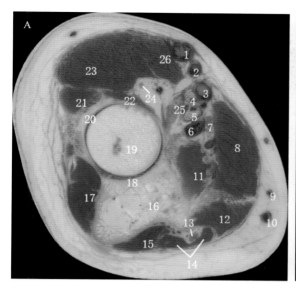
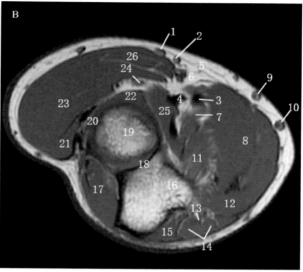

1—头静脉；2—肘正中静脉；3—桡静脉；4—桡动脉；5—尺动脉；6—尺静脉；7—正中神经；8—旋前圆肌；9—前臂正中静脉；
10—贵要静脉；11—肱肌；12—指浅屈肌；13—尺神经；14—尺侧腕屈肌；15—指深屈肌；16—尺骨鹰嘴；17—肘肌；
18—桡尺近侧关节；19—桡骨头；20—桡骨环状韧带；21—指伸肌；22—旋后肌；23—桡侧腕长、短伸肌；
24—桡神经深支；25—肱二头肌肌腱；26—肱桡肌

图 7-1-12　经桡尺近侧关节横断层
A. 标本图像；B. MRI 图像

六、病例讨论

35 岁，棒球运动员。主诉肩部疼痛进行性加重。投球时因为疼痛和无力，特别是在臂部外展和向外侧旋转时加剧，导致不得不终止运动。检查时发现，冈上肌在肱骨大结节附近有压痛。MRI 检查显示肌腱袖撕裂。

（1）什么是肌腱袖？

（2）肌腱袖扭伤的常见原因有哪些？除了棒球运动员，肌腱袖扭伤还常发生在哪类人群中？

（3）肌腱袖撕裂常发生在什么部位？发生肌腱袖撕裂时肩关节的哪种运动最受限？

（4）如果做影像学检查，应该选择哪种影像学检查方法？为什么？

病例讨论
答案

【思考题】

一、名词解释

（1）臂丛：

（2）尺骨鹰嘴：

二、简答题

（1）简述肩关节的构成及断层结构特点。

（2）简述肘关节的构成及断层结构特点。

（3）为什么经臂部中份横断层是理解臂部结构配布的关键层面？

思考题答案

三、填图题

请写出下图中数字标注的结构名称。

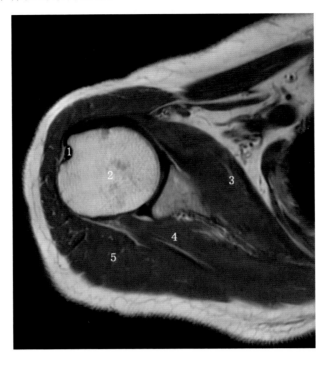

1. _____   2. _____   3. _____

4. _____   5. _____

（张吉凤）

Note

实验二　前臂、腕部、手部的断层解剖

【学习目标】

（1）知识目标：熟悉腕部、手部的构成及特点；熟悉腕部、手部的连续断层解剖及 CT、MRI 图像。了解前臂的横断层解剖及 CT、MRI 图像。

（2）能力目标：培养对前臂、腕部、手部结构断层解剖特征的敏锐的观察能力、规范的描述能力以及空间方位辨别能力。

（3）素质目标：把前臂、腕部、手部的断层解剖与 X 线、CT 和 MRI 图像结合起来，培养以临床应用为宗旨的思维方式，以比较和鉴别为基础，树立严谨求实的阅片意识。

【实验准备】

（1）前臂、腕部、手部的连续横断层标本。
（2）前臂、腕部、手部的 X 线、CT 和 MRI 胶片。
（3）数字人虚拟教学软件。

【实验内容】

一、前臂的断层解剖观察

1. 经前臂部上份横断层　关键结构：尺骨，桡骨，前臂后群肌，前臂前群肌，正中神经，尺神经。

此断层经尺骨粗隆水平。断层内肌的配布关系较为复杂。一般按桡、尺骨的排列方向，将此断层等分为前内侧和后外侧两部分。前臂肌后（伸肌）群位于断层的后外侧部，由桡侧向尺侧依次为：桡侧腕长、短伸肌，指伸肌，小指伸肌及位于其深面并环绕桡骨的旋后肌、尺侧腕伸肌和肘肌。前臂肌前（屈肌）群则居断层的前内侧部，从桡侧至尺侧依次有：肱桡肌、旋前圆肌、桡侧腕屈肌、掌长肌、指浅屈肌及其后方的尺侧腕屈肌和指深屈肌。此外，属于臂肌前群的肱肌在此断层附着于尺骨粗隆。介于旋后肌和肱肌前方、肱桡肌及旋前圆肌之间的间隙为肘窝的尖部，可见正中神经、肱动脉及其伴行的两支肱静脉、肱二头肌肌腱以及位于桡侧腕伸肌与旋后肌之间的桡神经深支和桡侧返血管经此窝继续下行。尺神经在此断层位于指浅屈肌与指深屈肌、尺侧腕屈肌之间（图 7-2-1）。

2. 经前臂部中份横断层　关键结构：尺骨，桡骨，桡血管与桡神经浅支，正中神经，尺神经与尺血管。

此断层是前臂结构配布的典型层面。在周缘的浅筋膜中有丰富的浅静脉和皮神经，如桡侧的头静脉和前臂外侧皮神经、尺侧的贵要静脉和前臂内侧皮神经等。桡骨和尺骨的横断面均呈三角形，两骨的骨间嵴之间有前臂骨间膜附着。前臂肌前群位于桡、尺骨及骨间膜的前方，以浅、中、深三层分布。从桡侧至尺侧，浅层依次为：肱桡肌、桡侧腕屈肌、掌长肌和尺侧腕屈肌；中层为旋前圆肌和指浅屈肌；深层为拇长屈肌和指深屈肌。前臂肌后群位于桡、尺骨及骨间膜的后方，分为浅、深两层排列。浅层从桡侧至尺侧为：桡侧腕长、短伸肌，指伸肌，小指伸肌和尺侧腕伸肌；深层从桡侧至尺侧为：旋后肌、拇长展肌和拇长伸肌。分布至前臂肌前群的神经与血管伴行，形成四个血管神经束穿行于肌与肌之间的深筋膜中：①桡侧血管神经束，由桡神经浅支与桡动、静脉组成，位于

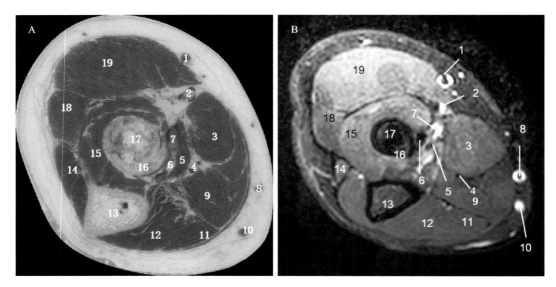

1—头静脉；2—桡动脉；3—旋前圆肌肱骨头；4—正中动脉；5—旋前圆肌尺骨头；6—尺动脉；7—尺静脉；8—前臂正中静脉；
9—指浅屈肌；10—贵要静脉；11—尺侧腕屈肌；12—指深屈肌；13—尺骨体；14—尺侧腕伸肌；
15—旋后肌；16—桡骨粗隆；17—桡骨颈；18—指伸肌；19—桡侧腕长、短伸肌

图 7-2-1 经前臂部上份横断层

A. 标本图像；B. MRI T$_1$WI 图像

肱桡肌、桡侧腕屈肌与旋前圆肌之间；②正中血管神经束，由正中神经和骨间前动脉的分支组成，在指浅屈肌深面及拇长屈肌与指深屈肌之间下行；③尺侧血管神经束，由尺神经和尺动、静脉组成，在尺侧腕屈肌深面、指浅屈肌与指深屈肌之间下行；④骨间前血管神经束，由骨间前神经与骨间前动、静脉组成，于前臂骨间膜与指深屈肌之间下行。分布至前臂后部的骨间后神经、血管下行于前臂肌后群浅、深层之间（图 7-2-2）。

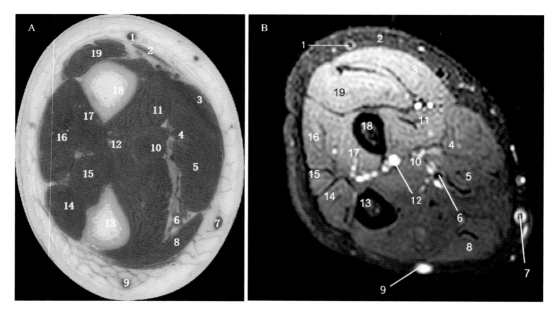

1—头静脉；2—肱桡肌腱；3—桡侧腕屈肌；4—正中神经；5—指浅屈肌；6—尺神经；7—前臂正中静脉；8—尺侧腕屈肌；
9—贵要静脉；10—指深屈肌；11—拇长屈肌；12—骨间前静脉；13—尺骨体；14—尺侧腕伸肌；15—拇长伸肌；
16—指伸肌；17—拇长展肌、拇短伸肌；18—桡骨体；19—桡侧腕长、短伸肌

图 7-2-2 经前臂部中份横断层

A. 标本图像；B. MRI T$_1$WI 图像

3. 经前臂部下份横断层　关键结构：桡尺远侧关节，前臂前群肌腱与正中神经，尺神经，前臂后群肌腱。

此断层经尺骨头水平。断层内桡骨断面较大，近似矩形；尺骨断面较小，大致呈圆形。尺骨头周缘外侧份的环状关节面与桡骨的尺切迹构成桡尺远侧关节。除贴附于桡骨和尺骨前面的旋前方肌外，几乎所有前臂肌在到达此断层前均已移行为肌腱。与上一断层类似，前臂前群肌腱大致以浅、中、深三层排列：浅层为桡侧腕屈肌腱、掌长肌腱与尺侧腕屈肌腱；中层为指浅屈肌腱；深层有拇长屈肌腱和指深屈肌腱。前臂后群肌腱由桡侧向尺侧依次为拇长展肌腱，拇短伸肌腱，桡侧腕长、短伸肌腱，拇长伸肌腱，指伸肌腱，小指伸肌腱和尺侧腕伸肌腱。桡动、静脉在此断层位于桡骨的前外方；尺动、静脉与尺神经则行于尺侧腕屈肌腱与指浅、深屈肌腱之间。正中神经行于掌长肌腱与指浅屈肌腱之间，而桡神经浅支已穿出深筋膜（图 7-2-3）。

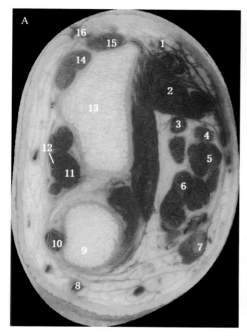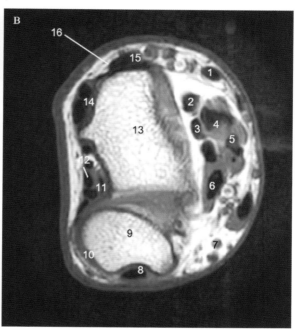

1—桡动脉；2—桡侧腕短屈肌；3—拇长屈肌腱；4—正中神经；5—指浅屈肌腱；6—指深屈肌腱；7—尺侧腕屈肌腱；
8—贵要静脉；9—尺骨；10—尺侧腕伸肌腱；11—示指伸肌腱；12—指伸肌腱；13—桡骨；
14—桡侧腕长伸肌腱；15—拇长展肌、拇短伸肌；16—头静脉

图 7-2-3　经前臂部下份横断层
A. 标本图像；B. MRI T_1WI 图像

二、腕部、手部的断层解剖观察

1. 经近侧列腕骨横断层　关键结构：手舟骨，月骨，三角骨，桡动、静脉，正中神经，尺动、静脉，尺神经。

此断层切及近侧列腕骨中的手舟骨、月骨和三角骨。手舟骨与月骨之间有舟月骨间掌侧韧带和舟月骨间背侧韧带相连，而月骨与三角骨之间则借月三角韧带相连。在舟月骨间背侧韧带的背侧，可见背侧桡尺三角韧带越过并止于三角骨背面。在舟月骨间掌侧韧带的掌面，可见桡月韧带附着于月骨前面，其桡侧借韧带间沟与桡舟头韧带相邻。前臂后群（伸）肌的肌腱排列于断层的外侧和背侧份，从桡侧向尺侧依次为：拇长展肌腱、拇短伸肌腱、桡侧腕长伸肌腱、拇长伸肌腱、桡侧腕短伸肌腱、指伸肌腱和示指伸肌腱、小指伸肌腱以及尺侧腕伸肌腱。前臂前群（屈）肌的肌腱排列于断层的掌侧份，从桡侧向尺侧有：桡侧腕屈肌腱、掌长肌腱、9 条指屈肌腱及尺侧腕屈肌腱。

桡神经掌浅支、桡动脉、桡静脉及其掌浅支走行于拇长展肌腱周围，正中神经行经掌长肌腱深

面,尺动、静脉与尺神经则位于尺侧腕屈肌腱深面(图7-2-4)。

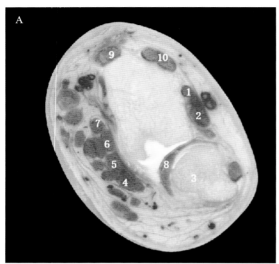
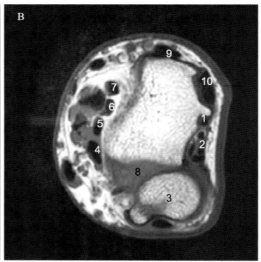

1—拇长伸肌腱;2—示指指浅屈肌腱;3—尺骨;4—小指指深屈肌腱;5—环指指深屈肌腱;6—示指指深屈肌腱;
7—拇长屈肌腱;8—桡尺远侧关节;9—拇长展肌腱;10—桡侧腕长伸肌腱

图 7-2-4 经近侧列腕骨横断层

A. 标本图像;B. MRI T_1WI 图像

2. 经近、远侧列腕骨间横断层 关键结构:手舟骨,头状骨,钩骨,三角骨,豌豆骨,豌豆骨关节,桡动脉,尺动脉及尺神经,腕管及其内容物。

此断层切经手舟骨、头状骨、钩骨、三角骨和豌豆骨。相邻各骨借腕骨间掌侧韧带和腕骨间背侧韧带相连。豌豆骨与三角骨之间为豌豆骨关节。前臂后群(伸)肌腱的位置及排列顺序与上一断层基本相似,从桡侧向尺侧依次为:拇长展肌腱、拇短伸肌腱、桡侧腕长伸肌腱、拇长伸肌腱、桡侧腕短伸肌腱、指伸肌腱和示指伸肌腱、小指伸肌腱以及尺侧腕伸肌腱,但紧贴拇长展肌腱的尺侧,有新出现的拇短展肌。断层的掌侧份可见横行的腕横韧带,其桡侧端附着于手舟骨前内侧面,尺侧端终于豌豆骨,并与腕骨间掌侧韧带共同围成腕管。通过腕管的结构有拇长屈肌腱、指浅和指深屈肌的8条肌腱以及正中神经。在腕管的浅面,桡侧可见桡侧腕屈肌腱和掌长肌腱,尺侧有尺侧腕屈肌腱、尺动脉及尺神经。桡动、静脉位于腕背桡侧,介于拇长伸肌腱与拇短伸肌及拇长展肌腱之间,即所谓解剖学"鼻烟窝"内(图7-2-5)。

3. 经远侧列腕骨横断层 关键结构:远侧列腕骨,腕管,正中神经,桡动、静脉,尺动、静脉,尺神经。

此断层切经大多角骨、小多角骨、头状骨及钩骨。它们的背面可见前臂后群(伸)肌腱的断面。这些肌腱的排列顺序与上一断层基本一致,仅拇长伸肌腱斜行移位至桡侧腕长伸肌腱的桡侧。紧贴大多角骨内侧面可见桡侧腕屈肌腱。钩骨与小指展肌之间的结构为豆钩韧带与豆掌韧带,它们均起自豌豆骨,向下分别止于钩骨钩及第5掌骨底。腕骨掌面的腕骨间掌侧韧带与腕横韧带之间为腕管。此断层较清晰地显示,腕管内拇长屈肌腱和指浅、深屈肌腱分别被拇长屈肌腱鞘(桡侧囊)和屈肌总腱鞘(尺侧囊)包绕;正中神经则位居两腱鞘之间的浅面。在腕横韧带的浅面,桡侧有拇对掌肌、拇短展肌、拇短屈肌及掌长肌腱;尺侧则可见小指展肌及其肌腱,尺神经和尺动、静脉。桡动、静脉仍位于腕背桡侧,走行于拇长伸肌腱与拇长展肌腱之间(图7-2-6)。

4. 经腕掌关节横断层 关键结构:第1、2、5掌骨底,头状骨,钩骨,腕管,桡动脉,尺动脉和尺神经。

此断层切经第1掌骨底,大多角骨,第2、3掌骨底,头状骨,钩骨及第5掌骨底。除拇长展肌腱已止于第1掌骨底掌面、尺侧腕伸肌腱止于第5掌骨底尺侧面外,其余前臂伸肌的肌腱仍位于腕、掌骨背侧,其排列顺序自桡侧向尺侧依次为:拇短伸肌腱、拇长伸肌腱、桡侧腕长伸肌腱、桡侧腕短伸肌腱、指伸肌腱和示指伸肌腱、小指伸肌腱。位于腕、掌骨掌侧的腕管明显缩小,但管内的结构

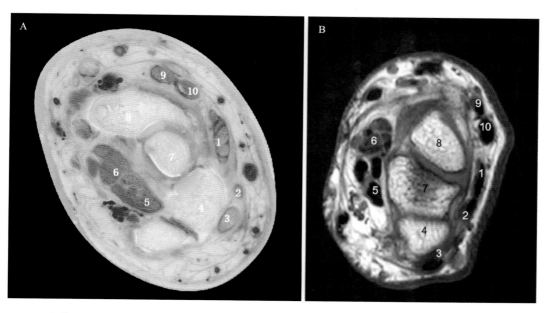

1—指伸肌腱；2—小指伸肌腱；3—尺侧腕伸肌腱；4—三角骨；5—指深屈肌腱；6—指浅屈肌腱；7—头状骨；
8—手舟骨；9—桡侧腕长伸肌腱；10—桡侧腕短伸肌腱

图 7-2-5　经近、远侧列腕骨间横断层
A. 标本图像；B. MRI T₁WI 图像

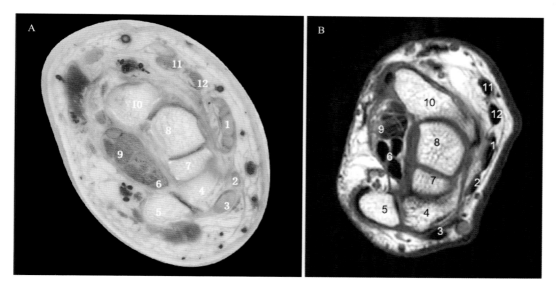

1—指伸肌腱；2—小指伸肌腱；3—尺侧腕伸肌腱；4—三角骨；5—豌豆骨；6—指深屈肌腱；7—钩骨；8—头状骨；
9—指浅屈肌腱；10—大多角骨；11—桡侧腕长伸肌腱；12—桡侧腕短伸肌腱

图 7-2-6　经远侧列腕骨横断层
A. 标本图像；B. MRI T₁WI 图像

大致同上一断层。桡侧腕屈肌腱仍位于大多角骨内侧，但位置较深，居腕管的背外方。在拇长展肌腱及腕横韧带桡侧份的浅面，可见拇短展肌、拇短屈肌和掌长肌腱的断面。在腕横韧带尺侧份及钩骨的浅面，则可见尺动脉和尺神经相伴行。二者的分支（尺动脉掌深支和尺神经深支）走行于钩骨钩与小指展肌之间，向下将绕钩骨钩进入手掌。桡动、静脉仍位于腕背桡侧，行于拇长伸肌腱、桡侧腕长伸肌腱与第 1 掌骨底之间，即将越过第 1 掌骨间隙进入手掌（图 7-2-7）。

5. 经掌骨近侧 1/4 段横断层　关键结构：掌骨，腕管，大、小鱼际肌，掌腱膜，正中神经。

此断层经掌深弓稍远侧。切面上第 1～5 掌骨呈略向后凸的拱形排列，断面大致呈椭圆形或

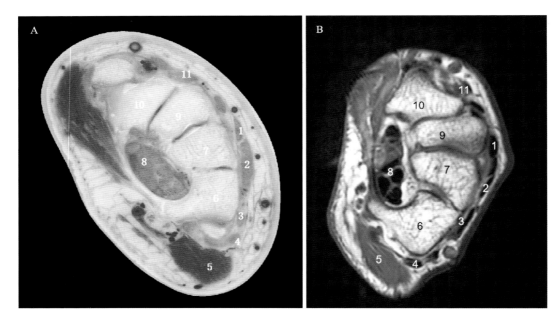

1—示指伸肌腱；2—指伸肌腱；3—小指伸肌腱；4—尺侧腕伸肌腱；5—小指展肌；6—钩骨；7—头骨；
8—指浅屈肌腱；9—小多角骨；10—大多角骨；11—桡侧腕长伸肌腱

图 7-2-7　经腕掌关节横断层
A. 标本图像；B. MRI T₁WI 图像

方形。前臂伸肌的肌腱排列于掌骨背侧，自桡侧向尺侧依次为：拇短伸肌腱、拇长伸肌腱、指伸肌腱和示指伸肌腱、小指伸肌腱。在第 1 掌骨的掌侧和内侧，由浅入深可见拇短展肌和拇短屈肌、拇对掌肌及拇收肌。第 5 掌骨的浅面则有小指短屈肌、小指展肌和小指对掌肌。指浅、深屈肌腱仍被屈肌总腱鞘包绕，位居掌骨掌侧的中份，但拇长屈肌腱及其腱鞘已移至拇收肌与拇对掌肌尺侧端之间。位于拇短屈肌尺侧的掌长肌腱已移行为掌腱膜，其与屈肌总腱鞘之间有正中神经下行。尺动脉和尺神经则行于掌腱膜尺侧。桡动脉本干已在此断层稍上方与尺动脉的掌深支吻合成掌深弓。故此断层上仅可见其分出的拇主要动脉（穿行于拇收肌肌腹内）以及由掌深弓发出的掌心动脉（图 7-2-8）。

6. 经掌骨中近 1/4 段横断层　关键结构：掌骨，大、小鱼际肌，指屈肌腱及蚓状肌。

与上一断层相似，第 1～5 掌骨呈略向后凸的拱形排列。相邻掌骨间可见骨间肌。在手背侧，拇短、长伸肌腱位居第 1 掌骨的背侧，指伸肌腱向两侧分散，逐渐移向相应掌骨。在掌侧，拇对掌肌逐渐止于第 1 掌骨掌面；拇长屈肌腱及其腱鞘行于拇收肌与拇短屈肌之间；指浅、深屈肌腱已散开，其间可见蚓状肌的断面。正中神经已分成拇指指掌侧固有神经、示指指掌桡侧固有神经及指掌侧总神经。尺神经亦分为指掌侧总神经及小指指掌尺侧固有神经。拇主要动脉已分出拇指指掌桡侧动脉，本干继续走向第 1 掌骨间隙。3 条掌心动脉逐渐移向 3 条骨间掌侧肌的表面。尺动脉终末支（或掌浅弓）位居掌腱膜深面（图 7-2-9）。

7. 经掌骨中远 1/4 段横断层　关键结构：掌骨，指屈肌腱，蚓状肌。

此断层经拇指近节指骨底及第 2～5 掌骨。拇指近节指骨底周缘被第 1 掌指关节囊包绕。关节囊的背侧、掌侧和尺侧分别可见拇长伸肌腱、拇长屈肌腱和拇收肌及其腱的断面。第 5 掌骨的掌侧面有小指对掌肌和小指展肌。相邻掌骨间的间隙则被骨间肌占据。位于手背侧的指伸肌腱已分别靠近相应掌骨的背面。指浅、深屈肌腱亦进一步散开并靠近相应掌骨的掌侧，其间可见蚓状肌的断面。

拇指指掌尺侧和桡侧固有动脉、示指桡侧动脉（均为拇主要动脉的分支）分别由同名神经伴行，位居拇长屈肌腱的两侧和第 1 蚓状肌桡侧；小指指掌尺侧固有动脉及其同名神经则走行于小

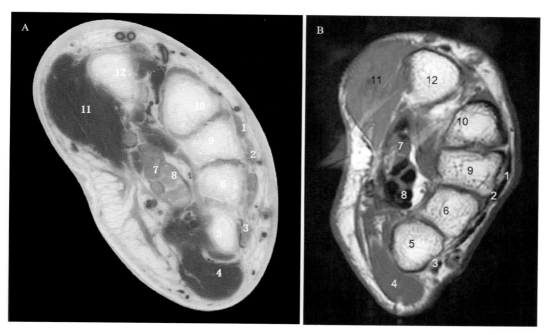

1—示指伸肌腱；2—指伸肌腱；3—小指伸肌腱；4—小指展肌；5—第 5 掌骨；6—第 4 掌骨；7—指浅屈肌腱；
8—指深屈肌腱；9—第 3 掌骨；10—第 2 掌骨；11—拇短伸肌浅头；12—第 1 掌骨

图 7-2-8　经掌骨近侧 1/4 段横断层

A. 标本图像；B. MRI T₁WI 图像

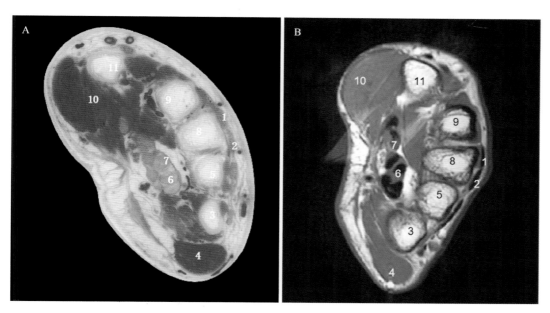

1—示指伸肌腱；2—指伸肌腱；3—第 5 掌骨；4—小指展肌；5—第 4 掌骨；6—指深屈肌腱；7—指浅屈肌腱；
8—第 3 掌骨；9—第 2 掌骨；10—拇短屈肌浅头；11—第 1 掌骨

图 7-2-9　经掌骨中近 1/4 段横断层

A. 标本图像；B. MRI T₁WI 图像

指对掌肌的桡侧。3 条指掌侧总神经分别位居第 1～4 蚓状肌的掌侧（图 7-2-10）。

8. 经掌骨远侧 1/4 段横断层　关键结构：掌骨，指屈肌腱，蚓状肌。

此断层经拇指的近节指骨及第 2～5 掌骨的远侧 1/4 段。此断层结构的配布关系与上一断层基本相似。拇指近节指骨的背、掌两面分别有拇长伸肌腱和拇长屈肌腱。指伸肌腱分别位于相应

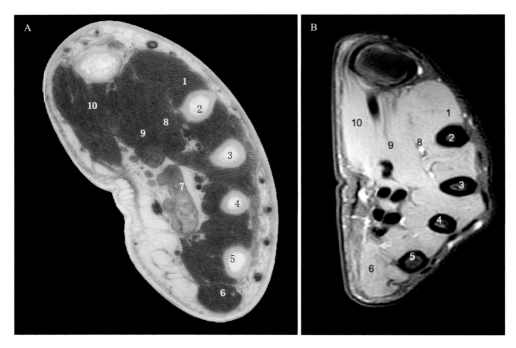

1—骨间背侧肌；2—第 2 掌骨；3—第 3 掌骨；4—第 4 掌骨；5—第 5 掌骨；6—小指展肌；7—指深、浅屈肌腱；
8—拇收肌横头；9—拇短屈肌深头；10—拇短屈肌浅头；11—第 1 掌骨

图 7-2-10　经掌骨中远 1/4 段横断层

A. 标本图像；B. MRI T₁WI 图像

掌骨的背面；指浅、深屈肌腱呈半椭圆形，位于相应掌骨的掌侧，在其桡侧分别可见第 1～4 蚓状肌的断面（图 7-2-11）。

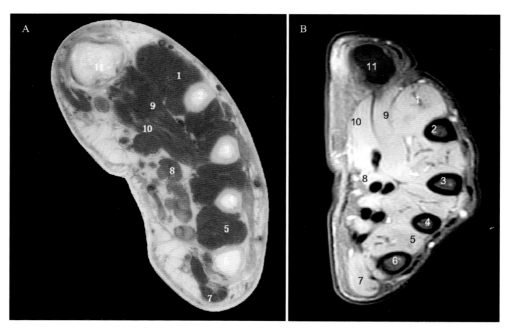

1—第 1 骨间背侧肌；2—第 2 掌骨；3—第 3 掌骨；4—第 4 掌骨；5—第 4 骨间背侧肌；6—第 5 掌骨；7—小指展肌；
8—指浅、深屈肌腱；9—拇收肌横头；10—拇短屈肌深头；11—第 1 掌骨

图 7-2-11　经掌骨远侧 1/4 段横断层

A. 标本图像；B. MRI T₁WI 图像

9. 经掌骨头横断层　关键结构:掌骨头,指浅、深屈肌腱。

此断层经第 2~4 掌骨头、掌指关节囊及小指近节指骨底。在掌骨或近节指骨的背面,可见部分指伸肌腱已经或正在移行为指背腱膜。指浅、深屈肌腱被腱鞘包绕而分别走行于相应掌骨头或近节指骨的掌侧,其桡侧可见蚓状肌的断面。指掌侧总神经已分为指掌侧固有神经而走行于指掌侧总动脉的两侧(图 7-2-12)。

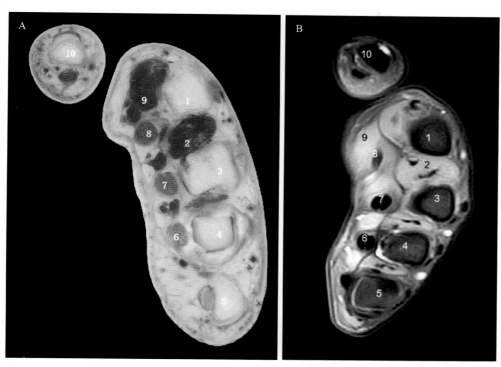

1—第 2 掌骨;2—第 2 骨间背侧肌;3—第 3 掌骨;4—第 4 掌骨;5—第 5 掌骨;6—第 3 指浅屈肌腱;
7—第 2 指浅屈肌腱;8—第 1 指浅屈肌腱;9—第 1 骨间背侧肌;10—第 1 掌骨

图 7-2-12　经掌骨头横断层
A. 标本图像;B. MRI T$_1$WI 图像

10. 经近节指骨底横断层　关键结构:近节指骨底,指浅、深屈肌腱。

此断层切经第 2~4 近节指骨底、小指近节指骨体远侧份。各指骨背面略微隆凸,有指背腱膜附着,掌面凹陷,容纳指浅、深屈肌腱。指掌侧固有动脉与同名神经相伴行,位于指骨的前方,指浅、深屈肌腱的两侧(图 7-2-13)。

11. 经近节指骨中份横断层　关键结构:近节指骨,指浅、深屈肌腱。

近节指骨体的断面近似椭圆形,其背侧有指背腱膜附着,两侧有皮系韧带连于皮肤。指骨的掌侧面与增厚的深筋膜共同形成手指腱鞘,容纳指浅、深屈肌腱。此处指浅屈肌腱已分裂为两股,夹持深面的指深屈肌腱。手指腱鞘的两侧分别有指掌桡、尺侧固有动脉和神经走行,神经居动脉的掌侧(图 7-2-14)。

12. 经中节指骨中份横断层　关键结构:中节指骨,指深屈肌腱。

与上一断层相似,中节指骨背面有指背腱膜紧贴,两侧有皮系韧带连于皮肤,但掌侧手指腱鞘内指浅屈肌腱消失,仅含指深屈肌腱的断面。在腱鞘两侧仍可见指掌桡、尺侧固有动脉和神经,神经位于相应动脉的掌侧(图 7-2-15)。

13. 经远节指骨中份横断层　关键结构:远节指骨。

此断层接近手指末端。其掌侧面隆凸,背面相对平坦且有甲床嵌入。指骨断面小,两侧可见皮系韧带,此处血管、神经已变细小,不易辨认(图 7-2-16)。

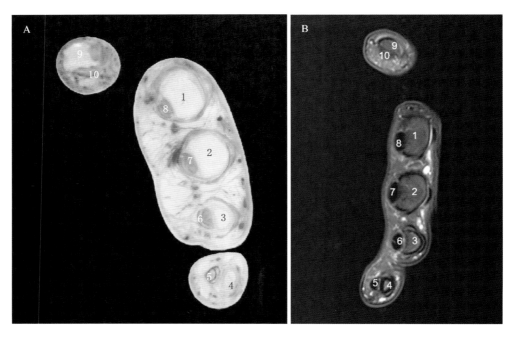

1—示指；2—中指；3—环指；4—小指；5—指深、浅屈肌腱；6—第 3 指浅屈肌腱；7—第 2 指浅屈肌腱；
8—第 1 指浅屈肌腱；9—拇指；10—拇长屈肌腱

图 7-2-13　经近节指骨底横断层
A. 标本图像；B. MRI T₁WI 图像

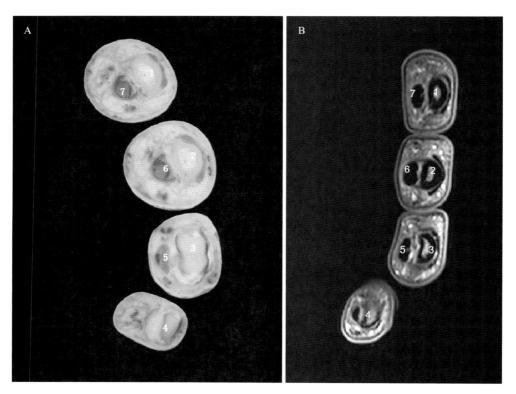

1—环骨；2—中骨；3—示骨；4—小指骨；5—第 3 指浅屈肌腱；6—第 2 指浅屈肌腱；7—第 1 指浅屈肌腱

图 7-2-14　经近节指骨中份横断层
A. 标本图像；B. MRI T₁WI 图像

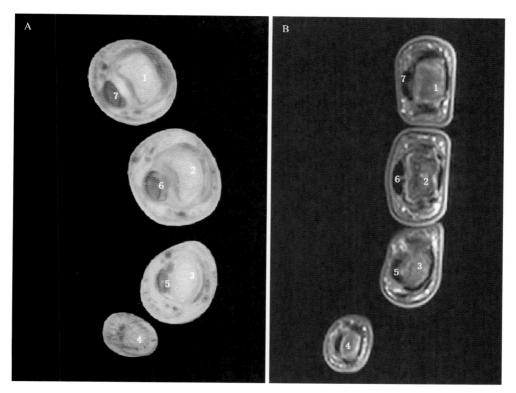

1—环骨;2—中骨;3—示骨;4—小指骨;5—第3指深屈肌腱;6—第2指深屈肌腱;7—第1指深屈肌腱

图 7-2-15　经中节指骨中份横断层

A. 标本图像;B. MRI T₁WI 图像

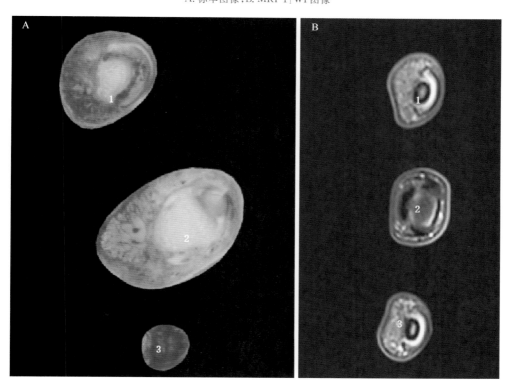

1—甲沟;2—远节指骨;3—指端皮下血管网

图 7-2-16　经远节指骨中份横断层

A. 标本图像;B. MRI T₁WI 图像

三、X 线、CT 和 MRI 影像学图像观察

在熟悉了解了肩关节、臂部和肘关节各个横断层解剖结构的位置和配布特点后,请对应相应部位的 X 线、CT 和 MRI 图像,以每个部位的关键结构为核心,开展以下主要工作:①把影像学图片与横断层对应起来;②按照每个横断层的关键结构,在影像学图像上逐一寻找和辨认;③理解这些结构的空间位置关系。

四、病例讨论

病例讨论
答案

患者,李某,38 岁。

主诉:右腕跌伤疼痛、活动受限 1 小时。

现病史:今日下午 2 时许被绊不慎跌倒,右腕部撑地。右腕部疼痛,不能活动。无胸腹疼痛,无头痛、昏迷及呕吐症状。随后由出租车送来医院就诊。

既往史:否认患有"高血压、冠心病、糖尿病"等慢性病,否认"肝炎、结核病、伤寒"等传染病史,否认手术、输血史,否认食物、药物过敏史,预防接种随当地规定进行。

个人史:出生并生长于原籍,无外地久居史,无血吸虫及疫水接触史,无烟、酒等不良嗜好。适龄婚配,配偶体健。

家族史:否认家族性遗传病史。

体格检查:T 36.8 ℃,P 78 次/分,R 24 次/分,BP 120/80 mmHg。头颅、眼、耳、鼻、口均无异常。颈部无异常。胸廓无压痛。心率为 78 次/分,律齐。其余部位无异常。腹平软,腹部无压痛及反跳痛。肝、脾未触及肿大。肾区无压痛、叩痛。肠鸣音正常,移动性浊音阴性。神经反射无异常。

专科情况:右腕部肿胀,有局部压痛。右腕部呈银叉样畸形,活动受限,末梢循环、感觉及运动功能正常。脊柱及其他肢体无异常。

辅助检查(X 线):右桡骨远端 3 cm 处骨连续性中断,远端向桡侧及背侧移位(图 7-2-17)。

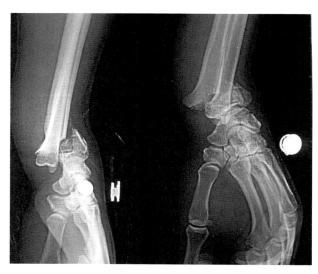

图 7-2-17　患者 X 线图像

问题:

(1)该患者的诊断是什么?

(2)应与哪些疾病相鉴别?

(3)该种病变的处理原则是什么?

【思考题】

一、名词解释

（1）colles 骨折：

（2）smith 骨折：

二、简答题

（1）简述腕的构成及断层结构特点。

（2）简述 colles 骨折、smith 骨折的鉴别要点。

三、填图题

下图是经前臂部下份的横断层解剖图像，请写出图中数字标注所代表的解剖结构。

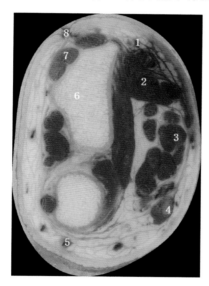

1. _____ 2. _____ 3. _____ 4. _____

5. _____ 6. _____ 7. _____ 8. _____

（李严兵）

思考题答案

在线答题

第八章 下 肢

实验一 髋部、股部的断层解剖

【学习目标】

（1）知识目标：掌握髋关节的组成和结构，在横断层上识别髋关节的关节面及重要的韧带；掌握髋部、股部的重要血管神经在断层的位置、毗邻及在连续断层上的变化规律。熟悉髋部、股部重要的肌肉。了解髋部和股部的标志性结构及其临床意义。

（2）能力目标：培养将整体与断层相结合的能力，能够追踪学习髋关节结构，股部重要神经、血管、肌肉在连续断层中的变化；将标本与影像学图像相结合的能力，在掌握髋关节、股部断层标本的基础上，学会正确阅读 CT、MRI 图像。

（3）素质目标：通过对标本的观察，形成立体概念，以便于在断层上进行识别，养成"整体—断层—整体"的思维模式。

【实验准备】

（1）髋部、股部标本，髋关节标本。
（2）髋部、股部连续横断层标本。
（3）髋部、股部 MRI 图像。
（4）数字人虚拟教学软件。
（5）结合理论课内容，对照髋部、股部标本及 MRI 图像，分组进行髋部、股部断层标本的观察。

【实验内容】

一、髋部、股部的整体观

1. 在髋部和股部的整体标本上识别标志性结构 髂前上棘、髂后上棘、髂结节、坐骨结节、耻骨结节、耻骨嵴、耻骨联合、股骨大转子。

在髋部标本的上部可见髂嵴全长，其前端明显突出，为髂前上棘，后端为髂后上棘。髂前上棘后上方向外突出，为髂结节。髋部标本的下部为坐骨结节。髋部标本内侧为耻骨结节，向内为耻骨嵴，两侧耻骨嵴连线中点稍下方为耻骨联合上缘。髂结节下方约 10 cm 处为股骨大转子。

2. 在髋关节的标本上观察 髋臼、髋臼窝、髋臼唇、髋臼横韧带、股骨头、股骨头韧带、股骨颈、髂股韧带、耻股韧带、坐股韧带。

髋臼是由髂骨、耻骨和坐骨围成的凹陷,周缘附有纤维软骨构成的髋臼唇,中央称为髋臼窝,半月形关节面称为月状面,下部的缺口称为髋臼切迹,被髋臼横韧带封闭。股骨头呈球形,有股骨头韧带从股骨头凹连于髋臼横韧带,股骨头下外侧的狭细部分称为股骨颈。髋关节囊坚韧致密,向上附着于髋臼周缘及横韧带,向下附着于股骨颈。髋关节周围有韧带加强:髂股韧带起自髂前下棘,呈"人"字形止于转子间线;耻股韧带由耻骨上支向下止于关节囊的前下壁;坐股韧带起自坐骨体,向上止于股骨大转子根部。

3. 在髋部和股部的整体标本上观察重要的肌肉 缝匠肌、股四头肌(股直肌、股内侧肌、股外侧肌、股中间肌)、阔筋膜张肌、髂腰肌、臀大肌、股二头肌、半腱肌、半膜肌。

缝匠肌位于大腿前面及内侧浅层,呈带状,起自髂前上棘,止于胫骨上端内侧面。股四头肌位于大腿前面,有 4 个头:股直肌起自髂前下棘,股内侧肌和股外侧肌分别起自股骨粗线内、外侧唇,股中间肌位于股直肌深面和股内、外侧肌之间,起自股骨体前面,4 个头向下包绕髌骨,形成髌韧带,止于胫骨粗隆。阔筋膜张肌位于大腿上部前外侧,起自髂前上棘,肌腹在阔筋膜两层之间,向下移行于髂胫束,止于胫骨外侧髁。大腿后部有 3 块肌肉(股二头肌、半腱肌和半膜肌),均起自坐骨结节,股二头肌位于外侧,止于腓骨头,半腱肌止于胫骨上端内侧,半膜肌止于胫骨内侧髁后面。大腿内侧有 5 块肌肉(耻骨肌、长收肌、短收肌、大收肌和股薄肌),均起自耻骨支、坐骨支和坐骨结节等前面,止于股骨粗线。

4. 在髋部和股部的整体标本上观察重要的血管、神经 观察股动脉、股静脉和股神经,以及三者的位置关系;观察坐骨神经及其分支(胫神经和腓总神经),注意其走行及分支的变异情况。

股动脉于腹股沟韧带中点深面进入股三角,与股静脉(内侧)和股神经(外侧)相邻。在收肌管内,股动脉在前,股静脉在后。股动脉穿收肌腱裂孔后移行为腘动脉,与腘静脉伴行。股动脉发出股深动脉。在大腿内侧的浅筋膜内有大隐静脉走行。坐骨神经穿梨状肌下孔至臀部,在股骨大转子和坐骨结节之间的中点处下行,进入大腿后部,在腘窝上角处分为胫神经和腓总神经。

二、髋部连续横断层观察

1. 股骨头上份层面 关键结构:髋臼,股骨头,股骨头韧带,髂股韧带,股动脉,坐骨神经。

此层面的髋关节位于中部,周围被下肢肌包绕,内侧为盆腔结构。耻骨体和坐骨体共同围成的凹陷为髋臼,髋臼和外侧圆形的股骨头构成髋关节,股骨头和髋臼之间为股骨头韧带,关节囊在外侧部增厚形成髂股韧带。此层面的神经、血管有两组:前一组是位于腹股沟韧带深面的外侧的股动脉和内侧的股静脉;后一组是位于臀大肌深面的坐骨神经、臀下血管和神经。此层面上包绕在髋关节周围的为下肢肌,包括前方的髂腰肌、缝匠肌和阔筋膜张肌,后方的臀大肌,以及内侧的闭孔内肌(图 8-1-1)。

2. 股骨头中份层面 关键结构:髋臼,股骨头,髂股韧带,坐股韧带。

髋关节仍位于此层面的中部。股骨头向外侧延伸变细形成股骨颈,再向后延续形成股骨大转子,由耻骨体和坐骨体围成髋臼,股骨头和髋臼构成髋关节。髋关节囊的前外侧有髂股韧带,后方有起自坐骨体、止于股骨大转子根部的坐股韧带。重要的神经、血管仍是前方的股动、静脉和后方的坐骨神经、臀下血管。下肢肌除了上个层面出现的缝匠肌、阔筋膜张肌、髂腰肌、臀大肌、闭孔内肌等,在坐骨体和股骨大转子之间还出现了股方肌(图 8-1-2)。

3. 股骨头下份层面 关键结构:股骨,耻骨,坐骨,坐骨神经,股动脉,股静脉。

此层面髋关节消失,以股骨、坐骨和耻骨为中心,下肢肌围绕在骨的周围:后方为臀大肌;耻骨和坐骨围成闭孔,闭孔内侧为闭孔内肌,外侧为闭孔外肌;缝匠肌、股直肌、髂腰肌和阔筋膜张肌位于断层的前方。血管、神经为 2 组:前方的股动、静脉,其中股动脉发出股深动脉;后方的坐骨神经,伴有臀下血管(图 8-1-3)。

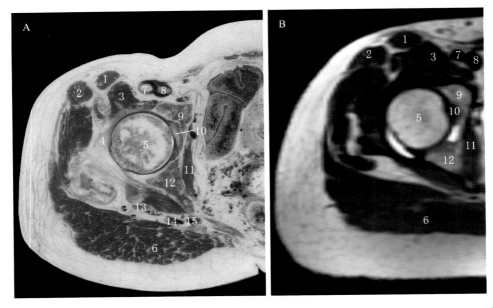

1—缝匠肌;2—阔筋膜张肌;3—髂腰肌;4—髂股韧带;5—股骨头;6—臀大肌;7—股动脉;8—股静脉;9—耻骨体;
10—股骨头韧带;11—闭孔内肌;12—坐骨体;13—坐骨神经;14—臀下动脉;15—臀下静脉

图 8-1-1　股骨头上份层面

A. 标本图像;B. MRI T$_1$WI 图像

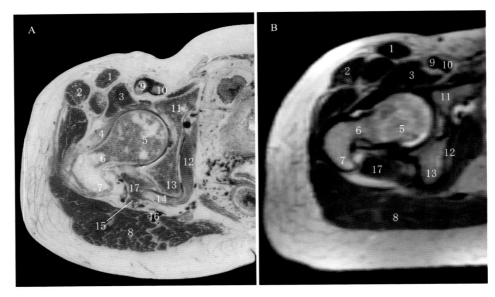

1—缝匠肌;2—阔筋膜张肌;3—髂腰肌;4—髂股韧带;5—股骨头;6—股骨颈;7—股骨大转子;8—臀大肌;9—股动脉;
10—股静脉;11—耻骨体;12—闭孔内肌;13—坐骨体;14—坐骨韧带;15—坐骨神经;16—臀下血管;17—股方肌

图 8-1-2　股骨头中份层面

A. 标本图像;B. MRI T$_1$WI 图像

三、股部连续横断层观察

股部 3 个横断层主要观察的结构是骨,重要的肌肉、血管和神经。肌群之间有肌间隔,在标本图像中可以根据肌间隔来辨认相应的肌肉。

1. 股部上份层面　关键结构:股骨,坐骨,耻骨,坐骨神经,股动脉,股静脉。

此层面以股骨、坐骨、耻骨为中心,股骨位于外侧,坐骨结节与耻骨下支相延续。髂肌和大腿

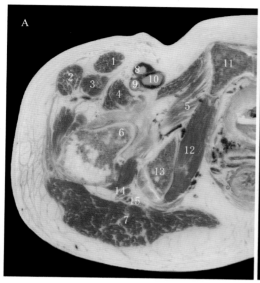
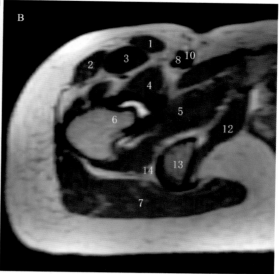

1—缝匠肌；2—阔筋膜张肌；3—股直肌；4—髂腰肌；5—闭孔外肌；6—股骨颈；7—臀大肌；8—股动脉；9—股深动脉；
10—股静脉；11—耻骨上支；12—闭孔内肌；13—坐骨；14—坐骨神经；15—臀下血管

图 8-1-3　股骨头下份层面

A. 标本图像；B. MRI T$_1$WI 图像

肌围绕在骨的周围：后方为臀大肌和股方肌，前方为阔筋膜张肌、缝匠肌、股直肌、股外侧肌和髂腰肌，内侧为耻骨肌、长收肌、短收肌和大收肌。血管、神经包括前方的股动脉（外侧）、股静脉（内侧）和后方的坐骨神经（图 8-1-4）。

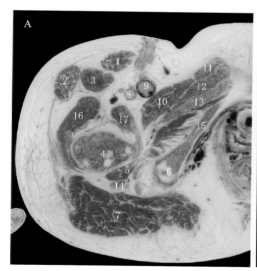
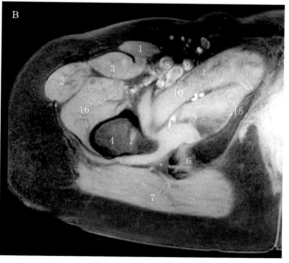

1—缝匠肌；2—阔筋膜张肌；3—股直肌；4—股骨；5—股方肌；6—坐骨结节；7—臀大肌；8—股动脉；9—股静脉；10—耻骨肌；
11—长收肌；12—短收肌；13—大收肌；14—坐骨神经；15—耻骨；16—股外侧肌；17—髂腰肌

图 8-1-4　股部上份层面

A. 标本图像；B. MRI T$_1$WI 图像

2. 股部中份层面　关键结构：股骨，股四头肌，股动脉，股静脉，坐骨神经。

此层面中，股骨位于靠前的位置。三群大腿肌围绕于股骨周围：前方为股四头肌，其中股直肌较小，股内侧肌和股外侧肌分别居其内侧和外侧，位于上述三块肌肉深面，从前、内侧、外侧包绕股骨的为股中间肌。位于断层内侧的肌肉为缝匠肌和股薄肌，断层中部的为长收肌和大收肌。断层后方的肌肉从外侧向内侧分别为股二头肌、半腱肌和半膜肌。血管、神经除位于缝匠肌深面的股血管和股二头肌深面的坐骨神经外,还有位于浅筋膜内的大隐静脉(图 8-1-5)。

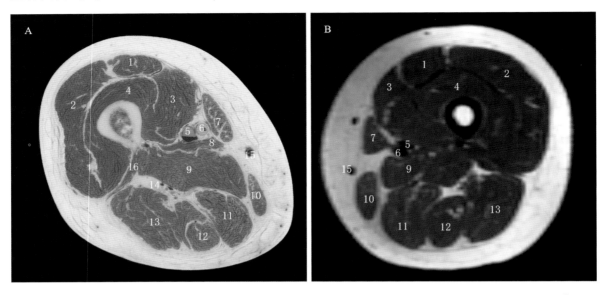

1—股直肌;2—股外侧肌;3—股内侧肌;4—股中间肌;5—股静脉;6—股动脉;7—缝匠肌;8—长收肌;9—大收肌;10—股薄肌;
11—半膜肌;12—半腱肌;13—股二头肌长头;14—坐骨神经;15—大隐静脉;16—股二头肌短头

图 8-1-5　股部中份层面

A. 标本图像;B. MRI T_1WI 图像

3. 股部下份层面　关键结构:股骨,腘动脉,腘静脉,坐骨神经,大隐静脉。

股骨仍位于此层面前部,大腿肌围绕于其周围。其中股直肌移行形成肌腱,位于股骨前方,两侧为股内侧肌和股外侧肌。断层的内侧为缝匠肌和股薄肌,后方的内侧为半腱肌和半膜肌,外侧为股二头肌的长头和短头。在此层面中,股血管由内侧转向后方移行为腘动、静脉,和坐骨神经一同位于腘窝内(图 8-1-6)。

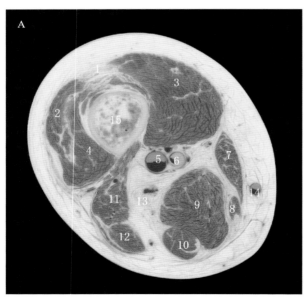
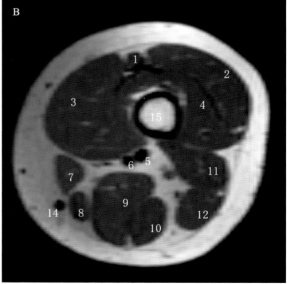

1—股直肌腱;2—股外侧肌;3—股内侧肌;4—股中间肌;5—腘静脉;6—腘动脉;7—缝匠肌;8—股薄肌;9—半膜肌;
10—半腱肌;11—股二头肌短头;12—股二头肌长头;13—坐骨神经;14—大隐静脉;15—股骨

图 8-1-6　股部下份层面

A. 标本图像;B. MRI T_1WI 图像

四、临床知识拓展

1. 髋关节脱位　髋关节是一个相对稳定的关节，其稳定性主要来自以下结构：①髋臼深而凹陷，能够完全包裹股骨头，这种形状有助于增加关节面的接触面积，提高关节的稳定性。②关节囊厚而坚韧，向上附着于髋臼周缘及横韧带，向下附着于股骨颈。③周围有多条韧带，包括髂股韧带、耻股韧带和坐股韧带，轮匝带是关节囊的深层纤维围绕股骨颈的环形增厚部分，可约束股骨头向外脱出。④髋关节周围有许多肌肉，包括臀肌、髂腰肌、股直肌等，为髋关节提供额外的支持。髋关节只有在间接暴力的作用下，才会在韧带间的薄弱区脱位，且多为后脱位，即在髂股韧带与坐股韧带之间的薄弱区脱出。

2. 股骨颈骨折　股骨颈狭细，连接股骨头和股骨体，其位置和结构特点使得它相比于其他部位更易发生骨折。股骨颈骨折常发生于老年人，主要是因为老年人普遍存在骨质疏松以及髋周围肌群退化。不需要大的暴力，如平地滑倒、下肢突然扭转，甚至在无明显外伤的情况下，股骨颈都可能发生骨折。股骨头坏死是股骨颈骨折后常见的并发症之一。

【思考题】

一、简答题

（1）简述髋关节的韧带在横断层上的位置。

（2）简述髋部和股部血管、神经的分布及变化规律。

（3）简述股部肌群分别在股部上部、中部和下部横断层上的分布。

二、填图题

请写出下图中数字标注所代表的解剖结构。

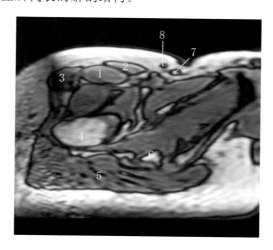

1. _____　2. _____　3. _____　4. _____

5. _____　6. _____　7. _____　8. _____

（李　林）

实验二　膝部、小腿和足的断层解剖

【学习目标】

（1）知识目标：掌握膝关节的结构在横断层、冠状断层和矢状断层上的形态、位置和毗邻关系。熟悉小腿肌肉的位置；熟悉重要神经、血管在断层中的位置。了解膝部、小腿和足的标志性结构及其临床意义。

（2）能力目标：培养整体与断层相结合的能力，通过观察膝关节的整体结构来理解其在断层上的表现，并掌握其变化规律。提升理论联系实际的能力，利用断层解剖学的具体知识去解决临床影像学中的实际问题。

（3）素质目标：把断层解剖与临床影像学图像相结合，培养为临床服务的思维方式，以及比较鉴别、严谨求实的科学精神。

【实验准备】

（1）膝部、小腿和足的标本，膝关节和踝关节的标本。

（2）膝部、小腿和足的连续横断层标本。

（3）膝部、小腿和足的 CT、MRI 图像。

（4）数字人虚拟教学软件。

（5）结合理论课内容，对照膝部、小腿和足的标本和 CT、MRI 图像，分组进行膝部、小腿和足的断层标本的观察。

【实验内容】

一、膝部、小腿和足的整体观

（1）关键结构：髌骨，髌韧带，股骨内外侧髁，腓骨头，胫骨粗隆，内踝，外踝，跟腱，跟结节。

在膝部标本的正前方可看到髌骨及其下方的髌韧带；髌骨内、外侧突出的部分分别为股骨内、外侧髁。在膝部后方两侧可见股二头肌肌腱（外侧）和半腱肌、半膜肌肌腱（内侧）。在股二头肌肌腱止点处可见腓骨头，在小腿前方可见胫骨粗隆。踝部两侧明显的隆起为内踝和外踝，后方可见跟腱及跟结节。

（2）膝部、小腿和足的肌肉、神经、血管的观察：小腿前群肌肉有 3 块，分别为胫骨前肌、趾长伸肌和踇长伸肌，沿胫骨外侧排列。外侧群肌肉有 2 块，分别为腓骨长肌和腓骨短肌，位于腓骨外侧面。小腿后面浅层为小腿三头肌，由腓肠肌内侧头、腓肠肌外侧头和深面的比目鱼肌组成。深层有 3 块肌肉，包括位于内侧的趾长屈肌，位于外侧的踇长屈肌，以及二者之间的胫骨后肌。膝部及小腿的血管为腘动脉和腘静脉，由股动脉和股静脉移行而成。腘动脉在腘窝中线垂直下行，于腘肌下缘分为胫前动脉和胫后动脉，胫后动脉向外侧发出分支为腓动脉。坐骨神经在腘窝上角处分为胫神经和腓总神经，胫神经在小腿后部下行，腓总神经紧贴腓骨颈骨面，穿腓骨长肌后分为腓浅神经和腓深神经。在小腿浅筋膜内走行的浅静脉包括内侧的大隐静脉和后部的小隐静脉。

（3）膝关节标本的观察：组成膝关节的关节面（股骨内、外侧髁，胫骨内、外侧髁和髌骨）；关囊的结构包括前方的髌韧带、内侧的胫侧副韧带和外侧的腓侧副韧带；囊内的结构包括前交叉韧带和后交叉韧带，以及内侧半月板和外侧半月板。

膝关节由股骨的内、外侧髁，胫骨内、外侧髁和髌骨构成。膝关节的关节囊薄而松弛，周围有韧带加强：髌韧带扁平，自髌骨向下止于胫骨粗隆；腓侧副韧带呈条索状，起自股骨外上髁，向下延伸到腓骨头，不直接与外侧半月板相连；胫侧副韧带呈宽扁带状，起自股骨内上髁，向下附着于胫骨内侧髁，与关节囊和内侧半月板紧密结合。关节囊内有前交叉韧带，起自胫骨髁间隆起的前方，斜向后上方外侧，止于股骨外侧髁的内侧面；后交叉韧带起自胫骨髁间隆起的后方，斜向前上方内侧，附着于股骨内侧髁的外侧面。另外，膝关节内有两块半月板，内侧半月板较大，呈"C"形；外侧半月板较小，呈"O"形。

（4）踝关节标本的观察：胫骨、腓骨的下端和距骨滑车组成踝关节。关节囊附着于关节的周围，前、后壁薄而松弛。内侧可见内侧韧带，起于内踝尖，止于足舟骨、距骨和跟骨。外侧可见 3 条独立的韧带，分别为距腓前韧带、跟腓韧带和距腓后韧带。

二、膝部横断层解剖

1. 经髌骨上缘上方横断层　关键结构：股骨，髌上囊，股四头肌肌腱。

此断层在膝关节上方，股骨位于断层的中部靠前，其前方为股四头肌肌腱，二者之间为髌上囊，膝关节的其他结构尚未出现。股骨周围可见大腿肌肉分布：前方为股四头肌肌腱，后方为股二头肌、半腱肌、半膜肌，内侧为缝匠肌。此断层的血管、神经为位于腘窝的腘动脉、腘静脉、胫神经和腓总神经，以及位于浅筋膜内的大隐静脉（图 8-2-1）。

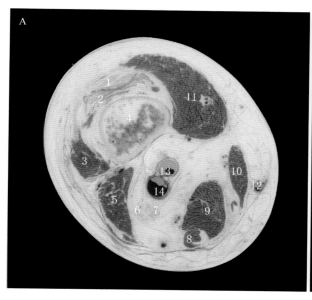
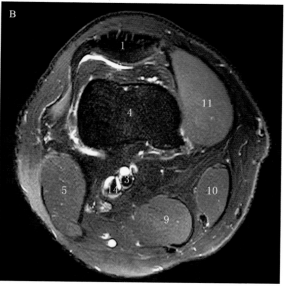

1—股四头肌肌腱；2—髌上囊；3—股中间肌；4—股骨；5—股二头肌；6—腓总神经；7—胫神经；8—半腱肌；
9—半膜肌；10—缝匠肌；11—股内侧肌；12—大隐静脉；13—腘动脉；14—腘静脉

图 8-2-1　经髌骨上缘上方横断层
A. 标本图像；B. MRI T_1WI 图像

2. 经髌骨上缘横断层　关键结构：股骨，髌骨，髌上囊，股四头肌肌腱，腘动、静脉。

在此断层中，股骨呈方形，前方出现髌骨，二者之间横行的狭窄间隙为髌上囊。大腿肌肉围绕于股骨周围：前群肌中仅可见股内侧肌和缝匠肌，后群肌外侧为股二头肌，内侧为半腱肌和半膜肌。此断层中血管、神经位于腘窝内，从浅入深分别为胫神经、腘静脉和腘动脉，股二头肌内侧的为腓总神经，位于内侧浅筋膜的为大隐静脉（图 8-2-2）。

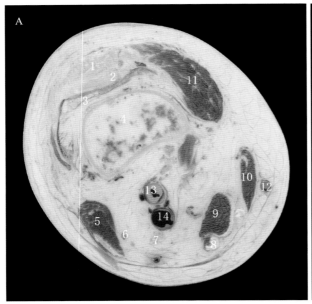
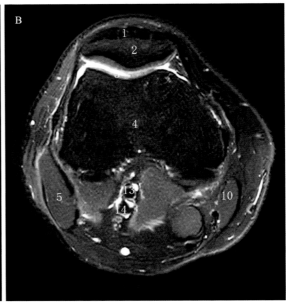

1—股四头肌肌腱;2—髌骨;3—髌上囊;4—股骨;5—股二头肌;6—腓总神经;7—胫神经;8—半腱肌;9—半膜肌;
10—缝匠肌;11—股内侧肌;12—大隐静脉;13—腘动脉;14—腘静脉

图 8-2-2　经髌骨上缘横断层

A. 标本图像;B. MRI T$_1$WI 图像

3. 经股骨内、外侧髁横断层　关键结构:股骨内、外侧髁,前交叉韧带,腓侧副韧带。

股骨占据此断层的大部分,股骨向后方延伸出内侧髁和外侧髁 2 个隆起,位于股骨前方的为髌骨。关节的韧带有 4 条:在外侧,附着于股骨外侧髁的腓侧副韧带,位于前方的髌韧带,附着于股骨外侧髁内侧面的前交叉韧带和附着于股骨内侧髁外侧面的后交叉韧带。大腿肌肉在此断层大多形成肌腱,如半腱肌和半膜肌,同时也出现了小腿肌肉中的腓肠肌内侧头和外侧头。胫神经与腘动、静脉伴行位于后方,腓总神经位于外侧。在断层的内侧,浅筋膜内可见大隐静脉(图 8-2-3)。

4. 经胫骨上缘横断层　关键结构:股骨内、外侧髁,后交叉韧带,外侧半月板,腓侧副韧带。

此断层除在上个断层已经出现的股骨内、外侧髁外,还出现了胫骨。该断层可见关节的 3 条韧带,分别为前方由股四头肌肌腱延续而形成的髌韧带,附着于股骨内侧髁的外侧面的后交叉韧带和位于断层外侧的腓侧副韧带。股骨外侧髁的外侧为外侧半月板。在该断层的后方可见腓肠肌的内侧头和外侧头,二者之间可见腘动脉和腘静脉。另外,还可见到位于浅筋膜内的浅静脉,即内侧的大隐静脉和后方的小隐静脉(图 8-2-4)。

三、膝部矢状断层解剖

1. 经髌骨外侧缘矢状断层　关键结构:股骨外侧髁,胫骨外侧髁,腓骨头,外侧半月板。

此断层经髌骨外侧,膝关节位于断层的中部,可见股骨外侧髁和胫骨外侧髁,以及其间的外侧半月板,在胫骨外侧髁的下方为腓骨头。围绕膝关节周围的是大腿和小腿的肌群,其中,上部的前方是股四头肌,后方是股二头肌,下部的后方为腓肠肌(图 8-2-5)。

2. 经髌骨中部矢状断层　关键结构:股骨,胫骨,髌骨,髌韧带,前交叉韧带。

此断层为膝关节的典型断层,可见关节的主要结构。位于断层前方的为髌骨,其上方为股四头肌肌腱,该肌腱向下延伸形成髌韧带。髌骨的深面和股骨之间为关节腔,向上形成髌上囊。胫骨中部的隆起为胫骨髁间隆起,从其前方起始的结构为前交叉韧带(图 8-2-6)。

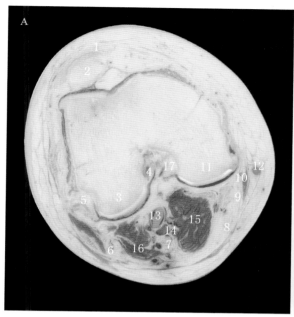
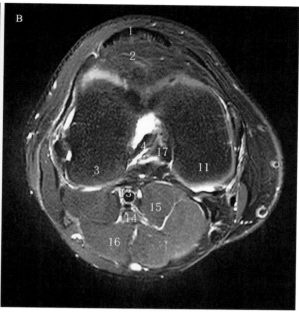

1—髌韧带；2—髌骨；3—股骨外侧髁；4—前交叉韧带；5—腓侧副韧带；6—腓总神经；7—胫神经；8—半腱肌肌腱；
9—半膜肌肌腱；10—缝匠肌；11—股骨内侧髁；12—大隐静脉；13—腘动脉；14—腘静脉；
15—腓肠肌内侧头；16—腓肠肌外侧头；17—后交叉韧带

图 8-2-3　经股骨内、外侧髁横断层
A. 标本图像；B. MRI T₁WI 图像

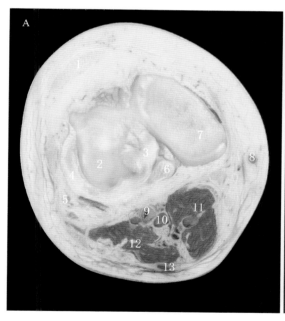
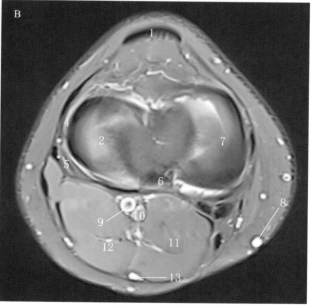

1—髌韧带；2—股骨外侧髁；3—胫骨；4—外侧半月板；5—腓侧副韧带；6—后交叉韧带；7—股骨内侧髁；8—大隐静脉；
9—腘动脉；10—腘静脉；11—腓肠肌内侧头；12—腓肠肌外侧头；13—小隐静脉

图 8-2-4　经胫骨上缘横断层
A. 标本图像；B. MRI T₁WI 图像

3. 经髌骨内侧缘矢状断层　关键结构：股骨内侧髁，胫骨内侧髁，内侧半月板。

此断层通过髌骨内侧缘，可见股骨内侧髁和胫骨内侧髁。在股骨和胫骨之间可见内侧半月板，与关节囊紧密相连。膝关节上部的前方为股内侧肌，下部的后方为腓肠肌（图 8-2-7）。

Note

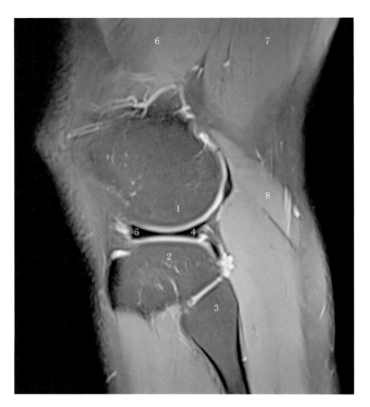

1—股骨外侧髁;2—胫骨外侧髁;3—腓骨头;4—外侧半月板后角;5—外侧半月板前角;
6—股四头肌;7—股二头肌;8—腓肠肌外侧头

图 8-2-5　经髌骨外侧缘矢状断层 MRI T₁WI 图像

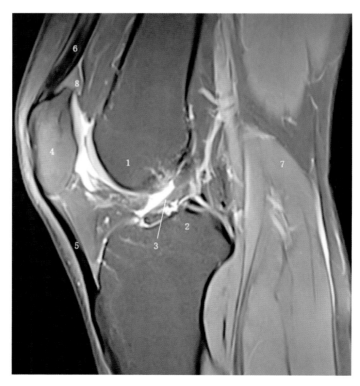

1—股骨;2—胫骨髁间隆起;3—前交叉韧带;4—髌骨;5—髌韧带;6—股四头肌肌腱;7—腓肠肌;8—髌上囊

图 8-2-6　经髌骨中部矢状断层 MRI T₁WI 图像

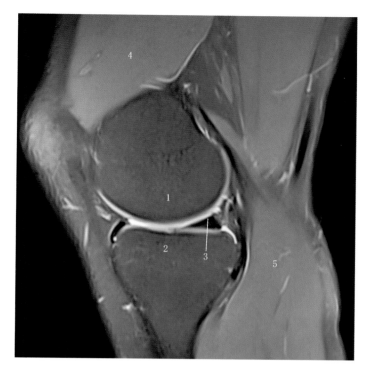

1—股骨内侧髁；2—胫骨内侧髁；3—内侧半月板；4—股内侧肌；5—腓肠肌内侧头

图 8-2-7　经髌骨内侧缘矢状断层 MRI T₁WI 图像

四、膝部冠状断层解剖

1. 经股骨髌面冠状断层　关键结构：股骨内、外侧髁，胫骨内、外侧髁，内侧半月板，外侧半月板。

此断层可见股骨下端的股骨内、外侧髁，以及胫骨上端的胫骨内、外侧髁。位于两骨内侧髁之间的为内侧半月板，位于两骨外侧髁之间的为外侧半月板。股骨外侧可见股外侧肌和股中间肌，股骨内侧可见股内侧肌（图 8-2-8）。

2. 经股骨髁间窝中部冠状断层　关键结构：股骨内、外侧髁，胫骨内、外侧髁，内侧半月板，外侧半月板，前交叉韧带，后交叉韧带，胫侧副韧带，腓侧副韧带。

此断层为膝关节的典型断层，可见股骨内侧髁和胫骨内侧髁之间的内侧半月板，股骨外侧髁与胫骨外侧髁之间的外侧半月板。在该断层的中部，可见附着于股骨外侧髁的内侧面的前交叉韧带和附着于股骨内侧髁的外侧面的后交叉韧带。在关节囊的两侧可见两条韧带：胫侧副韧带与关节囊结合紧密，它从股骨内侧髁起始，向下连于胫骨；腓侧副韧带从股骨外侧髁起始，与关节囊之间的间隙较大。股骨的内、外侧分别为股内侧肌和股外侧肌（图 8-2-9）。

3. 经股骨髁间窝后部冠状断层　关键结构：股骨内、外侧髁，胫骨内、外侧髁，腓骨头，内、外侧半月板，前、后交叉韧带。

在此断层中，可见膝关节的完整结构，股骨内侧髁与胫骨内侧髁之间的内侧半月板，股骨外侧髁与胫骨外侧髁之间的外侧半月板，以及始于胫骨髁间隆起，止于股骨两髁的前、后交叉韧带。此断层还可见腓骨头，以及止于腓骨头的股二头肌和腓侧副韧带（图 8-2-10）。

五、小腿横断层解剖

在小腿断层图像中，主要识别重要的肌肉以及血管、神经。肌肉之间借由深筋膜形成的肌间隔分隔，可以帮助我们进行识别。粗大的动脉、静脉可借助其位置、管腔的大小和管壁的厚薄来分辨。浅静脉（大隐静脉和小隐静脉）均位于浅筋膜内，在标本图像和影像学图像上都易于识别。对

Note

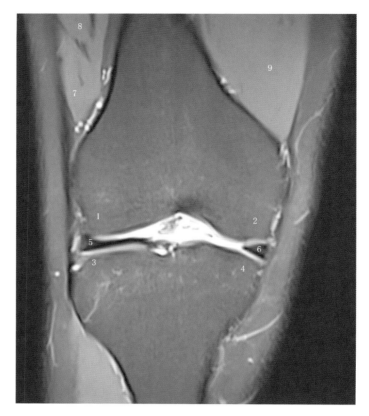

1—股骨外侧髁；2—股骨内侧髁；3—胫骨外侧髁；4—胫骨内侧髁；5—外侧半月板；6—内侧半月板；
7—股外侧肌；8—股中间肌；9—股内侧肌

图 8-2-8　经股骨髌面冠状断层 MRI T₁WI 图像

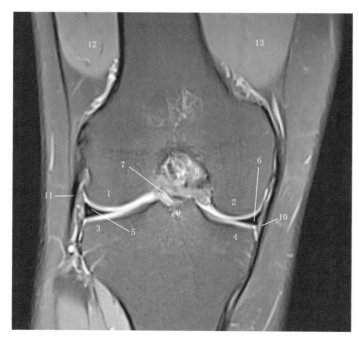

1—股骨外侧髁；2—股骨内侧髁；3—胫骨外侧髁；4—胫骨内侧髁；5—外侧半月板；6—内侧半月板；7—前交叉韧带；
8—后交叉韧带；9—髁间隆起；10—胫侧副韧带；11—腓侧副韧带；12—股外侧肌；13—股内侧肌

图 8-2-9　经股骨髁间窝中部冠状断层 MRI T₁WI 图像

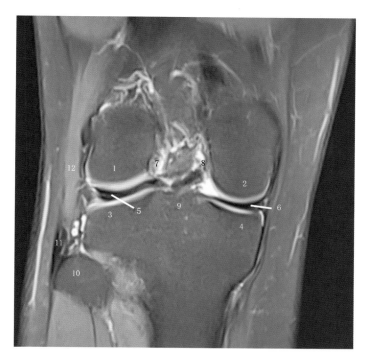

1—股骨外侧髁;2—股骨内侧髁;3—胫骨外侧髁;4—胫骨内侧髁;5—外侧半月板;6—内侧半月板;7—前交叉韧带;
8—后交叉韧带;9—髁间隆起;10—腓骨头;11—腓侧副韧带;12—股二头肌

图 8-2-10　经股骨髁间窝后部冠状断层 MRI T₁WI 图像

于粗大的神经,在标本图像中可以借助其位置和外形来识别。

1. 经小腿上份横断层 此断层中小腿肌肉以小腿骨,即胫骨和腓骨为中心,被分为三群:胫骨的外后方为胫骨前肌和趾长伸肌;腓骨的外侧可见腓骨长肌和腓骨短肌;位于断层后方的为小腿三头肌,其中表面的两头分别是腓肠肌内侧头和外侧头,两头的深面为比目鱼肌,小腿三头肌的深面为胫骨后肌。此断层中深层的血管、神经主要包括在小腿肌后群浅、深两层之间走行的胫后动、静脉及其伴行的胫神经,以及胫骨前肌和胫骨后肌之间的胫前血管(图 8-2-11)。

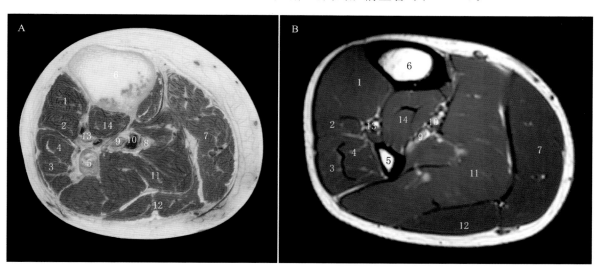

1—胫骨前肌;2—趾长伸肌;3—腓骨长肌;4—腓骨短肌;5—腓骨;6—胫骨;7—腓肠肌内侧头;8—胫神经;9—胫后动脉;
10—胫后静脉;11—比目鱼肌;12—腓肠肌外侧头;13—胫前血管;14—胫骨后肌

图 8-2-11　经小腿上份横断层
A. 标本图像;B. MRI T₁WI 图像

183

2. 经小腿中份横断层 此断层以胫骨、腓骨为中心,小腿肌肉围绕其周围。胫骨前方是胫骨前肌,其后有外侧的趾长伸肌和内侧的踇长伸肌。腓骨的外侧为浅层的腓骨长肌和深层的腓骨短肌。断层的后方被小腿后群肌肉占据,浅层为小腿三头肌,包括腓肠肌内侧头、外侧头和比目鱼肌,深层为三块肌肉,即位于中部的胫骨后肌、内侧的趾长屈肌和外侧的踇长屈肌。深层的血管可见胫后动、静脉及其分支腓血管,以及在胫骨前、后肌之间的胫前血管(图 8-2-12)。

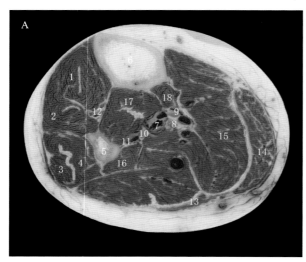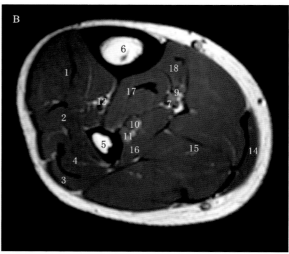

1—胫骨前肌;2—趾长伸肌;3—腓骨长肌;4—腓骨短肌;5—腓骨;6—胫骨;7—胫后静脉;8—胫神经;9—胫后动脉;
10—腓动脉;11—腓静脉;12—胫前血管;13—腓肠肌外侧头;14—腓肠肌内侧头;15—比目鱼肌;
16—踇长屈肌;17—胫骨后肌;18—趾长屈肌

图 8-2-12 经小腿中份横断层
A. 标本图像;B. MRI T_1WI 图像

3. 经小腿下份横断层 此断层是小腿下部,小腿肌肉逐渐变小,且部分形成肌腱。胫骨与腓骨之间的外侧为小腿前群肌肉,包括胫骨前肌、趾长伸肌和踇长伸肌。腓骨后外侧可见腓骨长肌腱以及腓骨短肌。断层后方可见跟腱及其深面的比目鱼肌,再深面为踇长屈肌和胫骨后肌,内侧的趾长屈肌形成肌腱。此断层的血管大致分为三组:前方靠近胫骨的胫前动、静脉,内侧的胫后动、静脉,以及中间靠近腓骨的腓血管。此外,可见位于浅筋膜内侧的大隐静脉和后方的小隐静脉(图 8-2-13)。

六、足部

1. 经踝关节冠状断层 此断层可见胫骨、腓骨的下端,两骨内、外侧的隆起分别为内踝和外踝,胫骨、腓骨和下端的距骨共同构成踝关节(图 8-2-14)。

2. 经距骨横断层 此断层主要可见足的骨:后方为跗骨;距骨的前方为足舟骨;足舟骨前方为 3 块楔骨,即内侧、中间和外侧楔骨;外侧为骰骨。跗骨前方为跖骨,可见第 1、2、3 跖骨(图 8-2-15)。

七、临床知识拓展

膝关节半月板撕裂是一种常见的膝部损伤,通常是由膝关节在半屈或全屈状态下进行旋转或扭转运动所致。半月板撕裂最常发生在运动员、老年人和经常从事重复性扭转运动的人群中。由于内侧半月板较大,并且紧密附着于胫侧副韧带,所以易受到损伤。

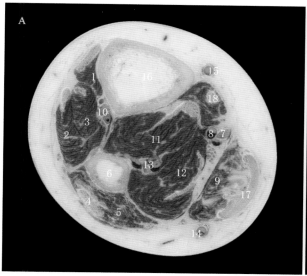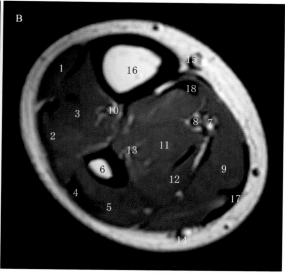

1—胫骨前肌；2—趾长伸肌；3—蹋长伸肌；4—腓骨长肌腱；5—腓骨短肌；6—腓骨；7—胫后动脉；8—胫后静脉；
9—比目鱼肌；10—胫前血管；11—胫骨后肌；12—蹋长屈肌；13—腓血管；14—小隐静脉；
15—大隐静脉；16—胫骨；17—跟腱；18—趾长屈肌腱

图 8-2-13　经小腿下份横断层
A. 标本图像；B. MRI T₁WI 图像

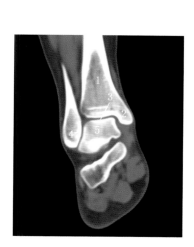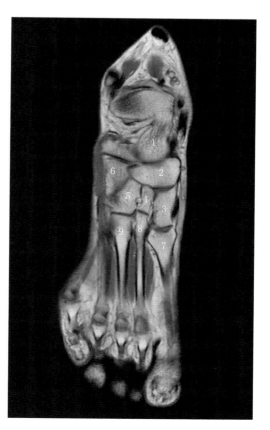

1—胫骨；2—内踝；3—踝关节腔；
4—外踝；5—距骨

图 8-2-14　经踝关节冠状断层 CT 图像

1—距骨；2—足舟骨；3—内侧楔骨；4—中间楔骨；5—外侧楔骨；
6—骰骨；7—第 1 跖骨；8—第 2 跖骨；9—第 3 跖骨

图 8-2-15　经距骨横断层 MRI T₁WI 图像

八、病例讨论

患者,男性,45 岁,在人行横道被行驶的小轿车撞击膝部后,疼痛剧烈,无法站立,随即被紧急送医救治。经体格及 CT 检查,被诊断为左侧胫骨近端粉碎性骨折,并合并腓骨颈骨折。用学过的断层解剖学知识讨论:胫骨近端及腓骨颈骨折可能会损伤哪些血管、神经?

【思考题】

一、简答题

(1)简述膝关节囊外韧带在横、冠状、矢状断层上的表现。

(2)简述膝关节内、外侧半月板在横、冠状、矢状断层上的形态、位置。

(3)简述小腿肌群分别在小腿上部、中部和下部横断层上的配布规律。

(4)简述小腿部血管、神经在小腿横断层上的分布规律及从上到下的变化规律。

二、填图题

请写出下图中数字标注所代表的解剖结构。

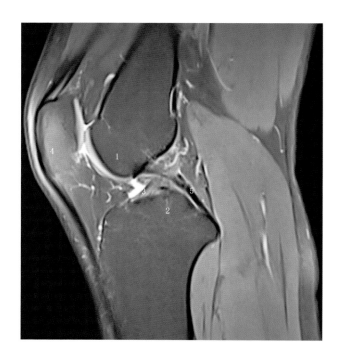

1.＿＿＿＿＿＿   2.＿＿＿＿＿＿   3.＿＿＿＿＿＿

4.＿＿＿＿＿＿   5.＿＿＿＿＿＿

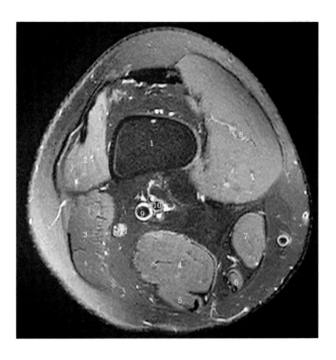

1. _____ 2. _____ 3. _____ 4. _____ 5. _____

6. _____ 7. _____ 8. _____ 9. _____ 10. _____

11. _____

（李　林）

主要参考文献

[1] 刘树伟.断层解剖学[M].3 版.北京:高等教育出版社,2017.

[2] 刘树伟,王韶玉,于乔文.数字人连续横断层解剖学彩色图谱:头颈部分册[M].济南:山东科学技术出版社,2020.

[3] 孟海伟,张忠和,左一智.数字人连续横断层解剖学彩色图谱:胸部分册[M].济南:山东科学技术出版社,2020.

[4] 汤煜春,于德新,任福欣.数字人连续横断层解剖学彩色图谱:腹部分册[M].济南:山东科学技术出版社,2020.

[5] 林祥涛,王青,吴凤霞.数字人连续横断层解剖学彩色图谱:盆部与会阴分册[M].济南:山东科学技术出版社,2020.

[6] 王增涛,冯蕾,张杨.数字人连续横断层解剖学彩色图谱:上肢分册[M].济南:山东科学技术出版社,2020.

[7] 侯中煜,于台飞,孙博.数字人连续横断层解剖学彩色图谱:下肢分册[M].济南:山东科学技术出版社,2020.

[8] 付升旗,徐国成.断层解剖学[M].3 版.北京:高等教育出版社,2019.

[9] 萝莉·凯利,康妮·彼得森.断层影像解剖学[M].4 版.高艳,译.北京:北京科学技术出版社,2023.

[10] 王振宇,张雪君.人体断层影像解剖学[M].5 版.北京:人民卫生出版社,2022.

[11] 欧阳钧.局部解剖学[M].3 版.北京:高等教育出版社,2018.

[12] 廖华.系统解剖学[M].5 版.北京:高等教育出版社,2023.

[13] 崔慧先,李瑞锡.局部解剖学[M].9 版.北京:人民卫生出版社,2018.

[14] 丁文龙,刘学政.系统解剖学[M].9 版.北京:人民卫生出版社,2018.

[15] 丁文龙,王海杰.系统解剖学[M].3 版.北京:人民卫生出版社,2015.

[16] 杜心如,徐永清.临床解剖学脊柱与四肢分册[M].2 版.北京:人民卫生出版社,2014.

[17] 彼得·亚伯拉罕,乔纳森·斯普拉特,马里奥·卢卡斯,等.McMINN 和 ABRAHAMS:临床人体解剖学图谱[M].7 版.王亚云,李金莲,李云庆,译.天津:天津科技翻译出版有限公司,2016.

[18] Anderson M W, Fox M G. Sectional Anatomy by MRI and CT[M].4th ed. Philadelphia:Elsevier,2017.

[19] Kelley L L,Petersen C M. Sectional Anatomy for Imaging Professionals[M].Amsterdam:Elsevier Science Health Science div,2018.